JN123226

脳科学・遺伝学に基づく

「催眠療法」

マインド・サイエンス
井手無動

心の病・心身の不調を治す
深層カウンセリングの実際

知道出版

はじめに

　これまでの人生を振り返ってみましょう。あなたは現在の状況に満足されているでしょうか。あなたはどうして、今の人生を歩んでいるのでしょうか。

　現在にいたるまで、生きていく上で多くの選択肢があったはずです。

　単なる偶然で、今の人生があると思いますか。それとも、定められた運命だと決めつけますか。未来とは、必然でしょうか。

　人生において、過去はとても重いものです。未来は過去によって定められた方向へと流されることがあります。過去が未来を方向づけているといっても過言ではないと思っています。

　人生における重要な意思決定は、過去の経験があなたの無意識の働きに影響を与え、とっさの決定を支配しているかもしれません。

　過去は現在に生きています。自覚がなくても影響し続けています。

　なぜなら、過去の経験の記憶は、人の"心"="脳"に深く刻まれていくからです。その刻まれた記憶は、意識されることなく私たちの心の世界で時を待ち、無意識の自動的な思考プロセスを経て、感情が織りなすあなたの人生の物語を紡ぎます。

　過去の記憶は、未来の行動を決定する貴重な判断材料となるのです。懐かしい思い出だけでなく、経験を活かして未来の行動を高めるためのシステムといえるのです。

　それゆえに、過去の経験や学習の歴史がどのようなものであったかが、未来を決定し、私たちの生きている姿ともみなせるのです。

　生きるとはどういうことなのでしょうか。

　私たちは「自己」という意識を持って生活しています。こうした意識は、私たちの脳の活動によって作り出されているということを

3

否定される方は、今の時代もはやいないでしょう。

　しかしながら、私たちにはもう一つ「魂」という概念を抱いて生きている人も多いといえます。この概念は、脳とどのように関連づけて解釈すれば良いのでしょうか。これは人類の歴史において重要な課題として残っています。

「魂」が実存するとして、そこに主体性が存在し、「魂」が何らかの意図を脳に働きかけているとしたら、私たちが抱いている「自己」の自由意志は錯覚ということになってしまうでしょう。

　これまで哲学や宗教上で問われてきたように、私たちは果たして「魂」の向上を目指して生き続けているのでしょうか。

　それとも「魂」など存在せずに一度きりの人生なのでしょうか。

　こうしたいまだ解明され得ない多くの謎を心に秘めて、私たちは生き続けています。それゆえに生きることに確信を抱けずに、信じ得る絶対的な哲学がなく、心は不安定であるともいえるのです。

　生きるということは喜びや幸せも伴いますが、苦痛に打ちひしがれる苦難の時期もあります。そんな時に私たちは心を病むことがあります。生きる上で、心の病や精神的苦痛が生じた時、それらを解消する必要が生じます。

　心の問題は、薬物などで一時的に症状を緩和することはできますが、そうした苦痛や病を生じさせた根本的原因となる「心の歴史」を消し去ることはできません。心の深層に潜む原因に適切に対処しなければ、心の病などを乗り越えたことにはならず、症状が一旦治ったとしても再発する可能性を残しています。

　本書は、心の病や精神的苦痛が発生する原理を理解してもらいたいと心から願って執筆しました。

　なぜ、私たちは、心（脳）の病に陥るのかといったメカニズムが

分かれば、防ぐことも適切に治すこともできるのです。

　心の諸問題の背景として、トラウマと呼ばれる過去に作られた心の傷をあなどってはいけません。

　私たちの人生を変えてしまうトラウマは、子供時代の親子間やその他の環境によって形成された心の傷です。もっと良い人生を得るために、このトラウマを明確にして解消する必要があります。

　しかしトラウマだけが、果たして心の病の全ての原因なのでしょうか……。

　心の病を発症したり、または精神的に悩んだりする原因は、他にはないのでしょうか……。

　またどうすれば、心の問題で私たちは苦しまなくなるのでしょうか……。

　本書は、こうした疑問を解消し、心の病は治すことができるという現実を、最新の精神医学のみならず、脳科学や遺伝学の科学的な根拠に基づいて説明をしていきます。

　今、私たちは心の世界を脳の視点で見つめ始めています。さらには、遺伝子の解明が進み、分子生物学の急速な進歩によって脳科学や遺伝学における多くのことが分かってきました。

　今後の脳科学と遺伝学の進歩もまた私たちの生活を変えていくことでしょう。

　そうした時代を背景として、私たちは新たな視点を取り入れて、自らの心を理解してコントロールするスキルを身につける必要があります。

　脳の機能である、意識と無意識の働きを理解して、多くの複雑に絡む要因によって生じる「心の病」を治す最適な手段を理解してほしいと願っています。

　「心の病」は脳機能の混乱（機能不全）によって生じるからです。

私が提唱する「独自の催眠療法」についても詳しく説明していきます。これまで治せないと諦めていた「心の病」を治す効果的な方法です。さらに、人生をもっと良いものへと変えるために最適な手段となります。

「催眠療法」の必要性を説くことで多くの心の問題で苦しんでいる方々のお役に立てることを心から願っています。

　一般的には疑わしく受け止められがちな"催眠"は、脳科学の進歩により積極的に医療の現場でも用いられています。さらに催眠活用の優位性がこれからもっと裏づけられていくことでしょう。

　無意識に働きかける手法として最適な"催眠"に関する知識もお話ししたいと思います。

　現代は、私たちが自己の意志としての決断や経験を認識する"意識"について、真摯に考える時代だともいえます。様々な世界を捉える"意識"が、私たちの人生にとってどのように影響しているものかを知っておく必要があります。

　前述したように、私たち人間の意志の方向性は、過去の経験による学習によって決定づけられていきます。過去の経験で苦痛を体験した人にとっては、同じようなことで苦痛を感じることを怯えて、無意識にそれらを避けながら過ごすようになります。こうした行動傾向は、脳内の神経ネットワークに刻まれた条件回路の痕跡から生じます。それゆえに、精神的苦痛の記憶は、放置しておくと、私たちをいつまでも苦しめ続けることになります。

　そればかりではありません。幼少期に、例えば、「自分は人より劣っている」と思い込んでしまうと、無意識に繰り返される内なる対話（自己暗示）によって内在化した低い自己評価のまま自分自身の有り様を決定づけていきます。

　このようなトラウマ（心の傷）を自覚し、脳を過去の記憶の呪縛から解放させた時、人はもっと良い人生へと変えて生きていけるよ

うになるのです。

　あなたは、自分のことは十分に承知していると思っているかもしれません。

　しかし、本当に自分のことをあなたは知っているのでしょうか。

　あなたに限らず、人は自分のこと全てを客観的に理解していません。そう断言してもよいでしょう。それゆえに苦しむのです。

　心の病で20年以上も苦しみ、なぜこのような症状が起こるのか戸惑いながら、様々な間違った方法で治す努力をされ続けていた方が、私の著書を読み「長年悩んできたこの症状は、起こるべくして起こったことだったのですね。やっと原因がはっきりと理解できました」と語られていましたが、心の病を治すためには発症の因果関係を明確に理解することからがスタートなのです。

　この本を読み進めながら、あなたはそれらの事実を実感されることでしょう。

　"もっと良い人生へ変えていく"その答えを見出していただくために、そして、心の病や精神的苦痛に苛まれている人も諦めずに治せる可能性や予防の知識のために、また、生きづらく感じている人、生きることを迷っている人にもこの本が役立つことができればと心から願っております。

　マインド・サイエンスの公式ウェブサイト https://催眠療法.com をぜひご覧ください。こちらのウェブサイトは、本書の詳細な内容についての補足情報を提供しています。また、本書中に掲載された図解の詳細な説明も、各ページにあるQRコードを通じてアクセス可能です。

https://催眠療法.com

　これらの情報は、あなたの理解を深めるための重要なリソースとなるでしょう。ぜひご活用ください。

https://催眠療法.com/
explain.html

目　次

第 1 章

・
・
・
・
・
・
・
・
・
・
・
・
・
・

心とは
・・・・・・・・・

　人は死んだらどうなるのでしょうか。

　死は、この世から消え去り全てが消滅する終わりなのでしょうか。

　死を迎えた時、私たちの"心"も、あたかもパソコンの電源を切った時のようにプツンとこの世から消え去ってしまうものなのでしょうか。

　永遠の静寂、暗闇、そして無……。

　あるいは肉体が滅びた後も、人の内なる何かが生き続けていくものなのでしょうか。

　その何かとは、私たちが"魂"と呼んでいるものでしょうか。

　人間の心や魂は、死後も存在し続けるのでしょうか。

　いつかは誰もがこの世から消え去る時がきます。その時に魂が存在するのなら、あの世で親や友人に会えることを楽しみにして、不安や恐怖心を抱かずこの人生を終わらせられると、そう信じる人もいることでしょう。

　こうした疑問は、現代の科学ではいまだ解き明かせない究極の問いに思えます。しかし今日、生物学者や物理学者、哲学者たちが、死後の世界は存在するかという疑問の解明に挑んでいます。遠い未来においては解明されているのかもしれません。

　ところで、心とは、意識とは何なのでしょう。

　こうした疑問は、一見心の病とは無関係のように感じられるかもしれませんが、実は切り離せない深い関係があるのです。

　私たちの日常では、意識を失っている状態が人生の約３分の１あります。それは、無防備な状態で過ごす眠りの時間です。眠りに関しては、心の病と密接な関係がある重要な課題なので後で詳しくお

12

話しします。

　それ以外では事故などで頭を強く打つか、全身麻酔をかけられている時などが挙げられます。

　例えば、手術時に全身麻酔をかけられた患者は夢を見ません。意識を失い、痛みなどを感じることもなく、目覚めた時には自分がどれくらい眠っていたのかも分かりません。意識はありませんが、脳自体は活動しています。手術には欠かせない現代においても、麻酔薬が脳のどこに作用して意識を無くしているかは、完全には解明されていないのです。

　脳科学が発展したといっても、いまだに解明されていないことがたくさんあります。しかし、一方で科学的にはっきりと解明されてきたことも多くあります。

　現在では、私たちの脳の活動が心や意識を生み出していることに、疑いを持たれる人はいないでしょう。

　すでに知られているように、意識は脳内のニューロン（神経細胞）が機能することによって生み出されます。外傷によって頭蓋骨が損傷する場合や、脳に麻酔薬が投与された場合、あるいは深い眠りに落ちた場合には、私たちそれぞれが生きて経験している世界が消え去ってしまいます。

　私たちの運命は、小さくて脂っぽい脳という構造物の運命と一心同体のようなものだといえるでしょう。そしてその構造物は、いつ働きが停止してしまうかも分かりません。働きが停止してしまわないまでも、誤作動を起こして、私たちの精神状態を混乱させることがあります。そのような状態が心の病へと陥っていくのです。

　なぜ 1.4 キログラム程度の脳と呼ばれる物体が、見聞し、感じとり、記憶し、夢を見たり、あるいは幸せや苦しみを覚えたりする主体を宿せるのか、という問いを理解することも、心の病を理解する上において必要なことなのです。

意識

. . . .

　私たちは他の動物とは違い「私とは何か」といった自分を意識する"自我"を持っています。動物は意識を自分の周囲に向けていますが、人間は自分の外側だけではなく内側にも向けています。そうした自我意識が、自分は心を持っていると認識しているといえます。

　このように人は自分を意識し、自分を深く考えることで悩みも生じてくるのです。動物のように、生きるために周囲の存在にのみ意識を向けていれば、精神的に複雑な心の病を発生させるような悩みは生じにくいといえます。

　私たちは何かの現象が起きれば、その理由や原因を知りたくなる本能が備わっています。これは生物としての普遍的な特徴だといえます。

　自我とは、その知りたいという探索対象が自分自身に向けられた場合に立ち現れます。

　しかし、この自分に向けられた意識が人を苦しめるようにも働くのです。他者を意識し自己を意識する時に、多くの不平不満も起こってきます。自分自身を否定し苛むような感情も起こってきます。

　このように心を苦しめている要因の一つは、人間として発達した意識なのです。

　人間は他の動物とは違い、大脳皮質が大きく発達しています。この大脳皮質の発達によって、人間らしさが生まれ、自分自身に意識を向けるようになったようです。それによって、自己探索が始まり、自我が生じます。したがって、意識が消失すれば自我も消滅してしまいます。心も同じことで、意識が消失すれば、心も消え去るのです。もしかすれば、自我や心は、脳が作り出す単なる幻影なのかもしれないのです。

　私たちの脳における意識と無意識の領域は、脳内の解剖学的に区別できる全く別の場所の細胞集団に割り当てられています。そして、無意識の領域で生じた活動の一部の情報のみ、意識の領域へと伝わっています。そうした意識されない無意識の脳領域の活動によって作り出される"心"を私たちはもっと深く認識する必要があるのではないでしょうか。

　あなたの意識された"心"とともに、無意識の"心"はこれまでの生育環境で学習してきた様々な情報を抱き、脳内に潜んでいます。その無意識の"心"が今後のあなたの人生において、どのように反応するかを決める上で、極めて重要な役割を果たすことになるでしょう。
　人は心の病にいたった時、早く治そうと真剣に願っている意識と「自分は本当に治りたいと思っているのだろうか」といった混乱した意識の自分を感じることがあります。なぜ治そうという気持ち以外の感情が沸き起こるのか、心の矛盾や困惑や葛藤を不思議に思うこともあるかもしれません。
　では、こうした心の世界の深部に焦点を当ててみましょう。

無意識

　私たちは自分の行動は自分の意思で決定していると信じて生活しています。
　しかし、果たしてそうでしょうか。
　自分が何かをしようと思い立って始めたことに関しては、自分の意志だと断固主張されるかもしれません。しかしながら自分の意思

で決定したと思っている行動さえもが、無意識の判断が大きく関わっていて、あなたの行動に影響を与えているとすれば、果たして自分の考えとは、意志とは何だろうと考えさせられてしまうことでしょう。

　誰もが、自分の行動の原因は、自分で分かっていると信じているでしょう。その確信が正しいこともありますが、無意識の力が自分の判断や行動に大きな役割を果たしているとしたら、自分自身のことも、また自分が何をしようと考えているかも、私たちには知りようがないことになってしまいます。

　通常、意志に基づいた理性的な行動の多くが、実は無意識の影響による感情的なものによること、という事実が分かってきました。

　私たちの経験や行動は、つねに意識的な思考に根ざしていると信じて生活しているので、無意識からの意図しない力が働いていることを受け入れるのは難しいかもしれません。しかし、私たちは自分の大半の行動の原因に気づいていないということが脳科学で証明されてきているのです。

　昔は、人間が自分では気づかない理由で行動することがあるなど誰もが否定していたと思います。そんな瞬間を一度も意識したことなどないと誰もが言い張っていたことでしょう。

　人の脳の構造は、脳の活動の全てが意識化されるようには作られてはいません。意識化される内容は、脳が得た知覚情報や情動反応によって生じた感情や生体反応などのほんの一部なのです。

　私たちが何かをしたいなどの要求を感じた時、その内的衝動を引き起こしている原因が、意識できない脳の無意識領域から作り出されているとすれば、人は不安になってしまいます。それゆえに、昔は無意識の概念を心理学上で受け入れられなかったのです。

　　意識上の精神的な思考のプロセスが、実は無意識的なものだと考えられるのは、脳の構造と機能分担のせいなのです。こうしたことが分かるようになったのは、MRI、fMRI（機能的核磁気共鳴画像法）という装置が開発されたからに他なりません。

　　心理学を科学にした新技術といえる fMRI は、活動している脳全体にわたる活性を約1ミリメートルの解像度で細かくマッピングした三次元画像を描き出すのです。活動中の脳を観察して無意識の源や奥深さを理解する新たな手法の誕生によって、心理学や脳科学は発展しました。

　　さらには、オプトジェネティックス（光によって細胞の機能を制御する技術）、fNIRS（近赤外光を用いた脳機能イメージング）などの革新的な技術の発明などによって、脳の「見える化」が進み、「脳マップ」の完成が現実味のある研究となってきたということが背景としてあるといえます。

新しい無意識

　神経学者から臨床医へ転向したジグムント・フロイト（1856〜1939）が20世紀前半に世に広めた精神分析とともに無意識の概念は、文化、思想、芸術において大きな影響を与え、現在もなお影響を有しているほどのすばらしいものではありました。

　しかしながら、フロイトが主張した、無意識内に母に対する性愛と父に対する敵意や罪悪感の衝動を持つなどのいわゆる内的衝動の理論や精神分析理論の核であるエディプス・コンプレックスなどは現代の脳科学で捉えた無意識とは関連性がありません。

　また、フロイトが提唱した「意識」「前意識」「無意識」という3層の分類も、脳科学的には、「意識」「無意識」の2層のシステムと

して捉えています。

　フロイトは偉大な功績を残していますが、フロイトの言う無意識は、当時の時流を反映して超自然的な趣を持っていたのかもしれません。

　そうはいっても当時のフロイトの研究は、時代のはるか先を進んでいたのは事実です。臨床診療に興味を持つようになり、精神病院の患者を治療する中で、患者の行動のほとんどは本人が気づいていない精神的プロセスに支配されているという、正しい結論に達していました。ですが、その当時は、脳の観察技術が未発展であったため、深い理解を得ることは必然的に困難でした。

　しかし今日では状況が違い、高度な新技術の開発がなされたことで、無意識に関する真の心の科学を可能にしたのです。

　脳は昔、ブラックボックスに例えられ、そのしくみは私たちの理解の及ぶところではなかったといえます。ですが今日、無意識に関する考え方に革命が起きています。それは、脳の中の各構造や部分構造が様々な気分や感情を生み出している様子を、最新の医療機械によって観察できるようになったのです。ニューロン１個１個の電気出力さえ測定できるし、思考を形作っている神経活性をマッピングすることもできるようになっています。

　またさらに、過去の辛い経験による脳の変化を実際に特定して、そのような経験がストレスに敏感な脳の領域の中でどのようにして物理的変化を引き起こすのかを明らかにすることもできるようになりました。

　このような研究や測定を基礎とした現代の無意識の概念は、20世紀を通じてフロイトやユングなど多くの学者が世に広めた「無意識」の概念とは区別されるようになって「新しい無意識」(New unconscious) と表現されることがあります。

　精神的なプロセスのほとんどが、無意識的なものだと脳科学で考えられるようになったのは脳の構造のせいであることはすでに説明しました。人の脳の構造上、意識する脳領域と無意識の（意識されない）脳領域の二つに分類されるのです。意識化される情報は無意識の脳領域での活動によって生じた結果の一部でしかありません。

　無意識の脳領域は、脳の中心部に位置する大脳辺縁系や大脳基底核、島などの領域です。それらの活動によって作り出された結果の中で、必要だと判断された一部が主要な経路である視床という中央情報中継所（脳の中央交換機）を経て、意識される脳領域であり脳全体の司令塔とみなされている前頭前野（額の裏側）という皮質に伝達されるからなのです。（第５章 P.312、第６章 P.347）

　今日では脳のしくみに関する知識を組み合わせることで人間の本能を直接研究し、その生理学的な源を脳の中に見つけることができるようになり無意識のしくみも明らかにされようとしています。

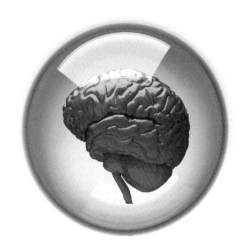

催眠療法

・・・・・・・・・

　心の病や精神的苦痛などの薬物を使わない治療や改善に“催眠療法”がこれからの時代に必要となってきます。

　しかし、私たちが必要としているのは、単なる伝統的な催眠療法ではなく、最新の脳科学や遺伝学に基づく実証された効果を発揮する“催眠療法”でなければならないと思っています。

　これまでの催眠療法のイメージは、催眠状態に導き、暗示誘導によって心の状態を変えたり、性格などの傾向を改善したりするというようなものでした。したがって催眠をかければ、いとも簡単に人の心が変わるものと誤解を生んでいました。それゆえに、「催眠術でどうにかいまの心の苦痛を消し去ってもらいたい、変えてもらいたい」と訴えられる人が多かったのです。

　しかしながら、時をかけて発症した心の病は複雑な原因が絡んでいるものです。したがって、治すためにはこれまでの人生を分析する時間が前もって必要となります。

　「1回で対人恐怖やパニック障害を治す催眠療法」などという広告にすがり期待しても、結果的に騙されて落胆するということがこれまでの現実でした。実態はそううまくはいかないのです。

　なぜそのように騙されてしまうのかというと、催眠に関する誤解が根強く、また人の脳機能に関する知識が乏しかったからです。

　テレビや舞台などで演じられる催眠ショーにもそうした誤解を生む要因があります。ショーとしての催眠術は、第6章で詳しくお話ししますが、一時的な効果を生み出してみんなを驚かせているだけなのです。

　心の病を改善する場合は、原因を明確にして、治った後に再発し

ないためにも時間をかけて適切に実施する必要と理由があります。

　人の心と向き合う時、今発症している症状や、精神的苦痛がどうして起こっているのかという原因を理解することから始めます。

　そして、どのような対処が必要なのかという分析から治療のための的確な過程を組み立てていきます。

"なぜ心を病むのか"といった原理やメカニズムが無視されていては治せるものも治せないのは当然ではないでしょうか。

　病んだ心の諸状態を創り出しているのは"脳"なのです。脳機能は脳の部位によって違った役割を担っています。また、治るということは脳が正常な状態へと変化することを意味しますので、完治までには脳細胞が新陳代謝によって修復される時間も必要です。

　催眠による暗示だけでは、症状を一時的に消すことができたとしても、単なる一時しのぎで、心の諸々の病気や苦痛を生み出した原因を根本から改善し治すには短時間では無理があるのです。しかしながら、必要な段階を踏んで対処すれば根本から治せます。そうした治すために必要な原理を詳しく理解してもらえるようにお話ししていきます。

　心の病や苦痛を感じる諸問題は、余程こじらせて手遅れになっていない限り治せるという現実をわかっていただけるものと期待しています。

退行催眠療法

　静かに目を閉じて、自分のこれまで生きてきた過去の環境や精神状態を振り返る時間は大切です。心の世界の追憶は、客観的に自分自身を見つめ直して、そこから多くを学べるのです。

こうした作業を催眠状態（催眠性トランス状態）で行うことが、「退行催眠療法」です。深い催眠状態ではなく、思い出したことを理性的に理解できる程度の意識があり、且つ普段の意識状態ではない軽い催眠性のトランス状態が最適なのです。それゆえに、深い催眠状態に入る必要は全くありません。むしろ深く入りすぎることの方が効果を妨げることもあり注意が必要です。また、「退行催眠療法」は心理療法の経験を積んだ専門家のもとで行う必要があります。

　催眠に深く入ることで効果を妨げると書きましたが、それは、催眠の世界の第6章で詳しく説明しますが、催眠感受性が高いタイプの人で、深く催眠に入りすぎた場合、催眠中はわずかな意識を保ってはいても、催眠から覚めた後に催眠中のことを覚えていないことが多くあります。それでは「退行催眠療法」としては効果が期待できないのです。

　また、催眠現象は、深く入る人ほど一時的な効果を出すことができますが、それは一時的で終わってしまいます。それを補うために昔の催眠療法では、何度も催眠状態を繰り返して暗示を入れていたのです。しかしながらそうした方法は、実は理想的とはいえません。

　心の病などの症状を作り出している原因を放っておいて、症状という現象面だけを治そうとしても本質的な改善は望めません。薬物療法と同じです。一時的な効果が出る場合もありますが、すぐにまた元の状態に戻ってしまいます。

　症状には原因があります。そのため、症状のみにフォーカスしても、根本的な問題は解決できません。これを対症療法と呼びます。

　症状の原因を明らかにすることが必要であり、それを見誤らないように注意する必要があります。しかし、完全に治癒し、再発しないように治すためには、幼少期からのトラウマや遺伝傾向など背後に存在する真の原因に焦点を当てることが重要です。

　時には、「原因は既に分かっている。それより、今の症状を消してもらえればそれでいい」と要求される人がいます。そうした、原因の改善を無視して、ひとまず症状を消してやれば、それが苦しんでいる人にとっては何よりなのでしょうが、そううまくいかないのが心の問題の現実なのです。

　催眠をかける能力があれば（本物の催眠術師なら）そんなこと簡単にできるのではないか、という気持ちは分かりますが、そうした非現実的な期待が、「これまですでに他所で催眠の治療にお金を使い果たしてしまった」と嘆かれるような損失と後悔を生み出します。

　お金だけならまだしも、治すのに必要な時間を失ってしまい手遅れになっている場合さえあります。そうした結果は本当に避けていただきたいものです。

　しかしながら、遠回りをしてしまったために、症状が深刻化し、治療が容易でなくなってしまっているケースが残念ながら多く見られます。心理的アプローチで治療するには手遅れというケースもあり、脳機能の悪化が進行してしまっている場合もあります。

　心の問題は正しい対処が必要です。また、不十分な処置では満足される結果や再発のない結果が生み出されることはあり得ません。

　心の病や精神的な苦痛は、原因があって発生します。そうした病気の原因は、意識に上らず分かりやすいものではありません。症状を誘発させるきっかけとなった出来事や、人に言えない辛い問題などがきっかけではあっても、症状を生み出す真の原因ではないのです。背後に隠れた真の原因が存在します。そうでなければ、病院で治療を受けて簡単に治っているはずです。

　また、「原因となったトラウマはすでに病院やカウンセリングで

探った経験があり、トラウマは分かったけど治らなかった。もうトラウマを探る必要はない」と訴えられる方も多くいます。

そうではないのです。

あなたがトラウマと指摘され理解したものは、本当に原因としてのトラウマだったのでしょうか。

また、分析されたトラウマが正しかったとして、その情報をどのように治療に活用されたのでしょうか。

心の病や精神的苦痛の症状を作り出している原因というものは、幼児期からの様々な環境要因と遺伝要因とが絡まった複雑な歴史が無意識領域に蓄積されていて、そこから働きかけているものがほとんどなのです。

それゆえに、原因となるトラウマが明確に分かっただけでは治せません。さらにやるべきことがあります。

また、「催眠に入ると、無意識内に潜む症状の原因が自然に浮かんでくるのでしょう?」と問われることがあります。

催眠状態では、今苦しんでいる心の病の原因が簡単に脳裏に浮かぶものだと勘違いされています。それもテレビの影響かもしれません。催眠状態に導き、手を叩くと、フッとトラウマが蘇ってくるといった番組を見たことがあるからなのでしょうが、放映時間に合わせて短く切りとられた内容(編集過程)は、視聴者の方は知る由もありません。

例えば、虐待を受けた人の場合は思い出しやすいといえます。というより、忘れていないことがほとんどでしょう。

通常、思い出せない強く抑圧された記憶や、トラウマとして認識できていない記憶を思い出させるには、事前の対処が必要になります。特に強く抑圧された記憶に関しては、思い出すことへの安心感を与えておく必要があります。

催眠誘導だけで自発的に、抑圧されている過去の記憶、トラウマが思い浮かぶことはありません。

もし、トラウマや自覚のない記憶が自然に蘇ったとしても、その記憶は問題解決に無関係だと自分で判断し、勝手に無視して語られないこともあります。そうした認識の誤りを解消するために、抑圧され勘違いしていた記憶を正しく認識させるための事前のカウンセリングや心理療法でのアプローチが役に立ちます。

適切なカウンセリングや心理療法で得た情報をもとに催眠誘導して、過去のトラウマを認識する追体験へと導きます。そうして、これまで封印してきたトラウマを正しい認識に導き、気づきを得てもらうことで、過去の記憶を整理して過去を卒業することができるように導いていきます。その時に、無意識の葛藤から解放されて、心は自由を取り戻すのです。もちろんその結果と催眠暗示によって、心の病の症状や精神的苦痛は治っていきます。

心の深層

以前相談を受けた若い男性が、「自分が描いた絵を見た全ての人が、不幸になっていくような絵画を完成させたい」という暗い思いを語っていたことを思い出します。

もし誰かが、気持ちが暗くなっていくような、不幸になるような絵画を自分の部屋に飾っていて、それを無意識に目にする機会が多いとしたら、その人の心は暗い世界へと引きずられていくことでしょう。

人の過去における記憶という部屋の中に、絵画が象徴するような暗い世界が存在したら、その人の未来に影響を及ぼさないはずがあ

りません。

　それはまさに人が「黒歴史」と呼ぶ、過去に体験した思い出したくもないことの人生の記憶が含まれます。

　人は大なり小なり、墓場まで持っていきたいような人には言えない、または思い出したくもない後悔している過去の経験の記憶があるものです。それはトラウマと呼ばれる心の傷を作っている記憶ともいえます。

「はじめに」でお話ししましたように、過去は人々の未来の人生に深く関わってきます。それゆえに、未来の人生をもっと良いものへと変えるためには、過去の清算が必要なのです。

　このあと説明しますマインド・サイエンス独自の「退行催眠療法」は、こうした過去の記憶の支配から自己を解放させ、未来を変えるための展開の流れといえます。単に、催眠状態で過去のトラウマを思い出させるだけのものではありません。人は催眠状態でなくても、ちょっとしたきっかけで過去の嫌な記憶が脳裏を霞むことはよくあるものです。そうした時に、思い出した昔の自分をどのように捉えるかによって、暗い世界へと落とされる"絵画"を眺めることと同じような影響を心は受けるものなのです。

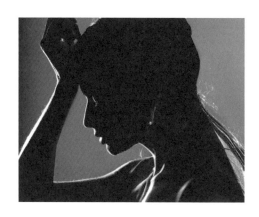

記憶の想起

　退行催眠で心の深層に潜むトラウマの記憶を思い出せば、心の病や問題が解消すると考えている人も少なくありませんが、これは誤解です。記憶は、想起時点の心理状態によって修飾され、微妙に変化します。したがって、思い出した記憶をどのように受け入れ、どのように気持ちを変えるかは、適切な心理療法によるものです。

　一人で抑圧された記憶を思い出したり、その時点を再体験したりするのは困難であり、むしろダメージを与える可能性があります。心の深層に存在するトラウマが人生に悪影響を与えないように、思い出した内容を「認知の修正」として処理することが求められます。これが適切な心理療法で、これを行うには広範囲な知識が必要であり、自分一人では適切に行えません。ここは信頼できる専門家に委ねるべきです。

　退行催眠で思い出す記憶は、封印された衝撃的な出来事の記憶（トラウマ）であることは稀で、普段は滅多に思い出すことのない記憶や日常生活のちょっとした瞬間に頭によぎる嫌な出来事などが多いものです。またそれだけではなく、幼児期からの親子関係での、親に対する耐えて我慢していた感情など、瞬間嫌な気分になって意識的に追い払っている記憶が、無意識の心の世界では部屋に飾った"絵画"と同じように、意識化されない状態で日常の私たちの心に悪影響を与え続けていることが多いのです。そうした悪影響を避けるためには、トラウマの記憶を明確に意識化させ整理することが必要です。

　私たちの心に影響を与え、意識化する必要がある記憶とは、ほとんどの場合、日常での生活、当たり前になっていた環境の中での感

情の記憶なのです。

　例えば、子供時代の親への日々の不満など、ほとんどの場合、単発的に体験し封印された衝撃的な出来事の記憶ではありません。

　よくある話として、「子供の時の環境は良くはなかったと思うけど、他の子も同じようなものだったので、自分だけが特別に問題があったとは思えない……」などと話される方も多いのです。

　しかし、子供時代の親子関係を幼い年齢で客観的に判断できるものではありませんし、当時自分の心がどのような思いで過ごしていたかなどの感情の記憶は、時間の経過とともに薄れて曖昧になるか、強烈な場合は抑圧してしまう場合があります。どちらにしても、幼少期の親子関係から受けた感情（トラウマとしての感情記憶）が無意識領域に残っていることに成長後、気づくことなく認識できないで過ごしていることが多いのです。

　例えば、子供時代に母親が忙しく、何らかの事情であまり構ってくれない状況で育ったがゆえに、学校での人間関係に問題が生じたり、不安やストレスに過敏に反応するようになったりするのです。また、そうしたトラウマに気づかずに苦しむ中でパニック障害や対人恐怖などの症状が発生したりすることも十分に考えられます。そこまでいかなくても、時としてなぜか心が落ち込んだり不安定になったりする人もいるのです。

　親にとっては、自分の幼少期も同じようなものだったので「子供だけが心に不調をきたすはずがない」「自分の子供だから大丈夫だ」と思っていることも多いのですが、親である自分と子供との明確な違いに気づいていないのです。

　それは、一つは育った時代的背景の違いがあります。親の生育当時の同年代の子供たちや周囲がどのようなものであったのかということです。その時代の風潮や考え方によって、子供にとっての不満

や要求といった内容が変わります。

　そして、さらに重要なことは、性格傾向の相違です。子供の心は親の心のコピーではありません。隔世遺伝を含めた複雑な遺伝子の組み合わせによってこの世に生を受けた子供の性格や求める想いを親が自分の考えで判断してしまうのは間違いなのです。そうした勘違いを避けるためにも、つねに子供の心と向き合い、気持ちを汲みとりながら養育することが理想的ではあります。

退行催眠で重要なこと

　退行催眠で重要なことは、普段意識することがないトラウマの記憶を引き出すだけでなく、これまで自分を傷つけているとは思っていなかった記憶や、トラウマと呼べる当時の日常生活での出来事を客観的に追体験してもらうことにあります。それによって、当時の感情と思考を再認識して、今置かれている状況や、または症状が発症した時の心理的状況が、過去のトラウマとなった環境下で苦しんでいた心情と関連していることに気づくことができるのです。過去の苦痛とリンクされた内容は、複数の場合もあります。それらが、今のあなたを苦しめて症状を作り出している真の原因なのです。

　したがって心をトラウマから解放するためには、子供時代の生活の中で、どのような精神的環境下に置かれて過ごしていたかを客観的に見つめ直す催眠誘導によってトラウマに気づかせ、当時の苦痛も催眠によって解消させていきます。催眠は、過去の感情をコントロールする暗示誘導ができる貴重な手法なのです。

　こうした退行催眠による追体験という流れ（心理療法）により、過去の生活の中で自分がどのように我慢したり耐えたりしていたか

などの心の状態を客観的に見つめ直したときに、初めて自分が負ってきた心の傷が今の生活にどれほど大きな影響を与え続けていたかという事実に気づかされるのです。

　時々、「過去のトラウマチックな記憶を想起することで、心に苦痛が蘇ったり、振り返った過去に縛られてしまい、さらに苦痛が増したりすることが起きないか心配です」という質問を受けることがあります。

　苦痛だった過去の追体験によって苦しい感情が甦り、もっと苦しくなるのではないかと心配される人がいるのは当然でしょうが、そのような心配は無用です。第5章（P.255～）で詳しく説明しますが、催眠中の脳内での神経伝達物質の変化によって、過去の苦痛体験における出来事の記憶から苦痛な感情を切り離して客観的に捉えて、理性的に意識化するとともに、心を癒すことができるのが、催眠状態における脳内の神経伝達物質の変化が作り出す素晴らしい効果なのです。そのような脳内変化を活かした適切な心理療法のもとで、トラウマを深く理解し、過去の反応や感情を理解・解消させます。

　催眠状態に関しては、第6章（P.315～）で詳しく説明しますが、催眠状態という脳内の変化は、坐禅などで瞑想しているときの脳の状態と本質的には同じで、多くの気づきを与えてくれると同時に、心が洗われるように、または、あたかも悟りの覚醒にいたったかのように、封印されていたトラウマなどを苦痛なく意識化させて解放してくれます。

　こう書くと、神秘的に感じられるかもしれませんが、催眠下では脳内で分泌される神経伝達物質（化学物質）の変化によって、脳内環境が変化し、このような精神的現象が生まれるのです。

　マインド・サイエンスで行う退行催眠療法は、催眠中に効率良く的確に必要な過去の記憶を想起させるために、初めにカウンセリン

グを行います。

　催眠状態の活用前に、そうしたカウンセリング中のアセスメント（情報収集）により、どこに焦点を当てて催眠療法（退行催眠）を進めるべきかといった大まかな方針と原因（トラウマ）を推測することができます。

　このような準備を経て効率よく退行催眠療法を進めていくことで心を癒していきます。

錯覚した思い

　子供時代の心理的抑圧によって、「自分は十分に親に愛されていたし受け入れられた」と自分に言い聞かせている相談者もいます。

　子供時代の親子関係で不満はなかったと、本気で思い込んで主張する人も多いものです。自分ではそう思い込んでいるので、通常のカウンセリング的な会話では、幼いころの心理的葛藤に気づかせることはできません。

　相談者の無意識の扉を開き、そこに抑圧されている辛かった子供時代の心に触れ、解放するための、退行催眠による感情の追体験と同時に的確な心理療法が人生にとってとても有意義であるということはすでにお話ししていますが、人生を"もっと良く"生きるために、過去を適切に振り返って人生を見つめ直す時間を人生のどこかで一度は持ってほしいものです。それが、あなたの人生の未来に大きく貢献する貴重な体験となります。

　なぜ人生にとって過去を振り返る必要があるのかは、もう理解していただけたと思いますが、私たちは自分で想像している以上に無

自覚に過去の影響を受け続けています。そんなことはないと思われるとすれば、それは錯覚です。

　一般に、子供は親の期待に応えようとします。自覚がなくても、無意識のうちに親の期待や要求を心の中に取り込み（内面化し）、親の期待や要求は自分自身が望んでいることだと錯覚し、そう信じ込んで成長する傾向があるのです。

　こうした心の世界は、親に自分が受け入れられ、甘えや愛着の要求を満たしたいという、無意識の自然な、しかし時として誤ったまたは自分を苦しめる生存戦略ともいえるでしょう。

　親子間の愛着に関する問題は第2章で詳しく取り上げますが、心の病や精神的苦痛を生み出している真の原因であるトラウマを、深層心理的知識がないことで、正しく認識できていない様々なケースがあります。

　精神的にも身体的にも症状が出て苦しんでいたある30代前半の女性の相談者から、退行催眠を行った翌日にこのようなメールをいただきました。

「昨日は多くの時間をかけて、先生に私がなぜこうなったのか、原因をさぐる催眠誘導をしていただきありがとうございました。あの後、自分でも子供時代を振り返ってみて、様々な原因がわかり、どんどん良くなってきました。自分の心に引っかかっていた問題が頭に次々と浮かび、向き合えば、解決していくことを知りました。こんなにトラウマや自分の考えが体の症状に出るとは今回初めて知りました。

　催眠は初めての体験でしたが、先生がとてもお話ししやすい方で安心いたしました。昨日は多少力も入っていたと思うので、次回はもっと深く催眠に入れたらいいなーと思っています。

　今の心境は昨日までと大違いです。本当に絶望感で笑顔も出なかったので。なので、先生と話している昨日の私が妙に元気だった

のがなんだか自分で不思議でした。誰と会っても、『あれ？全然元気ないね』って言われ続けていたので。頭で私はもうだめだ、これよりもっと気持ち悪くなって生きるのも辛くなる……やばいやばいと思うほどドツボにハマって抜け出せない、とか反芻していたことからすれば、気持ち面が本当に変化しました。

　このような、考えるきっかけを与えてくださった出会いに感謝いたします。まだまだ症状も良くしていきたいので、次回もよろしくお願いいたします。m(_ _)m」との内容です。

　彼女も自分の親子関係には問題なかったと思いたかったケースといえます。これまでの情報などで、人ごとではわかっていても、親の期待に応えるために幼いころから頑張り続け、成果を出してきた自分と親との関係が、自分をこれほどまでに苦しめていたという自覚が全くなかったのです。

　意識されている心でどのように過去を解釈していたとしても、無意識からの働きかけを封印し続ける訳にはいかないのです。

　こうした心の病や症状は、2、3ヶ月の間、強いストレスを持続的に受けることをきっかけとして封印が解かれ、症状が誘発されてしまいます。

記憶の抑圧

　トラウマを引き起こす原因となっている出来事（エピソード）は、なかなか意識しづらい状態になっています。

　これを記憶の抑圧と呼んでいます。人は苦痛となる過去の出来事の記憶を、いつまでも意識上に存在させていたのでは耐えられないのです。ゆえに、過去の記憶で苦しまないように、無意識の世界に

追いやって（抑圧して）しまうのです。

　この抑圧された過去のエピソードと感情（の記憶）が、例えば、親との関係であったとすれば、それがトラウマだと本人は認識できていない場合が多いのです。それはあまりにも日常的な出来事であり、子供時代の環境としてその状況を受け入れざるを得なかったからです。

　子供時代の成長過程では、幼い精神状態のため的確な判断や批判の能力はまだ確立されておらず、自分が受け入れざるを得ない状況の中で我慢して過ごしています。しかし、そのような経験が将来どのような影響を及ぼすかを子供たちは知る由もありません。

　こうした幼児期からの"過去"は人生に重くのしかかっているという現実を理解してほしいのです。幼いころの無自覚な記憶が、人間関係にも深刻な影響を与え、心の病や精神的苦痛を引き起こすことが多いのです。

　無意識に抑圧された記憶が、私たちの心の深層に潜在的に存在しているため、日常生活や精神的な健康に影響を与えていることに気づかされることは少ないでしょう。私たちが抱く肯定的あるいは否定的な感情や思考に影響を与える根源が、無意識の領域にあるという現実は、多くの人にとって認識されていないのです。

心の病や精神的苦痛を治すために

・・・・・・・・・

　心の病や、精神的苦痛を治すために必要なことがあります。何度か触れてきましたが、心の病は脳が機能異常にいたった状態です。なぜそうなったかという原因と過程を正しく把握すれば根本から治

すことができます。そのためには機能不全を起こすきっかけとなった出来事を分析し、そうした状況の中でなぜ強いストレスを受けてしまったのかを明確にしなければなりません。

　一過性のストレスなら脳の機能は正常を保てます。しかし、強いストレスが長引くと私たちの脳は誤作動を起こし始めて脳機能不全状態に陥ります。

　こうした脳のメカニズムは必要なので後述しますが、理解していただきたいのは、脳が誤作動を起こすと、個人の生まれ持った脆弱傾向に応じた症状が起こるということです。悩み始め、何らかの身体症状で苦しんだりと、今まで経験することがなかったような精神状態へと落ちていき、睡眠が十分にとれなくなったり食欲もわかなくなったり、自分はどうなったのだろうかと困惑するようにもなります。

　こうした精神状態に陥った時には、脳内では様々な神経伝達物質の分泌が乱れ、身体内ではストレスホルモンが大量に分泌し、アドレナリンも増加して自律神経も乱れています。

　脳がこのような状態に陥った先に、心の病が発症するのです。

　初期の時点で早く対処できれば簡単に回復することができます。

　しかし、一般的に心の問題は、時間が経てばどうにかなるというように安易に構えて、または、しっかりしないといけないと自分を戒めて鞭打つことで悪化させている方々が多くいます。

　身体的な病気の場合は、すぐに病院に行って治療をしますが、心の問題となると気の持ち方を変えて自力で治そうともがいてしまい、なかなか適切な対処をされない人が多いのです。

　適切な対処とは、なぜ今こうなっているのかという正しい原因を把握し、その原因を解消する具体的努力をすることです。そうした原因に対する対処策をこうじると同時に、脳に必要な栄養を与えることや脳の回復のための質の高い睡眠をとることも欠かせません。

精神的ストレスを強く受けて悩みだすと食欲もなくなりますので、脳内の神経伝達物質と呼ばれる必要な化学物質を生産するために重要な栄養素であるタンパク質（アミノ酸）やその他ビタミン類やミネラルなどが不足します。

　そうした食欲不振や不眠症にいたってしまった方のために後の章で詳しいメカニズムやどう対処すべきかをお話します。

　心の病や症状が発症し始めた初期の段階では、現状のストレスを明確にして、排除するか解消する努力を積極的に行い、脳に必要な栄養を補って、眠る時間をより多く確保する工夫と努力をすれば決して悪化することなく自然に治っていきます。

　しかし初期状態への対処をせず、症状が悪化した場合、発症当初のストレスを解消するだけでは、完全な回復が難しいケースが多く見られます。いわゆる本格的な心の病に陥ってしまった状態では、無意識の領域まで遡って処置をする必要性が生じてしまうのです。

無意識領域の処置

・・・・・・・・・

　人の心の状態は意識されているものが全てではありません。意識できない無意識領域に支配されています。心が混乱し始めて初期段階を超えた時は、心の深層の領域からの働きかけに焦点を当てることが必要となります。

　初期の段階で脳が誤作動を起こしている脳領域は、脳の奥深い中心部に位置する大脳辺縁系などの情動系と呼ばれる領域です。ここでの脳活動は意識で捉えられないまま、私たちの心の働きに強く影響を及ぼしているのです。

　したがって、この脳領域の機能不全を治すために、無意識の世界

である情動系の脳の働きを正常に戻す処置が必要になります。

　無意識の領域が落ち着けば、脳全般の機能は正常に安定します。いわゆる心の病などの精神的問題と症状は治ってしまうのです。

　ではどのようにすることが、無意識領域の処置をしたことになるのかを順を追ってお話ししていきます。

　私は20歳のころから50年以上にわたり、催眠をはじめとする心に働きかける様々な技術・手法を追い求めてきました。心の問題を解決するための最善の策とは何かを見つけるため、瞑想や坐禅、ラージャ・ヨーガなども深く探求しました。それはかつて、そうした精神的な探求が唯一の手段だったからです。

　時代が進むにつれ、脳の機能が我々の心を形成していることが科学的に明らかになり、意識と無意識のしくみ、さらには遺伝子が脳機能をどのように規定しているかについての理解が深まっています。

　現在は、脳科学によって、我々が過去の経験をどのように無意識的に背負っているのかを明らかにできる時代になったのです。

　人は異なる性格を持ち、脳の特性も一人ひとり異なります。これにより、頭脳や身体の能力が多様化し、パーソナリティが形成されます。個性はDNAの違いや成長環境によって形成され、人生というドラマが展開されます。

　しかし、ある時期に問題が生じ、心の病に発展するような長期的なストレスにさらされた場合、一歩立ち止まり、これまでの人生を振り返り、過去に目を向ける必要があるのです。

　過去は、現在のあなたを形成しています。その過去においてあなたの脳が学習した全ての記憶によって現在のあなたが苦しんでいるとしたら、そうなった現実を正しく理解しなければならないのです。

幼児期の自己形成の実態

　心の問題に焦点を当てる場合、一方的に、「こう変わりなさい」「こんな考え方に修正しなさい」などという人生相談的な助言では人は変わることはできません。ほとんどの人が、トラウマや幼児期から形成された認知傾向によって、変わりたいと心から願っても、そう容易には変われないのです。

　例えば、幼い時に親から愛され、受け入れられて育った子供は、十分に甘えの欲求を満たすことができて成長します。しかし、甘えることができず、むしろそれを放棄するように仕向けられた子供は、自己のアイデンティティーが育たず、自己肯定感や自己存在感が欠如してしまうため、自分自身の価値を見出すことが難しくなってしまいます。

　このような環境で育った人に、「自分のことをもっと好きになりなさい」とか「自分にもっと自信を持ちなさい」などと助言しても、そうしたくてもできないので苦しんでいるのです。

　このような自己不適格感を抱えたまま大人になると、自分自身に対して否定的な思考や感情を抱きがちで、自分の能力や価値を過小評価する傾向があります。また、自分自身を受け入れることができず、他人からの承認を求めたり、自分を変えようとして無理な努力をしたりすることがあります。また、無意識からの甘えの要求に苦しむことがあり、その甘えが満たされない場合、諦めて生きるしかないと感じ、自分の中の甘えの要求を悪いものとして排除（抑圧）しようとして、生きている実感を失ってしまうことがあります。このような自己不適格感を抱えた人々は、自分自身を肯定することが難しくなり、人生において様々な問題を抱えることが多いといえま

す。

　様々な背景が原因となっている心の病を治していくためには、自己形成の実態を客観的に把握し理解する必要があります。

　例えば、自分が幼少期に親から受け入れられなかった経験や、それが生んだ感情を直視し、それらが心にどのように影響を及ぼし、自己を形成してきたのかを正確に把握することが求められます。

　しかし、こうした親子間のトラウマなどの問題は、子育てにおける親の責任だけを責めるわけにはいかない実態が見えてきました。それは遺伝子の関わりです。

　子供が心の問題を背負うのは親の育て方だけではなく、遺伝的要因や脳内の神経伝達物質の分泌傾向も関係していることが分かり、親たちは罪悪感から解放されるケースが出てきています。

　最近の研究では、親が子に一方的に影響を与えるだけではなく、むしろ子供の遺伝子が、親の反応を引き出している面がある現実も見えてきました。そのため、兄弟姉妹に対して個別の感情を抱く親や、子供たちに異なる対応をしてしまう親が一方的に責められる世界が変わろうとしています。

　心理療法において重要なことは、自分がなぜ苦しんでいるのか、なぜ悩みが生じているのか、そして心の病に陥った原因は何か、といった疑問を明確にすることです。そして、「このまま酷くなる一方で、自分は治らないのではないか」という不安を取り除くことから始めます。人は安心することによって、症状や苦痛の原因となっている自分の過去の歴史や

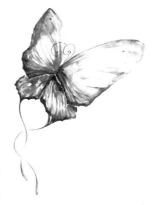

心の深層領域に冷静にかつ客観的に向き合うことができるようになるからです。

　因果関係を理解して、安心して心理療法や催眠療法を受けることができれば、治っていく過程において、私たちの脳が認知の修正を受け入れて、今後の人生に役立てることができます。

「理性の理解、感情の納得」とは

　心の状態を改善するためには、認知や情動反応の修正が必要です。ここで重要となるのが理性的な考え方、捉え方です。

　人の心が何かを受け入れる時、その内容を理解することから始まり、その理解を根拠とした理性的判断によって、修正すべきとみなされた情動（感情）の不適切な反応を制御します。

　額の奥の前頭前野という脳の領域は脳全体の総司令塔ともいえる役割を果たし、入ってきた情報を理性的に処理し、それを受け入れるべきか、排除するべきか、あるいは保留すべきかを判断します。

　何らかの感情や情動反応が起きた際に、それが不適切な反応だと判断すればその反応を抑制し、判断が難しい場合は保留します。

　催眠暗示などによる心への働きかけが前頭前野の「シールド」に阻まれなければ、心はそれをスムーズに受け入れ、不適切な情動反応を抑えることが容易になります。前頭前野が情動系への制御を行い、感情が納得する形で受け入れが生じるのです。これが「理性の理解、感情の納得」という心の反応を制御する原理です。

「理性の理解、感情の納得」が適切に行われていれば、あらゆる不安に打ち勝つことができます。これは、不安症に伴う精神的混乱やパニック発作などの予期不安を克服するためにも必要です。

　また、一度克服したと思っていた症状が何かのきっかけで再発したと感じた場合でも、再発する理由がないと理性的に理解していれば、再発に対する心配や不安を克服することができます。したがって、理性的な理解がしっかりとできていれば、一時的な予期不安に振り回されることはありません。

　人の脳は体験によって一度形成された脳内の回路を痕跡として残すので、それが突如として刺激を受けることもあります。しかし、それが一過性の事象であることを理解すれば、不安は消えます。前頭前野は現在起こっている感情反応が適切かどうかを理性的に判断し、それに応じて制御します。この判断基準は、理性による理解から導かれます。

　何かの問題の解決に対して、疑う余地がなく明確で納得がいった場合など、よく「腑に落ちた」と表現するように、理性の理解による感情の制御によって心の底から納得した心境が生まれるのです。そしてそれは、その人にとって適切な判断であり、正しい答えなのです。これが「理性の理解、感情の納得」の本質です。

　心の病や精神的苦痛を生み出すトラウマは、大脳辺縁系などの情動系ネットワークに由来します。これらの情動系の脳部位の不適切な活動を制御することが重要です。

　一生を通じて心の安定を保ち、無意識の不適切な感情から自己を守るためには、「理性の理解、感情の納得」が求められます。

催眠効果の永続性

　催眠状態での理性的に理解された内容の暗示は、排斥されることなく感情も納得して受け入れざるを得ません。このような暗示の内

容は、一時的ではなく持続的に働き続けます。いわゆる永続的な効果が起こるのです。

　催眠状態であっても、意識が残っていると説明しましたが、暗示の言葉を理解できる変性意識と呼ばれる意識がある以上、受け入れたくない暗示に対して拒絶反応が生じます。また、受け入れることの正当性がなく納得できない暗示の内容は受け入れません。

　催眠状態における暗示を受け入れることにおいても、理性の働きを担う前頭前野によるシールド（遮断）の作用が働きます。いわゆる不必要と判断される暗示は防御され跳ね返されるのです。

　逆に、「腑に落ちた」暗示は確実に受け入れられて持続します。理性的な処理がされているので、不安による動揺も起こりません。心の病の原因となる情動系の脳部位を制御できるのは脳全体の総司令塔である前頭前野と呼ばれる脳部位です。この前頭前野の脳細胞の理性的理解の判断が、情動に働きかける唯一の手段なのです。

　こうした前頭前野が情動（感情）の抑制が必要だと判断を下せば、ACC（前帯状皮質）を経由して扁桃体を中心とする大脳辺縁系、及び情動系全体の活動を抑制します。

　こうした働きが、脳機能異常を鎮め、機能回復へと導いてくれるのです。

“理性”による“理解”の処理ができれば、あとは“感情”の世界での様々なトラウマや情動反応も、催眠暗示によるその内容を脳は“納得”して受け入れ、それが持続されて、心の問題は徐々に解消していきます。

　こうした「理性の理解、感情の納得」はとても重要なことです。それは、心＝脳の混乱が治り、修復されていく上で必要なプロセスなのです。

　「理性の理解、感情の納得」は重要ですので、脳科学の視点からさらに深く説明します。各脳部位の名称に関しては、この後の図版と第５章（P.312）を参照してください。

　人の脳には、理性的な判断と処理を行う前頭前野と呼ばれる皮質（前頭前皮質）、そして、感情（情動）の興奮を伝える大脳辺縁系、大脳基底核、島皮質などの情動系ネットワークが存在します。

　脳の扁桃体を中心に発生した情動反応は、神経細胞の興奮として脳全体に伝播します。そのなかで、特に重要なのは、情動反応を前頭葉へと伝える神経経路と脳幹へと伝わる神経連絡網です。そして、脳全体の総指揮官である前頭前野（前頭前皮質）は、介入が必要と判断すると、情動系の興奮を抑制する役割を果たします。

　この抑制作用は、前部帯状回（ACC）と呼ばれる内側前頭前皮質領域を経由し、大脳基底核の線条体（尾状核など）を通って扁桃体の活動を抑える形で行われます。結果として、情動を司る大脳辺縁系などの情動系全体の興奮が鎮められます。

　この前頭前野による指令の発行には、その行動の正当性を満たす情報、つまり「理性の理解」が必要となります。

　脳の司令塔である前頭前野は、この理性的な理解に基づいて情動系の働きを制御します。ここで、情動系の興奮が抑えられ、感情が暴走しない状態を私は「感情の納得」と呼んでいます。

　人の脳は、暗示の必要性と根拠を理解して納得すると、その暗示を排斥せずに、永続的に受け入れることができるのです。

https://催眠療法.com/
reason-emotion.html

感情処理の神経科学

・・・・・・・・・

　心の病の主な原因となるのは、幼少期のトラウマによる未解消の感情です。これらの感情は無意識領域で処理され、具体的には大脳辺縁系や大脳基底核、島皮質などの脳の領域が関与します。トラウマなど長期間にわたって解消されない情動は、脳の機能に障害を引き起こす可能性があります。そのため、前頭前野による調整処理が必要となります。

　前頭前野（前頭葉の最前部を指す）は、高次認知機能を通じて情動処理において重要な役割を果たします。この領域は無意識の感情反応を制御します。そのため、前頭前野の機能を最大限に活用するためには、理性的な理解が必要となります。

　感情の納得には、大脳辺縁系と大脳基底核の情動処理と調節機能に働きかけます。その際には、催眠状態の活用が非常に効果的です。

　大脳辺縁系は情動や感情の処理に関与する領域で、扁桃体、海馬、海馬傍回、歯状回、乳頭体、帯状回などを含みます。

　大脳基底核は情動制御回路の一部として機能し、情動的な刺激への反応を調節します。情動的な情報は大脳基底核を経由して扁桃体や前頭前野と連携して処理されます。

　トラウマによる負の感情の中で、苦痛や悲しみ、不満、怒りは島皮質で処理され、不安や恐怖などの感情は扁桃体が処理と調節に重要な役割を果たします。扁桃体は情動の認識や恐怖反応に特化し、歯状回はより認知的な側面に関与しています。歯状回は情報の評価や意思決定の支援、社会的な文脈の解釈、注意の切り替えなどの認知的な機能に焦点を当てています。

　乳頭体は報酬系と密接につながり、報酬の予測や評価、関連づけ

を調節し、情動的な快楽や欲求の制御に関与します。

　島皮質は、周囲の皮質の過剰な発達によって埋没した大脳葉です。島の深部には、大脳基底核と呼ばれる前障およびレンズ核（被殻、淡蒼球）、尾状核があります。（尾状核と被殻を合わせて線条体とも表現します）

　島皮質の働きによって、感情の強度や深さを増幅する役割を果たします。その他、情動処理、内部感覚の統合、自己認識、意識の調節など、様々な機能に関与しています。

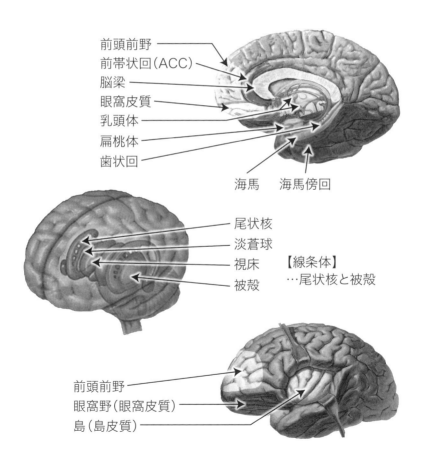

前頭前野
前帯状回（ACC）
脳梁
眼窩皮質
乳頭体
扁桃体
歯状回

海馬　　海馬傍回

尾状核
淡蒼球
視床
被殻

【線条体】
　…尾状核と被殻

前頭前野
眼窩野（眼窩皮質）
島（島皮質）

許すことができない

・・・・・・・・・・

　自分が親から受けた過去を許すことができずに引きずっている人がいます。

　幼少期の生育環境でのトラウマによくある苦悩です。他人との恨み、憎しみの感情や関係を引きずっている場合もありますが、他人よりも親子関係のほうが切実で切り離し難いものです。

　そのように親や誰かを許せないことで、無意識に縛られた憎しみや怒りの感情が持続して、心や身体の症状や精神状態から自らを解放できないで苦しみ続けているケースがあります。

　こうした許せない傾向が強い人は、第2章（P.74〜）のOCD傾向を参照されてください。

　許せない心の苦痛から解放されるためには、やはり「理性の理解と感情の納得」が必要です。

　幼児期からの子供時代において、その当時、親が置かれていた環境や精神状態を子供の立場からは到底理解できません。それゆえに、自分が親に愛されていないとか、必要とされていないなどの寂しい感情を抱き、親への要求を我慢して孤独な精神状態で成長してしまいます。それによって、そうではない親子関係で育った人への羨ましさや自分の親への無自覚な反発心、怒りや不満が生じて、精神的距離感が生じます。親子間で心の絆が成立しないのです。

　当時の親の心情を成長した心で理解することで、理性的理解による許しの感情が生まれます。心が納得することで、心の囚われからの解放が生まれます。

　誰もが、自分の親からは愛されたいという本能を持ち生まれています。そうした感情が満たされていないのです。

　子供時代の環境を何気ない会話や催眠状態で思い出してもらう中

での、重要かつ必要なことは、客観的洞察による"気づき"なのです。それによって、自分を無意識にかばったり慰めたりする必要がなくなってくるのです。なぜなら、幼少期の真の心情に触れることが、自分を深く見つめ、その結果を自分の未来に必要な情報として捉えられるようになっていくからです。

　親との関係が悪かったことで、家庭や子供を持つことなく一人で暮らすことを選択される人もいます。そのような場合も同じことで、許すという心の浄化が生じていない人生では、無意識に精神的葛藤の影響を受け続け、何かの日常の出来事が刺激となって、急に気分が沈んだり、悲しくなったり怒りが生じたりといった精神的な変化に見舞われ、それが強く出た時には身体症状も伴う場合があります。

　よく耳にするのは、寝ている間に体に力が入り筋肉が力んだ状態で、肩が凝ったり手を強く握り締めて目覚めたり、歯ぎしりをしていて歯がボロボロになり悩んでいると訴えられることです。

親から子への負のバトン

　親から受けた精神的苦痛が、自分の子供へ無意識にバトンしていることがあります。しかし、自分では全く気づいていないことがほとんどです。

　なぜなら、自分が親に感じていた不満や苦痛は心に深く刻まれて残ってはいても、自分が親となった際の子育てでは、子供の感情よりも親としての役割と責任が優先されてしまうからです。親として子育てにおいて親身に関わり一生懸命に育てた部分に焦点が当てられ過ぎてしまいます。そのため、自身が親に感じていた不満や苦痛の心情の本質が改善されないまま自分の子供に無意識に引き継がれ

ていることに気づかないのです。

　私は、親子２代にわたった相談を受けることがよくあります。親子ともに深い悩みを抱えていますが、その根本的な問題が意識化されていないままでいることが多いのです。

　親としては、「自分は子供を一生懸命に大事に育ててきた」「自分が親にされて辛かったことは、子供には決して行わないように気をつけていた」「子供にとって良かれと思う関わり方をしてきた」など、親にとって多くの言い分があるのは当然でしょう。

　逆に、そうした親に不満を抱き悩んでいる子供は、「世界中で一番私のことを理解していないのが私の親だ」と訴えます。

　それは仕方ないといえば仕方ないことで、どうしても子供の気持ちに寄り添った関わり方ができずに、親として必要と思える働きかけのみが優先しているのです。

　それは、心情を察して寄り添った、または子供の心を汲みとった親子関係を自分自身が子供時代に経験していないからなのです。

　人は無意識に自分の行いを正当化して生きる傾向があります。それゆえに、親子間の視点にズレが生じるのです。

　人生の歴史のどの経験に焦点を当てて検証するかによって、見える世界が違ってきます。

　また、カウンセリングの最初の時点では、「自分は子供時代に寂しいと感じたことはない」とか「我慢していたことなどなく経済的にも満たされていた」とか「親との関係は良かった」などと言い、自分の子供時代を問題なかったと受け止めていてそのように発言される人も多くいます。

　私には、子供時代は辛かったのだと相談者に思い込ませる意図は決してありませんが、本当に満たされていたとすれば、今訴えられている症状は発生していないはずです。

　親から日常生活の中で受けた無自覚の影響に縛られて人生を送

り、自分の子供や親しい周囲の人に、意識上では違った形で、本質的には同じ働きかけを行ってしまっている場合がいかに多いかを考えなくてはいけません。

　なぜなら、親子間で遺伝子に共通点があるからなのです。子供時代に親に対する不満や怒りの感情を抱いているケースにおいても、無自覚に親と同じような性格傾向で人と関わってしまう。それに気づかないで人間関係を壊していき、自らもストレスを受けて悩んでいる人も多くいます。

　トラウマの記憶は、過去を思い出し、情動反応を起こすためのものではなく、客観的に処理されて、より良い未来へと導くような記憶システムの一要素であってほしいと願います。

　こうした自分だけで内省しても気づきようがない心の世界を、客観視できるように導いていく時間も、人生には必要ではないでしょうか。今悩みがなくても、心や身体に何らかの症状がなくても、時として静かに客観的に過去を振り返ることが、未来の充実や、もっと良い人生を送るためには貴重な時間だという認識を持っていただけたらと願っています。

過去を語るということ

　心理療法を背景としたマインド・サイエンス独自の催眠療法では、催眠下もしくは普通の状態での会話の中で、過去を振り返り何でも話してもらうことで、これまで断片的だった過去の記憶が統合され、トラウマの傷や認知の歪みが修復されていくプロセスが始まります。

こうした会話を介して過去を見つめ直す認知的プロセスにより、物の見方や考え方の修正を行い、これまでの行動、感情の表出、ストレス耐性の変容をはかっていきます。

　特に子供時代の心の傷となった体験をはっきりと言語化することで、これまでなんとなくモヤモヤしてきた心の深層に巣食っている記憶を引き出して再認識することは重要な価値があります。

　これまで一度も言語化（客観視）されていない子供時代の情動記憶は、初めのうちはなかなか言葉で表現しにくいものです。子供時代に本当は我慢していて辛かったのだという、不満や怒りの感情が無意識の領域に抑圧されていることが多いからです。

　これまで言語化し理解されてこなかった情動記憶というものが、その人の心や行動を無意識のうちに支配していきます。そして、その後の生活環境や人間関係の中で、ネガティブな反応や感情の暴走、過敏なストレス反応、情緒の不安定、解離（自己から感情を切り離して逃避する）、自傷行為などの何らかの心の病を引き起こす原因になるのです。

　無意識に作用している抑圧された記憶を再認識（言語化）することは、過去を清算し、より良い未来を築くために必要だと思っています。豊かな人生を生きるため、そして親として自分のトラウマを子供に受け継がせないためにも、過去の自己と心の深層を見つめ直し、自己理解の深い旅に出てください。それによって、悔いのない人生を送っていただけることとなるでしょう。

　マインド・サイエンスでは、心のトラウマを言語化して客観的に認識する過程の中で、生まれ持った自分自身の性格などの特徴も深く理解できるように分析していきます。このように環境要因と遺伝要因の両面から心にアプローチすることで、良き未来に繋がる道標となります。

　カウンセリング過程でのこうしたプロセスを意識した会話であっても、一見雑談や世間話と区別がつきにくく誤解されることもあるかもしれません。しかし雑談などと違う点は、会話の流れをどのように方向づけて、心の中に潜んでいる抑圧された過去の感情を思い出すようにうまく導いて、必要な情報を引き出すことです。

　時には話が脱線しているように思えたとしても、その中から気づきや思いつきが起こることもあり、話の流れをコントロールして、過去のトラウマを思い出させる機会を作り、その当時の苦痛の感情に触れていき（意識化させ）ます。

　また、会話の中で必要な知識をそれとなく与えて、多くのことに気づかせていくこともあります。これまでとは違った視点で、または多角的に自分の過去を見つめ直していただくためです。

　さらにまた、会話をもとに個人のパーソナリティを分析し、意識化されないように必要に応じた暗示もそれとなく織り込みながら分析と働きかけを行います。それは、信頼関係も深く築いていく過程（プロセス）でもあるのです。ですから、お互い協力して自然体で話に没頭していただけるよう進めます。

　こうして、分析がある程度進めば、今抱えている問題の解決への方向性が見えてくるのです。その後のことは、専門的なことになるので、任せていただく必要があります。非常に個人差があることで、個人に最適な問題を解決する対処は多岐にわたっていきます。

　このような過程を経ることで、現在の自己を理解する知識を獲得し、これまでと異なる視点を持つことができます。それにより、抱えていた問題への不安が大きく軽減されていくでしょう。

　相談される方には、様々な目的があります。精神的な悩みや人生の問題、心の病や身体症状など、それを解決することが目的です。そうした相談の目的に応じて、その後の対応は個人の気質や能力、

症状の進行状態などに応じて変わっていきます。

　重要なことは、何が今の自分を苦しめているのか、今抱えている問題が、どうして起こっているのかという、因果関係を理性的に明確にすることです。

　それには、過去を語ってもらうことで、環境要因と遺伝要因を踏まえて原因究明ができます。

　環境要因とは、いわゆるトラウマです。遺伝要因とは、生まれ持った性格や能力などの個人要因です。

　こうした個人的で様々な要因を探り、それらが理解できれば後は、悩み始めた、または症状が発症した当時の原因分析が明瞭になってきます。

　原因が分かれば人は安心感を得られます。原因が意識化できていない状態では、私たちの脳は不安を誘発してしまいます。理性的な処理をしている前頭前野の脳部位の処理によって、因果関係の情報を意識されないままに混乱や葛藤が生じていた大脳辺縁系（脳の中心部分に位置する情動系）の働きを抑制させることで、脳は不安を抱かなくなります。それは症状などの収束を意味します。精神面が修正され混乱が治まれば、脳内の神経細胞の分子レベルでのさらなる点検と修復が行われやすくなるのです。

　不安が消えるということは、これまで無意識にさらされていたストレスが緩和されることにもなります。これは、精神面の衛生管理のみならず、身体的にも免疫力が強化され、心身ともに価値ある治癒にいたります。無意識の不安やストレスを客観視して対応することは、精神的悩みや心身の症状が悪化することを阻止して、問題解消の妨げとなる要因をなくすことになります。

　いわゆる、無意識の領域を垣間見ることで意識化でき、理性的な働きかけの処理が行えることは無意識を理性でコントロールしていることに他なりません。これは心の問題を解決させるために重要な

ことなのです。

　この状態を「理性の理解、感情の納得」と呼んでいます。それらによって、心の状態も必要な催眠性暗示を抵抗感・拒絶感なく受け入れられるようになっていくのです。

もっと良い人生への願い

　私たちは、時折「運命」ということを考える時があると思います。実は、「運命」や「宿命」があったとしても、単なる実態のない概念だったとしても、私たち個人は生まれつき他の人たちとは違っています。そうした違いによって、生きる上で多くの不条理を感じさせられていることは事実でしょう。

　しかし、本書のテーマの一つなのですが、私たちが生きる上において、「運命」や「宿命」が本当にあって、定められた人生しか歩めないと感じていたとしても、この今の人生を決して、諦めないでほしいと願っています。現在の人生が良かろうと悪かろうと、もっと良い人生を目指していただきたいと心から願っています。なぜなら、それができるからです。

　私たちは、他人とは違った遺伝子を持って生まれてきます。人の感情や能力を規定している遺伝子によって、私たちの人生は定まるのでしょうか。

　現実はそうではないのです。後で詳しく述べますが、遺伝子は常に変化する可能性を秘めているのです。この事実を鑑みたとき、自分の心の力でこの人生を変えていく決意を抱き、過去を認識し清算し、無意識の力を味方につける方法を学んでほしいのです。それができれば、人は変われるのです。

今がどんなに苦しくても、悲惨であっても、努力しても報われないような状況に追い込まれていたとしても、生きる世界は私たち自身の意志で変えていけるということを受け止めていただきたいと願って、この本の中でそれらの根拠となる話をしていきます。決して、荒唐無稽は内容ではありません。科学として実証されてきている事実なのです。

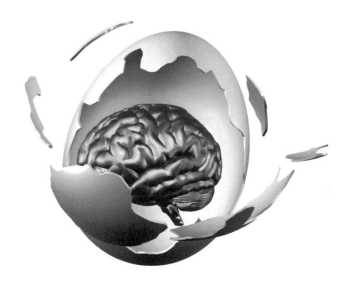

第 2 章

・
・
・
・
・
・
・
・
・
・
・
・
・
・
・
・

心 の 病

心の病とは

「心の病」についての明確な定義は存在しません。著しい精神的苦痛や社会的な機能の低下を伴う状態で、日常生活にも支障をきたすような精神疾患に対して「心の病」「心の病気」という表現をします。

「心の病」は、精神的ストレスやトラウマなどを原因として、脳機能の不調による感情や行動の偏りが生じている状態といえます。

「心の病」などの精神疾患の分類や判断の国際的な診断基準にDSM-5（アメリカ精神医学会）とWHO（世界保健機関）が作成するICD-11（疾病及び関連保健問題の国際統計分類）がありますが、病院での診断では、DSMやICDといった明確な基準が一律に採用されているわけではなく、日本特有の伝統的な診断方法も併用されています。

それゆえに、ここでは「心の病」を生じさせる原因と、治すためのプロセスについて解説する上で、疾患名は一般的な名称で表現します。

また、病院での診断基準は、診療報酬という医療制度の中で、治療費を算定するために診断名が必要であるといった側面があります。したがって、診断名がついたことで治療方法やケアが確立されていて、病気の改善が見込めるといったことを意味しているわけではありません。

一般に、医学的な診断が下されれば、診断や分類に即した治療方法があると思われがちです。しかし、特に「心の病」の場合は、診断名で治療方法やケアが決まっているわけではないのです。

例えば、うつ病や不安症にはうつ病や不安症の治療方法があって然るべき、と思われていたとしても、現実はそう理想通りにはいかないのです。

　精神疾患は、脳の形態や機能異常の証拠が上がるにつれて、ストレスが原因ではなく、また気の持ちようでもなく「脳の病気」だといわれることもあります。

　しかし、遺伝性や頭部外傷など事故での脳内環境の変化でなければ、脳機能異常の変化を生じさせた原因を考えるべきだと思っています。

　誤解がないようにしていただきたいのは、「心の病」は「心がけの問題」ではありません。気持ちを切り替えれば治るものではないので、病院などでは「脳の病気」と表現されることもあります。とくに統合失調症や双極性障害の場合、「脳の病気」と表現されるのは、遺伝傾向が顕著なケースが多いからといえます。

　心の病などの精神疾患の分類や判断の国際的な診断基準に DSM-5（アメリカ精神医学会）があります。最新版が第5版（2013）ですが、第4版（1994）から 19 年ぶりの改訂でした。そして日本語版作成にあたって、疾患名の日本語訳が様々な検討を重ねて見直され、わずか1年で日本語版が出版されました。またこれには、症状によって一括りに疾患群として分類されているだけで、それらの原因には触れられていません。

　もう一つの国際的診断基準として、WHO（世界保健機関）が作成する ICD-11（疾病及び関連保健問題の国際統計分類）がありますが、ICD-10 から 30 年ぶりとなる 2019 年に改定されたものです。これらの分類コードは、日常的に使用される病名（疾患名）、診断名とは一致しませんので、本書では一般的に使用される表現で話を進めていきます。

心の病の背景

・・・・・・・・

「心の病」の症状は、脳機能の不調を長期間持続したことから起こり始めます。

なぜ脳が機能不全にいたるのでしょうか。

それは長期にわたる精神的ストレスが脳内の環境を壊し、脳の働きを混乱させるからです。その結果、自律神経の失調や内分泌系、免疫系の異常などにより体調不良が生じます。

この後、脳にストレスを与える要因の具体例を交えながら話を進めますが、発症当時のストレスだけに焦点を当てるのではなく、そのストレスに反応した過去のトラウマを見落としてはいけません。

自分の過去を客観視して見つめ直すことは、無自覚に自分が受けていた悪影響から心を解放させていくことにつながります。

そのために前章でお話ししました「心理療法としての会話」が必要になります。言語化の不十分な情動的記憶というものが、その人の心や行動を無意識のうちに支配し、ネガティブな反応や感情の暴走、解離といったことを引き起こす原因になっているからです。

皆さんも、読み進めていかれるうちに、いくつかの共通する背景がいかに重要な問題を含んでいるか、個人的な部分がどういうものかを明確に理解していただけると思います。

こうした共通の背景に該当している原因による症状は、対症療法としての薬物投与だけで治すのは困難だと分かっていただけることでしょう。

心の病を治すヒント

　さて、人はなぜ、時として苦しみを引きずるのでしょうか。

　また、他人は悩まないことに対して、自分だけが悩んでしまうのでしょうか。

　同じストレスにさらされていても、なぜ、精神的苦痛にいたる人や平気な人、心の病が発症する人としない人がいるのでしょうか。

　その答えを見つけることは、そこに心の病を治すことのできるヒントが隠されているのです。

　一般的にあるストレス環境にさらされた状態で、何らかの症状が出た場合、その症状を作った原因が誤解されています。発症当時のストレスは、厳密にいえば「原因」ではなく「きっかけ」なのです。この点を勘違いしてはいけません。

　心の病を作り出す原因の追求は、発症当時のストレスの内容をヒントとし、そうしたストレスに大きなダメージを受けてしまう個人の特性に焦点を当てながら、そのような個人的傾向を作った子供時代のトラウマと呼べる環境を推察する必要があります。

　そこに、心の病を発症させる真の原因があり、心の病を治すヒントが潜んでいるのです。

　それではこの後、個人の特徴の形成について話を続けます。

子供時代に何が起きているのか

　子供時代は、脳の成長期です。それゆえに、体験した出来事から多くを吸収し学んでいます。いわゆる、個人の環境下で学習された

記憶が脳内にしっかりと形成される時期なのです。そしてその学習は、その子の未来に影響を与えます。

　子供時代での日常化した精神的苦痛は、確実に成長過程の脳にダメージを与え、深い痕跡を残していきます。

　脳に深く刻まれた子供時代の精神的苦痛は、成長後にも抑圧された記憶（トラウマ）として残り、無自覚のまま生活の中に反映されることが多いのです。

　こうしたトラウマの中で一番大きいのが、この後（P.89〜）お話しする、母子間の愛着障害です。父親や祖父母その他の養育者など、生活をともにする人との関係も影響します。

　また、ある精神的ストレス環境下において、心の病を発症する要因として挙げられるのが、遺伝による気質の問題です。

　遺伝要因はストレス環境の中で、ON、OFF のスイッチが変わるように影響を及ぼすことがあります。いわゆる、あるストレス下に置かれると、どのような影響を受けてどんな症状が出るかという個人の傾向は違うのです。

　人は、子供時代の親子関係を含んだ環境によって発生する複合的トラウマ（日常的に繰り返されるトラウマ）と、持って生まれた遺伝的気質傾向による精神的脆弱性やストレス耐性などとの絡みで、その人独特の苦手な環境というものがあります。

　しかし、人は、そのような事情を知らないまま、自分が「心の病」を発症した原因に、自分の知識の範疇で考えて結論づけようとします。その過程において、現実は自分の知識と理解を超えているがゆえに、間違った結論にいたってしまい、その間違った結論を正当化して思い込んでしまうのです。

　私が気づいてほしいことは、正しい答えを見出せる情報こそ、無意識の中に多く存在し、自分で意識化できている情報だけで模索し

ても、正当な結論にはいたらないということです。

　例えば、パニック障害の人と、対人恐怖の人では、違った種類の「心の病」と捉えられがちですが、全く別物ではなく、背景には共通したものが存在していて、治すためにはそこに重点を置き解消することが必要となるケースがほとんどです。

　いろんな種類の「心の病」があり、症状が全く別物のようでも、作り出している原因に共通する部分があるのです。そうした共通の背景となる原因と、個人的な原因の両方に焦点を当てて、適切な対処法で改善していけば、「心の病」は治せます。

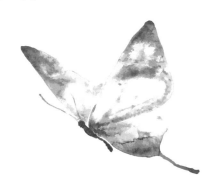

生まれる前の影響

　症状を作り出す生育歴は、生まれる前の胎児の時から始まっている場合もあります。なぜなら、情動の重要な役割を担っている扁桃体は胎児の時点ですでに完成しているからです。さらにいえば、生まれる前の胎児の脳は、形態学的発達の大部分が終わっています。それゆえに、母親の精神的ストレスによってもたらされる胎内環境の問題も極めて重要になります。

　例えば、生まれつきストレス耐性が弱い人がいます。それは、胎児としてお腹の中にいる時期に、母親が何らかの精神的な苦痛に見舞われると、母親の体内で分泌されるストレスホルモンに、臍の緒

を介してさらされ続けることになります。それが脳のストレス反応（HPA軸）に悪影響を及ぼすこともあり、ストレスホルモンに対し過敏になって出生する場合もあるからです。

　こうしたことも含めて、一般的に「心の病」の発症にとって重要な要因は、生まれる前と生まれた後に展開する、どのように育てられたかといった生育環境や、どのような両親のもとに生まれたかという遺伝的要因が成長過程の環境に反応して形成された、心の深層領域に潜む「心の傷」（トラウマ）なのです。

　何か心の問題が生じた時、生育歴や生まれ持った性格、能力がどのようなものかを踏まえながら、これまでの人生で、心に刻まれた歴史を見つめていくことで、解決に必要な対策や手法が定まります。
　このように、個人の過去の歴史によるトラウマなどの発症要因を特定し、そこにアプローチして「心の病」を治していきます。そのためにも、会話による過去の生育歴の的確な収集（アセスメント）が重要になるのです。

精神病圏内にいたる前に
· · · · · · · · ·

　精神病までにはいたっていない「心の病」は、きっかけとなる何らかの過剰な精神的ストレス状態が、発症前の3〜6ヶ月ほどの間にあって発症しているのが一般的です。
　自覚がなくても、脳の機能が長期的にダメージを受けて、誤作動を起こし始め、精神・身体両面が回復不能の状態へと向かっている途中なのです。したがって、まだこの「心の病」の段階であれば、

10、20 年と年数が経過していても、十分に治すことはできると思っています。

　一時的なストレスだと時間の経過により自然に脳は修復されていきますが、長期にわたる持続的なストレスは脳機能不全の自然回復を妨げてしまうことがあります。

　例えば、自分に自信が持てずに、自分自身を責めたり、卑下したり、否定の感情で自己評価を下し、悩みの中で、将来を不安がり、絶望して、内省しつつ苦しい日々を過ごす時間が脳の働きに問題を生じさせ、「心の病」へと進展していくのです。脳の働きが精神的苦痛と混乱などによって疲弊してくると、全てが狂っていきます。

　こうした苦痛の心理状態から自らを救うために、一刻も早く、心理療法（カウンセリング）による認知の修正を行う必要があります。持続させ続けると、後戻りできない状態へと悪化していくからです。

　　脳が長期の機能不全（不調）に至ることで、心の病は発生します。脳が正常に働かなくなれば、心の状態が崩れるのです。私たちの心は、脳の活動によって生み出されているのです。

　　日常的に持続したストレスを受けていて、解決の方法が見つからずに悩み続けていることで、眠れなくなったり、食欲がなくなったりすると、脳が休息できなくなり、また必要な栄養が補充されずに栄養のバランスが崩れ、ますます脳内環境が悪化するのです。

　　そんな脳が誤作動（機能不全）を起こす精神的状況下では、脳内の細胞の代謝を狂わせ、脳内の神経伝達物質の分泌異常をきたし、その結果精神状態が不安定になり、自律神経 (ANS) のバランスも乱れ、視床下部、下垂体からのホルモン分泌 (HPA など) も乱れ、体調にも様々な異常が生じて、脳の修復や清掃などの調整や身体の様々な改善・回復などに必要な睡眠も十分にとれなくなり、それによって免疫力も低下して、心の

状態だけではなく、身体の内臓機能も含めて様々な障害が起こってきます。

　脳や身体の臓器の機能は、全てが睡眠によって最適化されて回復しているのです。

　それゆえに、深刻な悩みを抱えることなく、睡眠の質と量が十分にとれている人には、心の病など発症しないといえます。

　脳機能は睡眠不足に弱いのです。仕事やプライベートでストレスを引きずってしまうタイプだと、睡眠に悪影響が出てしまいます。それは避けなければなりません。

　睡眠中に脳内でどのようなことが起きているかは、第5章の脳機能（P.262 〜）で詳しくお話しします。

原因が分からないから不安になる

　「心の病」や精神的苦痛は、身体の病気と同様、原因が分からないと人は不安になるものです。治療を始めて納得のいく原因が分かれば、人は安心でき、症状の進行を止める努力もできます。

　人が何かで悩むということは、一般的には精神的成長につながるものです。しかし、無意識からの働きかけが強く、悩みや苦痛を制御できなくなったらおしまいです。無自覚で不明確な強い力でストレスに押しつぶされていきます。

　無意識からの働きかけとは、幼児期からの抑圧された記憶で、母子間のトラウマがほとんどですが、これが全てではありません。全く違った要因が複数絡むこともあります。

　例えば、遺伝によって受け継がれた気質や能力などが絡み、環境との適応に悩みが生じていたりした場合、それゆえの生きづらさに

よる精神的苦痛の記憶などが挙げられます。

　非常に個人的な問題で、意識上抑圧されてしまう内容も多く存在します。それらほとんどが明確に意識化できていないのです。意識化できていないので、対処のしようがありません。

　したがって、自分一人で過去のトラウマの記憶に目を向けてみても、適切で必要な記憶の想起が難しい場合が多々あります。それは、ほとんどの場合、自分自身の過去を客観視できないからです。これについても、この本を読み進めていただく過程で理解していただけるものと思っています。

「心の病」が、精神的原因に焦点を当てることなく薬物治療で簡単に治れば良いのですが、治らなかった場合、不安がさらに高じて症状も悪化し、治るという実感を抱けなくなり、治すことを諦めてしまうこともあります。または、薬で症状をある程度抑えることができれば、その薬に依存してしまうこともあります。
「心の病」などの精神的問題を生み出しているのは私たちの"脳"です。

　脳の働きが正常でないと、脳の活動で作り出される心に何らかのトラブルが生じてきます。

不安と因果関係

　原因が分からないと不安が増幅するということは納得いただけると思います。それでは具体的な話をしましょう。

　例えば、中学か高校時代のある時期に、教室の中で急に周囲の同級生の視線が気になってしまう自分に気づき、戸惑いだした人がい

るとします。こうした視線恐怖の初期段階ではまだ「心の病」に陥っているという自覚はありません。

　しかしながら、ドキドキするような精神的な状態が続くと、自分がなぜそのような精神状態に襲われるのか分からずに悩む日々を過ごしているうちに、本格的な「心の病」にいたることが多いのです。

　視線恐怖に関しては、第3章で詳しく具体例でお話ししますが、ここでは、因果関係という視点で読み進めてください。

　視線恐怖の発症のきっかけは様々です。いじめを受けてきたことが発症要因になっている人もいるでしょう。自分が弱い存在で、学校の中で周囲が怖くなったと感じている人もいるでしょう。何らかの理由で周りの目が気になって、静かに目立たないように過ごすようになり、注目を浴びないように萎縮している自分の性格に対して劣等感を抱くようになったという場合もあるでしょう。

　人にどう思われているのか、どう見られているのかが、なぜか気になるのです。以前から仲が良かった友人が自分から離れてしまったと感じた時、自分のどこが悪いのだろうと悩み、自分に魅力がないせいだろうかと思ったりしているうちに、次第に自分に自信が持てなくなり、周囲に嫌われないために自己主張ができなくなっていった人もいます。

　しかし、こうした心の状態を生み出したのは、遠い昔の家庭環境の中に真の原因が存在する場合が多いものです。自分では意識することがない遠い昔の生育環境の歴史における記憶です。

　人の目が気になるということは、自分自身に対して自信が持てない、いわゆる自己肯定感や自尊意識が育っていない精神状態が背後に存在します。

　極端な例を挙げれば、幼少期での親との会話の中で、何を言っても否定されることが多く、母親や父親からすぐに頭を叩かれ、怒鳴られて育ち、精神が不安定な親に苦しめられて過ごしたとします。

そうした環境の中で、幼いがゆえに自分は親に愛されてないのでは
……と感じとった悲しみが、自己否定的なトラウマとなるのです。

　幼い子供は、親の精神状態を踏まえて自分の立場を理解できるほ
ど、まだ脳が成長していないので、自分に問題があるから親がそう
した態度で自分に接するのだと解釈します。

　この例のように幼少期の親子関係で、自分は否定されていると感
じながら育った場合、自分は何かを言ったりやったりする自由もな
いのかと悲しくなっていき、次第に自己主張しないで我慢して過ご
すようになっていくものです。

　また、自分の存在自身が親に迷惑をかけているように感じ、自分
は望まれていない存在だと精神的に萎縮して育つ場合もあります。

　人との関わりにおいて、一対一だとまだ何とか平気でも、集団の
中に入ると、居たたまれなくなる人もいます。人より自分が劣って
見えてくるのです。人からどう見られているか、評価されているか
などが気になり、つねに周囲に気を遣うようになっていきます。

　幼いころ、両親から褒められることもなく、ただ叱られて育った
場合などは顕著に現れます。幼少期に受け入れてきた心情が、その
後の環境でも無意識に適応されているのです。いわゆる自己肯定感
や自尊心が十分に育つことなく欠如してしまった結果なのです。

　このように、普段意識することがない幼少期の記憶が、真の原因
であることが多いのです。

　人の視線に対して過敏になった理由が分からなくなり、悩み出し
たその時点で、原因を明確にして幼児期のトラウマを解消できてい
れば、症状を引きずることなく、悪化させることもなく、その後の
人生を苦しまずに楽しく過ごせたのです。

　正しい知識があれば、心の不調の背後にある真の原因を明確にす
ることができ、現状を理性的に理解できます。それにより、不安が

解消され、自然と症状が消えていく可能性が高くなるのです。

　身体の不調においても同じことがいえますが、心の問題の場合、その原因が誤解されることが多いのです。

　深層心理の知識がないがゆえに、誰もが現状の症状という表面化している現象だけに気を奪われて、根本にある真の原因に気づけません。

　両親のうち、特に身近で愛着の対象となる母親に愛されているという安心感を抱けずに育った生育環境が、成長後にどのような精神的結果をもたらすかは、この後に詳しく説明します。(P.89〜)

脳内の条件反射回路
・・・・・・・・・

　では、症状をこじらせてしまった場合、どう対処すべきでしょうか。どうすれば正常に戻せるのでしょうか。

　症状を長引かせてしまうと、脳内では、症状体験の条件反射回路が形成されてしまいます。条件回路はちょっとした条件刺激（似たような環境や状況）で条件反射（過去に苦しんだ経験による症状）が発生します。頻繁に活性化することがあると、さらに脳内のシナプス回路（第5章P.258〜）が強化されていきます。

　ですから、脳内に形成された条件反射の回路を修正する必要が出てくるのです。

　こうした作業には、「催眠療法」が最も好ましく、打ってつけといえます。

　症状を体験している間は、その症状の体験が脳に刻み続けられていきます。そうした症状の体験による脳内の条件回路を修正するこ

とにおいて、催眠状態を活用した心理療法（催眠療法）は多大な効果を上げることができます。

　相談に来られる多くの人が、10年も20年も貴重な人生の中で悩み苦しみながら、生活に支障が出ている状態に耐えて、なんとか生きています。

　若い人の場合はむろんですが、50代、60代、70代の方々からの相談を受ける時、もっと早い時期に原因を理解し、適切な対処をとることができていたら、簡単に治せて、もっと違ったより豊かな人生を送れたのにと、いつも残念に思います。

　人は、誰もが幸せを願って生きようとしています。苦しみながら送った人生の時間に意味があるのでしょうか。取り返しがつかない人生の時間となってしまいます。

　しかし私は、できれば失った時間にも意味があってほしいと願っています。その意味をどのように見出すかによって、その後の人生がより充実した後悔のないものへと変わるのではないかといった、人生の深遠さに救いを求めながらも、人生とは何だろうと考えてしまいます。しかしながら、残りの人生が幸せと充実感で満たされることを、私は心から祈っています。

過去を清算し、未来に向き合う

「心の病」や精神的な苦痛の発症原因は、もうお分かりのように、発症当時のストレス環境だけではありません。過去とリンクした"無意識の心"の影響が大きく深く関わっています。現在の精神状態や「心の病」を作り出している真の原因が明確になれば、私たち

は、心を楽にするために、問題となる過去の精算を行うことが必要です。

　過去を清算できて初めて、私たちは未来に目を向けることができるようになります。過去の清算が不十分だと、どうしても昔のことが思い出されて、当時形成された不満や苦痛の条件回路が無意識に活性化され、現在の意識が過去のトラウマの世界に引きずり込まれてしまいます。

　つまり、過去の清算が不十分だと、私たちの心は過去から解放されることはなく、未来に目を向けることができないのです。

　なぜなら、人の心は、幼いころから満たされなかった心の要求を、人生のどこかで埋め合わせようと、つねにその機会を無自覚に求め続けるからです。

　トラウマと呼ばれる幼いころの体験とその記憶は、意識の世界とは別の次元で存在し、無意識の領域から意識化されないまま私たちの"深層の心"に働きかけ、影響を与え、埋め合わせの要求をし続けているということです。その要求のエネルギーに気づかず、意識化できないことが、問題を深刻化しているのです。

　それではもう少しだけ、心の病発症のメカニズムを脳科学による説明を交えて話を進めていきます。

意識とは、無意識とは何でしょう
・・・・・・・・・

　脳科学的な観点で説明すれば、意識とは前頭前野（額の裏側の前頭葉の一部分）と呼ばれる脳の部位によって作り出されています。

　前頭前野は、成長過程において学習された様々な知識や経験を総合的に理性的処理し、意識を生み出す部位でもあります。

　脳科学では、「意識化」という言葉は「気づき」という意味合いで使われます。自己の脳内での働きに気づくことを意識化と表現し、前頭前野でそれを捉える（意識化する）ことができるのは、脳内で500ミリ秒（1秒＝1000ミリ秒）以上活動が継続された場合です。

　一方、「無意識」とは、脳の中心部にある大脳辺縁系などの情動系の働きで、扁桃体や海馬、大脳基底核などです。ここでの脳の活動の多くは（その活動が500ミリ秒以下であるので）前頭前野には活動内容が伝達されないため、意識化できないことが多いのです。

　扁桃体を含む大脳辺縁系は情動を生み出すための領域であり、その活動が私たちの行動や感情、自律神経に与える影響は大きいのですが、そこでどんな活動が起こっていても、また影響を受けていてもそのほとんどを気づくことなく生活していることになります。

　脳内の活動は、電気信号が主なので、500ミリ秒（1/2秒）などは相当に長い時間なのです。コンピュータの処理能力で推測してもらえれば分かると思います。

　このように、私たちの脳領域の機能の役割分担がはっきりしていて、意識と無意識の働きの違いが生まれるのです。

　私たちの感情（情動）を生み出す扁桃体を中心とした大脳辺縁系は、トラウマの生息地でもあります。私たちの脳の奥深くにある、

扁桃体と呼ばれる部位には胎児期から蓄積された一生消え去ることがないとされる感情の記憶（情動記憶）が存在しています。

　一方、出来事の記憶は、扁桃体のすぐ横に位置する海馬という脳部位に一旦蓄積され、後に重要な記憶のみが側頭葉に移され、残りの大部分が消え去っていきます。

　つまり、大部分のエピソード（出来事の記憶）と情動記憶との統合が断ち切られるため、トラウマとしての記憶における感情だけが無意識に影響を与え続ける場合が多いのです。したがって、出来事の記憶のほとんどがなくなっていくことで、その時の感情の記憶とのつながりが消失し、実態が分からなくなっていくのです。

理性と感情

・・・・・・・・・

　私たちの心は、理性と感情が常に相互作用しています。
「理性」とは、論理的思考や分析的思考など、主に認知的な働きであり、意識的に制御可能な部分です。

　一方、「感情」とは、喜怒哀楽などの様々な無意識的過程で生じる精神状態で、制御が難しいといえます。

　また、無意識領域での心の働きに「情動」があります。
「情動」とは、感情と感情体験に伴う身体反応や生理的変化を含む概念です。私たちに何らかの感情が生じると、それに伴って自律神経が働き生理反応が生じます。例えば、悲しいという感情が起きると、脳内の神経伝達物質や自律神経に変化が起き、涙が出たり胃の働きが抑制されたり、副腎などからそうした感情の程度に応じたホルモンが分泌されます。これらはある感情に伴った情動反応です。情動を作り出している脳領域は、大脳辺縁系などの無意識の脳領域

です。

「心の病」を作り出すのは、無意識の領域なので、催眠暗示によって無意識の領域内だけに働きかければ「心の病」は治りそうだと思われるかもしれません。しかし実際は、根本から治すためにはそれだけでは不十分なのです。

なぜかというと、脳機能全体としての最高司令官は前頭前野の理性を司る領域なので、この領域が常に正しく無意識の脳活動をコントロールしてくれるように働きかける必要があるからです。

感情が暴走している時に、それを制御すべきであるかどうかといった決定は、前頭前野に委ねられています。前頭前野の皮質（脳細胞）は制御すべき理由が見つからない時は、情動系の暴走を放置してしまうのです。

したがって、トラウマの解消のための催眠暗示による働きかけは、前頭前野の理性の座にも同時に働きかけて、しっかりと暗示の内容を理解させて、無意識領域のコントロールをしてもらう必要があるのです。

これを、「理性の理解、感情の納得」（第1章 P.40～）と表現しています。

　前頭前野と呼ばれる脳部位は、人生の経験から学んだことやエピソードが蓄積されている様々な脳部位との連携がとれています。この部位は理性的な記憶への判断と脳全体の総司令塔といえる場所です。

　一方、感情の記憶は扁桃体を中心とした脳の中心部分にあります。もし幼少期に不満や葛藤、虐待などの苦痛を味わった場合、無意識の領域の神経ネットワークにそのような刺激による条件づけが形成されます。このような条件づけられた回路が、ある環境の中で刺激され反射的に働き始めます。この時点で前頭前野の脳領域が不適切な反応と判断した場合、制御をかけることができます。しかし、トラウマがらみの条件反射

による情動系の混乱は、前頭前野では単純に不適切な脳活動として捉えられず、制御する根拠が乏しい場合があるため、どうすることもできなくなることが分かっています。

　適切な心理療法が必要だとお話ししてきたのは、表現を変えれば、理性の場である前頭前野が不適切な情動系の混乱や暴走に対し、正しくコントロールすることができる判断力を与えてやるためなのです。そのためには、心理療法による、認知の修正が必要なのです。過去を振り返り、適切に処理していく退行催眠療法の価値はここにあります。意識の場が、理性的に因果関係を捉えることができ、本来どうあるべきかの的確な判断ができるようになれば、無意識の混乱は収まり、結果、症状が治っていくのです。もちろん脳自体のダメージの回復を待つ時間も必要です。

「心の病」を悪化させるOCD傾向

　OCD＝強迫症（強迫性障害）と呼ばれる「心の病」に関しては、第3章（P.145～）で詳しく説明しますが、ここでは、OCDの本質である、反復性の思考や行為を引き起こす衝動や不安についてお話しします。

　例えば、こだわりの強さや頑固さ、過剰な神経質、潔癖性などの気質、過去の嫌な記憶が反復して払いのけられない性向、繰り返される制御できない行為などの強迫的な観念に囚われてしまう傾向について"OCD傾向"と表現してお話ししていきます。

　OCD自体の症状もそうですが、非常に個人差があり、このことを気にするのならこれも同じだろうといった論理性はなく、ただ気になっている一部のみに対象は限定されます。それゆえに周囲の人には理解されづらいのです。また、OCD傾向と表現する人は、

OCD症状のグレーゾーンかそれ以下の軽症状態で、内容や程度の差は個人差が大きいとご理解ください。

　OCD傾向がある人は、一度何かを思い込んでしまうと、その観念や行動を切り離すことができず、無理に切り離しても不安になって、またそれを継続してしまう傾向があります。それを無理やり止めようとしても、落ち着かず苦痛を感じることもあります。

　また、過去の出来事を不意に思い出して、嫌な気持ちや後悔や、さらには怒りの感情が強く生じてくることもあります。一度、嫌いになるとその人を二度と受け入れられなくなったり、物事に対するこだわりが強かったり、物の配置や置き場所を過剰に気にしたり、過度に神経質だったり、どうしても、自分で作ったルールに縛られ臨機応変にことを処理できないなどの性格傾向が強く現れている場合は、OCD傾向が疑われます。

　こうした傾向がある人は、過去の嫌な経験を頭から切り離せず、その当時の感情を長期間引きずりがちです。そして、思い出しては怒りや後悔、悩みなどを繰り返し感じたり、思考が反復してしまったりする傾向があります。

　本来、強いOCD傾向を持っていなくても、ストレスにさらされることで、徐々にその傾向が顕著になり、苦しむようになる場合があります。この傾向は、ストレスの程度がバロメーターになっているといえます。精神的なストレスが大きい場合には、この傾向は増幅して悪化した状態が定着していくことがあります。

　また、この傾向に慣れたり、自分で正当化していく過程で、症状化して、病的な状態に進行してしまうこともあるため、自分自身の傾向を認識し、解消法を知っておくことが必要です。

　しかし、一方で、多くの研究者や芸術家など、専門分野で活躍さ

れている方々の中には、OCD傾向を持っている方が多いことが知られています。OCD傾向も、環境とコントロール次第で貴重な価値を生んでいることも忘れてはならない一面です。OCD傾向が人生に害を及ぼすのは、マイナスのストレスに強くさらされている場合に、問題が生じるということを忘れないでいてほしいと思います。

OCD傾向と遺伝

OCD傾向は、遺伝によるものが多く、両親のどちらか、または両方に多少こうした傾向があれば、程度の違いはあっても子供はOCD傾向を受け継ぐ可能性が高くなります。もちろん、親子間では症状といえる内容には違いがあり、共通点を感じなかったとしても、何らかの思考や観念、行為が反復し、それが不都合で過剰なものと認識できていても払いのけられない、または行為をやめられないという本質的な傾向は共通しているのです。

一般的には、手洗いや確認行為、潔癖症、不潔恐怖、思い返し、反復感情・思考・検証、加害恐怖、儀式化した行為、縁起恐怖、数・対称性へのこだわりなどがありますが、実際は多岐にわたります。

OCD傾向を持つ人は、行動する前に何度も考え込んでしまい、進むことができないジレンマに陥ることがあります。また、白か黒かをはっきりさせなければ気が済まず、完璧主義にとりつかれ、細かいことにこだわり、満足できずに苦しむこともあり、勉強や仕事の要領が悪かったりすることもあります。

こうしたOCD傾向があると、その度合いに応じて心の病の症状は悪化しやすく、また治しにくいものです。OCD傾向が強ければ強いほど、こだわりが強く、過去を流せず、自分の意志の力だけで

は簡単に切り替えられないため、OCD傾向が背景にある心の病を治すのには時間を要します。

　なぜなら、意識しているか否かに関わらず、症状へのこだわりや過去のトラウマへの執念が強く、脳に形成された感情の回路を断ち切ることが困難な傾向にあるからです。

　OCD傾向の症状は、一般的には過去に形成された脳内の回路網が発火（脳内ニューロンに電流が流れ続けて興奮した状態）して抑制が利かない状態なのです。それゆえに、OCD傾向の度合いにより個人差はありますが、自分では分かっていても、ある感情や観念を頭の中から払拭できにくいのです。自覚がない場合もあり、症状を無自覚に引きずっているのです。

　とはいっても、もっと良い人生を送るためには、このOCD傾向を克服しなければなりません。

　例えば、パニック障害の予期不安、対人恐怖や視線恐怖などの様々な「心の病」の症状を作り出していた問題が解消した後でも、脳の誤作動によって繰り返されていた不安や恐怖感の神経回路の反応がしばらくは残ってしまうのです。

　それは残影であり気にしなければ消え去るものだと理性的に理解できていたとしても、条件回路が呼び起こすわずかな症状の兆候に怯えてしまい、残影を無視できません。OCD傾向がなければ、簡単に治せるのですが……。

　このようにOCD傾向が多少でもある人にとって、日常の些細な精神的ストレスも切り離す事が苦手で、引きずってしまい、それが無自覚のストレスとして膨らみ、心の病の症状も時間の経過とともに悪化させやすくなります。

　このOCD傾向である、反復する思考は、睡眠中に夢を見ている時にも現れることがあり、見ている夢の内容がストレスを帯びたも

のであれば、夢の中の内容でも、睡眠中は現実の問題として捉えていますので、その内容を何度も繰り返してしまう脳内回路の思考の癖が出て、その苦痛から中途覚醒として目覚めてしまうのです。

未来を壊す過去

　例えば、人間関係においても、嫌な思いをさせられた相手のことをいつまでも許せないので、そのことが頭の中で持続されて反復するストレスとなります。

　負けず嫌いの人にとっては、特にそうでしょう。いじめやいじられたりすると、自尊心が傷つけられて、相手を強く恨んでしまうこととなります。

　また、心の病を悪化させていく要因としては、人から責められたり、自己否定的になったりして、自己嫌悪に陥るような何らかの問題が発生した時、そうした問題を心の中で繰り返してしまうことです。

　子供時代の親子関係や学校での友人関係など、過去に起こった問題が内在化され、内なる声で繰り返される無意識の反復感情に悩まされます。それほど OCD 傾向がある人の場合、過去を解放できずに苦しむのです。

　特に過去において、後悔することや恥じるような記憶、または人に話せない黒歴史のような環境に身を置いていた時期がある人の場合はなおさらです。

　後になって、そのことが心にどのようなストレスになるかは個人差があります。そうした個人差の重要な要因の一つに OCD 傾向が絡んでくるのです。

　人によって、切り離せないこだわりの世界は様々です。そうした心の世界から自己を解放してやる必要があります。

　自分自身がOCD傾向にあることを早期に自覚して、その傾向を正当化して受け入れることは避けるべきです。症状が慢性化するのを避けるためには、自己についての適切な理解が必要です。

　OCD傾向があるがゆえに、過去のネガティブな記憶を、無意識に繰り返される自己暗示によって、自己の内面にストレスを与え続けることが、未来を壊しているのです。

OCD傾向からの解放

　OCD傾向による反復される感情や思考から解放されるために、どのように対処すればよいのでしょうか。

　例えば、学校でいじめを受けた場合、いじめた相手やいじめられた自分が感じた悔しさや辛さなどの抑えきれない感情が頭の中を繰り返して、怒りなどの感情が反復し、苦しむことがあります。また、自分の発言や行動を繰り返し検証して、やめられないという状況もあるかもしれません。

　誰でもこうした体験をすることがあるでしょうが、通常は時間が経つにつれて軽減するものです。または一晩寝ることで忘れたり、軽くなったりします。しかし、OCD傾向がある場合は、やっと切り離せたと思っても再び頭の中で再現され、苦しめられます。

　そうした精神的にシコリになる感情が沸き起こり反復が止まらない時は、学校内でいじめられたことだけが原因ではないのです。

　学校でいじめを受けたことは事実です。しかし、本当は自分の心

の深層の領域にある記憶との無自覚なリンクによって強く傷つき悩んでいるのです。

　この感情は、過去の記憶や体験と関連しており、この時の出来事によって、今学校で体験した感情が収まらずに反応し続けているのだということに気づく必要があります。

　心の反応というものは、現在の出来事だけに反応しているわけではありません。過去があって、現在があります。心の反応が激しく持続する場合、過去に目を向けることが必要です。

　過去というのは、子供時代の生い立ちがほとんどです。当時の体験と記憶をしっかりと振り返り、理解することによって、学校でいじめられて惨めで辛い思いをしたこととの関連性が分かるのです。

　例えば、幼いころの家庭で、親から否定されたり、我慢を強いられたり、つねに親から大切に扱われなかった寂しさや不安、あるいは、虐げられたり極度に否定されたりして育った経験が、現在のストレスや心の問題につながっていることがあります。その当時の親との満たされない感情が解消していないがゆえに無自覚に絡んでしまっているのです。

　また、自分は親から「愛されている」と考えようとしても、親があまり構ってくれなかったり、自分で親の顔色をうかがいながら、良い子として振る舞い成長してきたり、そうした親子関係の中で、親の愛情をしっかりと受け止めることができずに我慢して育っていたため、親に愛されているといった安心感を十分に持てなく育ったがゆえに、学校で起こったいじめというものがきっかけとなり、自分の心の深層では、幼かったころの当時の親子関係の中で体験した感情と結びついているのです。それゆえに、繰り返し何度も、心の中で無意識に、過去に体験した本質的に同じ状況に反応して、やるせない苦しみを抱き、自分は人に好かれない、嫌われる存在だといっ

た自己否定感との葛藤が生まれ、それを打ち消したく、払いのけようと反復的に苦しんでいるのです。どうにかして解消したいともがいているのです。

　もし、子供のころから親に愛される存在であるという安心感に包まれて育っていれば、理不尽ないじめを受けたとしても、それほど心にダメージは受けることなく、相手を責める気持ちだけで、自己否定的な深刻な感情にはいたらずに無視できるものなのです。

　また、いじめに限らずそういった目の前の出来事から生じる感情は、幼少期の環境と深く関連していることが多く、心の深いところでの反応であるがゆえに、沸き起こる自分の感情を抑えられないのです。しかし、こうした事実に気づかず、意識上での自覚は、過去ではなく現在の出来事だけに焦点が当てられています。

　今、自分に苦痛を与えた出来事を忘れ去るだけでは解決しない問題が心の中に潜んでいることを、無意識ではしっかりと捉えて反応しているので、気持ちが収まらないのです。

　トラウマとして存在しているそうした過去の問題を解決していくことで、自分の中で反復される感情を理性的思考によって抑制をかけ、消し去り、解消していくことができるようにしなければなりません。ここでも、「理性の理解、感情の納得」が重要なのです。

　このように、例を挙げればキリがありませんが、いろんな状況の中で何か苦しい感情が心の中で反復したとすれば、それは決してその時の出来事だけが原因ではなく、それはきっかけであり、その背後にはこれまで経験した無視できない、放置しておけない、心の歴史があるのです。

　こうした、感情や思考の反復に限らず、何らかの行為などのやめられない反復衝動も、ストレスがバロメーターとなっており、背景

に情動ストレスが潜んでいます。目の前の行為から、背景へと意識を逸らすことで、反復を止めることができるのです。ただし、その背景への適切な処理を行う必要があります。

　脳内のOCD回路に抑制をかけるためには、やめようと戦うのではなく、意識をそらし、別のことに思考をずらす必要があります。

　OCD傾向があることで、一度嫌いになった人とは関係改善ができなくなり、友人関係だけではなく仕事面や、夫婦の関係も修復できなくて、人生に大きな悪影響を及ぼしている人もいます。

　しかし、そのような状況に陥った場合、多くの人が相手のせいにしてしまいますが、実際には自分自身のOCD傾向に振り回されているだけなのです。そのため、相手に対する見方を変えることで解決できていた場合も多いはずなのですが、背景にある自己の感情に振り回されて、相手の立場の理解や良い面に目を向けるなどの冷静な思考や判断ができないような場合が多く、改善の必要性があります。

　OCD傾向から自己を解放させて楽になるためには、自己催眠(第6章P.338〜)は最適です。反復する感情や思考や行動を打ち消そうと格闘しても、決して勝つことはできません。ゆえに、脳内での反復回路の暴走を、一瞬で流せるような、切り離せる脳内の変化を作り出す自己催眠のテクニックをマスターすることが早道だと思っています。

　このように、OCD傾向を持っているがゆえに生じる、大きな精神的ストレスにさらされ続けていると、その結果脳機能に不調をきたして、「心の病」にいたるという結果を招く、一つの大きな要素であるということをご理解ください。この後は、そうしたストレス反応についてお話しします。

ストレスとは

　相談者の中には、「子供時代はストレスを感じたことがない」と答えられたり、「ストレスとはどんな状態をいうのでしょうか？」と質問されたりすることもあります。ストレスとはどういうものかといった概念を正しく捉える機会がなかったのでしょう。

　ここでは、主に「心の病」と関連する精神的なストレスについてお話します。

　子供時代の家庭環境で、ストレスを感じていなかったと思ってしまうのは、当時の記憶が薄れているか、その年齢ではストレスの判断ができていなかったと思われます。

　しかし、子供時代を振り返った時に、家庭の中で楽しく過ごしていたか、親の顔色をうかがって、甘えることを我慢していたか、親に様々な不満や怒りや悲しみなどの感情を抱いていなかったか、当時の友達の家庭環境をうらやましく感じたことはなかったかなどをある程度は思い出すことができるでしょう。これらはストレスの度合いを評価する指標といえます。

　それでも当時の感情さえも自分一人では思い出せない場合があります。それは、日常生活で、慢性化した感情に慣れてしまっていたことが原因ともいえます。

　大人になっても、職場や家庭内で嫌なことが多く、精神的な苦痛や不満に我慢して頑張っていたとすれば、それはストレスを受けているといえるでしょう。

　また、環境はそれほど問題がなくても、性格によって人間関係を築くのが不得意でつねにイラつく、不満を抱くなどの傾向や、怒りなどの感情を抑えるのが苦手だとすれば、それもストレスを受けているということになります。

身体症状としては、体がだるく疲れがとれなかったり、眠りが悪くなったり、イライラしやすくなったり、胃腸の調子が乱れたり、吐き気や頭痛が生じたり、酒の量が増えたりすることがあります。これらの症状が現れる場合は、ストレスを受けていると考えられます。

> ストレスとは、環境の変化などで、心理的、行動的、身体的な変化が生じた状態です。表現を変えれば、何かの働きかけで、生体内のバランスが崩れた状態がストレス状態です。私たちの生体は、外部からの刺激に対し恒常性を保つように働きます。これを「ホメオスタシス（生体恒常性）」と呼びます。
>
> ホメオスタシスといった、生体内の環境を一定に維持させるためのシステムが備わっているとはいっても、現代人にとって、様々な環境で心理的なストレスを受けやすく、自律神経が乱れたり、免疫システムの機能が低下したり、結果、様々な病気に罹患する傾向があります。

ストレス反応（ANS・HPA軸）

　私たちが何かのストレスを感じると、身体には、自律神経系の反応（ANS軸）と内分泌系の反応（HPA軸）の二つの主な反応が起こります。一時的なストレスは、自律神経系（ANS）で処理されますが、長期間にわたる解決しがたいストレスは慢性的ストレスと呼ばれ、長期間続くと内分泌システムの反応が脳や身体の健康にとって有害なものになっていきます。

　運動などの肉体的な活動による身体的ストレスはANS反応で対処され、一時的なストレスとして終わります。一方、精神的・情動的ストレスは、嫌なことに直面して心拍数が上がりドキドキしたり、

緊張や興奮によって頭に血が上ったり、過呼吸になったりといった
ANS 反応が生じた後に、HPA 反応が少し遅れて加わり、それが持
続し続けた場合は、心（脳）と身体（臓器）の働きに悪影響を及ぼ
すことがあります。

　特に HPA は脳に影響を与え、長期間にわたって過剰に反応する
ことで脳の機能異常を引き起こす可能性があります。

　私たちは負の感情によってストレスを受けることがありますが、
それが短時間で切り替えられて解消できれば、嫌な感情が残ったと
しても問題ありません。しかし、もし負の感情が親子関係であった
場合はどうでしょう。日々顔を合わせているだけでなく、子供は親
に要求し、それが満たされないと不満や我慢を強いられて、自分の
気持ちを分かってもらえない、または要求できない悲しみや不安な
どの負の感情が持続するのです。

　母子間の分離不安や愛着障害なども深く関わってくることもあり
ますが、こうした持続的な負の感情が HPA 系の長期の過剰反応を
引き起こすことにもなります。それは脳の機能異常を生じさせる可
能性が高く、非常に危険な状況であるといえます。

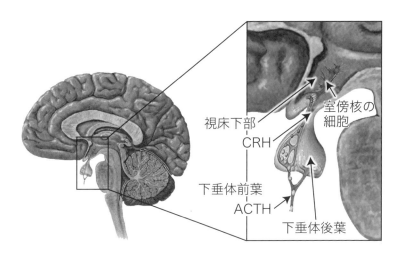

視床下部
CRH

室傍核の
細胞

下垂体前葉
ACTH

下垂体後葉

扁桃体からのストレス情報が視床下部の
室傍核に伝わると、室傍核の神経細胞は
CRH を血液中に放出します。
CRH は脳下垂体前葉の細胞に作用し、
ACTH の放出を促します。
ACTH は血流に乗って副腎皮質に運ばれ、
副腎皮質の受容体に結合すると、糖質コル
チコイド（コルチゾール）というホルモン
が放出されます。（HPA）
また、自律神経の反応（ANS）として、
副腎髄質からは、アドレナリン、ノルアド
レナリンが放出されます。

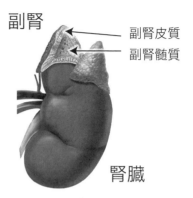

副腎

副腎皮質
副腎髄質

腎臓

情動ストレスにおけるHPA

・・・・・・・・

　ストレスにおける内分泌システム（HPA）について、重要です
のでもう少し説明します。
　私たちは、ストレスによって脳の視床下部が活性化して CRH（副
腎皮質刺激ホルモン放出ホルモン）という物質を放出し、それによっ
て脳下垂体が ACTH（副腎皮質刺激ホルモン）を血中に放出します。
これが副腎に届き副腎皮質からストレスホルモンと呼ばれる糖質コ
ルチコイド（コルチゾールが代表例）が放出されます。これは一般
に HPA 軸と呼ばれる反応で、ストレス時の視床下部—下垂体—副
腎軸の興奮とフィードバック調節のことです。

　重要なのはこれからです。
　もし、私たちの心理的な悩みが慢性化した時、例えば、トラウマ
の原因として挙げられる、両親の愛情に不満を感じている子供や職
場で思うように業績が上がらない仕事の問題や、人間関係の解消さ

れない問題で苦痛を抱えている社会人は、この慢性的なストレスにより、血中コルチゾールの濃度が高くなったまま過ごすことになります。そうなれば、脳内の高濃度のコルチゾールは海馬や扁桃体の細胞を徐々に壊していきます。これがトラウマに関連した心の症状を作り出す重要な原因の一つなのです。もちろん実際の身体・脳内での生理反応はもっと複雑です。

　基本的に私たちの身体は、ストレスに対処する力を備えています。

　しかし、その力さえストレスホルモンが多く放出され続けると破壊されていくのです。

　そのプロセスは、血中のコルチゾールの濃度を脳の視床下部と下垂体でモニターし、過剰分泌にならないように調整するフィードバック・システムがあります。（負のフィードバック・システム：第４章 P.245 〜）

　しかし、モニターしている視床下部と下垂体のコルチゾール受容体が高濃度のコルチゾールにさらされ続けると、徐々に破壊され正しくモニターできなくなります。しかも、毎日の慢性化したストレスの苦痛の感情によって、扁桃体を中心とした辺縁系からの情動や不安のシグナルが視床下部に送られ続けるので、視床下部からはCRH が出続け、そのために下垂体は ACTH を出し続け、副腎皮質からはストレスホルモンが出続けるという悪循環に見舞われるのです。この高濃度のコルチゾールは視床下部や下垂体のみならず、海馬や扁桃体周辺の組織も徐々に破壊していきます。

ストレス反応の中枢

脳はストレス反応の中枢といえます。中でも海馬、扁桃体、視床

下部などの脳部位はストレス反応に対して特に重要な脳領域です。

　海馬は大脳辺縁系の一部で、歯ブラシの先ぐらいの大きさですが、記憶・学習能力に非常に重要に関わっているといわれます。しかし、海馬はストレスに対して非常に脆弱です。精神的ストレスにより長期間副腎皮質から分泌するコルチゾールにさらされると神経細胞の萎縮を引き起こします。萎縮とは神経細胞の死滅です。ただし、海馬の神経細胞はストレスから解放されるとまた新生することがわかっています。

　最近ではストレス負荷が海馬歯状回における神経新生を阻害することで、海馬の神経細胞が蘇ることがなく、海馬機能に変化を与え、記憶・学習能力や情動行動制御にダメージを与えているのではないかと示唆されています。また、海馬は睡眠とも関係する脳部位で、不眠症などの症状とも関係します。

　扁桃体は側頭葉内側の奥に位置するアーモンド型の神経細胞集団で海馬と接していて、大脳辺縁系の一部を構成しています。扁桃体は情動・感情の処理、恐怖記憶形成に重要な役割を担っていて、生命維持には欠かせない脳部位です。扁桃体はストレス反応機構、特に不安や恐怖などの情緒反応において重要な役割を担っています。

　視床下部は脳底部に位置し、自律神経機能の制御を担う中枢で、交感神経・副交感神経機能および内分泌機能を調節しています。また、視床下部は摂食行動・性行動・睡眠などの本能行動の中枢、及び不安や怒りといった情動行動制御の中枢と考えられています。このように視床下部はストレス反応の中枢であり、特に視床下部室傍核ではストレスに応答して種々の神経ペプチド・ホルモン群が産生・分泌され、生体のストレス反応に対して重要な役割を担っています。

　さらには、脳内での視床下部へのストレス刺激は、ANS の交感神経をも混乱させ、自律神経失調症による様々な身体症状を作り出します。

　これら三つの部位がストレスにより機能異常を起こすと、脳の活動が生み出す人の心には様々な問題が生じ始め、「心の病」へといたります。

　このように、人の脳はストレスによりその強弱に応じたダメージを受けているのです。それゆえに、私たちは、少しでも早くストレスに対する対処の方法を身につけ、ストレスから心身を守らなければなりません。

　だからこそ、心の病にいたった場合、避けがたいストレス環境や過去のトラウマを理解して、適切に心を癒していく催眠療法や自己催眠のテクニックが必要なのだと私は確信しています。

母親からの愛情

　子供は母親から生まれ、母親に愛されたいと求めます。

　しかし、子供がどんなに求めても、それが満たされないケースもあります。

　社会進出している母親は、自分の仕事の問題や人生の問題を抱えて精神的に余裕がない場合もあり、十分に子供の求めに対応できないことも多いのです。

　また、専業主婦であっても、姑や親戚付き合いに負担を抱えている場合もあったり、一人での育児に疲れていたり事情は様々です。

　どちらにしても、母親も一人の人間であって、悩みを抱えてしまうことや現状に対し不平不満を抱くこともあって当然です。

　したがって、母親自身も精神的な支えなどの必要に応じた適切な精神的援助が必要だといえます。そうした支えがなければ、子育て

の際に子供の気持ちに
寄り添った理想的な子
育てはなかなか難しく
なります。

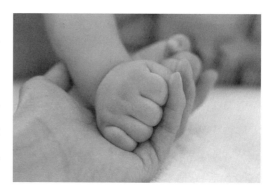

　しかし、育児や子育
てに何らかの問題が
あった場合、子供の心
（＝脳）では様々なト
ラウマが形成され、成長後の人生を左右するほどの大きな影響を与
えてしまう可能性があります。両親がどのような精神状態と環境の
もとで子育てをしていたかによって、明らかに子供の成長後の対人
関係や生き方に大きな影響を及ぼしてしまいます。

　子供にとって、母親との死別や離別などの特殊なケースでない限
り、母親の存在は大きいのです。母親が目の前に存在している限り、
家庭内で祖父母にどんなに大切に育てられていても、子供の心は実
の母親を求め続けて、母親以外の養育者では十分に満たされること
がありません。

愛着＝アタッチメント

・・・・・・・・・

「愛着＝アタッチメント」という概念は、1970 年代後半、イギリ
スの精神科医ボウルビィ (John Bowlby) が提唱したアタッチメン
ト (attachment) 理論が「愛着」と訳され、日本に紹介されました。

　しかし、日本語で使われる「愛着」の意味合いと重なってしまい、
「愛情や執着」といった感情的な印象で混同されがちです。

　これに対して、ボウルビィの愛着理論における「愛着」は、乳幼

児が養育者との関係性を築くために発達する心理的なメカニズムを指します。単なる感情的な愛情や執着とは異なり、生き残りに必要な安全や保護を提供する「安全基地」としての機能や、探索行動を促す「安全な基盤」としての機能など少し異なるニュアンスを持っています。

「アタッチメント・システム」は愛情だけではなく、恐れの対象となっているような、自分を虐待する親に対しても、子供が親を求める本能があるため、起動します。子供は生きるために必要な物資や食料、居場所などを受けとるために、親との関係を保つ必要があるのです。しかし、成長後は、虐待が繰り返された記憶によって、親に対する愛着が薄れ、反抗や拒否行動が現れるのです。

　ボウルビィの理論の「愛着」とは、「危機的状況に際して、個体が特定の他の個体へ接近することによって安全の感覚を回復・維持しようとする性向」というのが、1969年に最初に示した「愛着」の定義でした。

　もう少し分かりやすく解説すれば、危機的状況＝幼児が否定的な状態（不安や恐怖、痛み、空腹、不快）を感じた時に、養育者（母親などの愛着対象）に接近して安心感を得ようとする幼児の生来の気質の傾向といえます。

　もし、乳幼児から成長過程の中で、養育者との安定した愛着の形成ができなかった場合、成長期の脳が不安を適切に処理できなくなる可能性があります。

　また、乳児が母親（養育する特定の人物）との接近を求める行動が叶わなかった場合、要求を諦めるしかなく、成長後の性格形成に影響を残し、人間関係で悩みが生じやすくなり「心の病」を誘発する可能性が生じます。

　ただし、子供の愛着対象者は必ずしも実の母親である必要はありません。何らかの理由で、母親と切り離されている場合、父親であっ

ても祖父母であっても、乳母、養母、保育士などの他人であっても構いません。重要なのは、養育者との関わり方が正しく、子供が求める要求に対して即座に応答できることです。愛着の形成において、特に乳幼児期においては、安心感を与えることが必要といえます。養育者としては実の母親がその役割を担うのがこれまでの社会通念であることから、ここでは愛着の対象者を母親と表現して話していく実例が多いと思います。

安全基地

アメリカの発達心理学者メアリー・エインスワース（Mary Ainsworth）は、ボウルビィの愛着理論を発展させ、「安全基地」（Secure Base）という概念を提唱しました。この概念は、特定の養育者と愛着の絆が形成されることにより、子供が愛着対象者の存在に安心感を抱くようになり、必要な時に守ってもらえる居場所を持つことができる心理状態を指します。この安全基地が十分に機能することで、子供は安心して成長し、自己肯定感を育むことができます。

養育者との愛着が不安定である場合は、「安全基地」が十分に機能せず、子供は養育者との分離不安（P.126 ～）によって混乱し、安心して精神的自立・探索行動ができなくなります。理想的な「安全基地」が確保できないで成長した場合、愛着障害を患うリスクが高くなるのです。

「安全基地」が確保できていない親子関係では、親との心の絆が十分に形成されていなく、人生上で悩み困った状況に置かれた時に、親に頼ることができなくなります。物質的に頼らなくても、親の住

む実家（安全基地）に戻って過ごすだけで、心が休まり力を取り戻すことができるのです。

　こうした親との心の絆が育たなかったことで、「愛着障害」と呼ばれる様々な心の問題や病が生じてきます。

　愛着（アタッチメント）に関する、ボウルビィのその後の説明を追加すれば、『生物の存在に必要なものとして動機づけられた、養育者を「安全基地」として認識し近接するという認知―制御システムであり、乳児はその養育者がその意味での「利用可能性（availability）」を有するかどうかを吟味するような心的作業を通じて養育者の表象（イメージ）を形成し、その表象に基づいて行動を起こす』という理論といえます。（Bowlby,1981）

　愛着の問題は、現在までに様々な研究が追加・修正され、発展していく中で、この理論の内容が広がり、「愛着障害」という表現も多様な使われ方になっているともいえます。

愛着障害

　最近「愛着障害」という言葉は、専門書ならずともよく目にするようになってきており、積み重ねられてきた「愛着」の研究は、当初は戦争孤児などの幼くして親と切り離された特殊で悲惨な子供たちの問題を対象として研究されていましたが、そうしたケースにとどまらず、一般の家庭に育った普通の子供たちにも広がり、「愛着障害」が認められるようになりました。

　また「愛着の問題」を抱えた成人たちの愛着理論に基づく心理療法の展開は、この10年でかなり導入され、身近な問題となりつつあります。

愛着の問題のない子供を育てるためには、生育環境において、親が子供の要求を感じとる感受性を持ち、それに速やかに応じる応答性を持つことが重要です。

　すると子供は、いつもそばで見守ってくれ、必要な助けを与えてくれる存在に対して、特別な心理的結びつきを持つようになります。安定した親子間の愛着によって、自分は愛されているという実感とともに、安心感、安全感を持って育った子供は、将来、仕事でも対人関係でも積極的に取り組むことができるようになります。しっかりとした「安全基地」を確保して成長できた人は、外界のストレスにも強く成長できるのです。

　さらにいうと、幼いころにしっかり両親から守られて育った子供は、大人になってからも自分をうまく守れるのです。

　愛着の問題が生じるのは、子供時代に親（養育者）から愛されるといった安心感を得られず、安全基地も見出せずに育った結果なのです。それにより、自己肯定感が育たずに、不安がつねにつきまとい、自信を持てず、対人関係において自己主張ができずに萎縮した自己表現しかできなくなります。また、反抗的・攻撃的な行動をとるもの、過剰に依存的な行動をとるもの、愛着を形成できないまま閉じこもってしまうものなど、様々なタイプの精神的な問題を残してしまうのです。

なぜ母親が必要なのか

・・・・・・・・

　誰がどのように子供を育てることが子供の心身の健康な発達に貢献するのかという研究がなされてきました。

　しかしながら、ボウルビィの「愛着」理論からすれば、「愛着」

が形成される重要な時期は、子供が自分の世話をしてくれている養育者の顔を覚えることができるようになる生後半年ぐらいから、1歳半までの1年間であり(臨界期)、その間に形成された愛着対象者から切り離されると「愛着障害」が生じるとされています。

愛着形成に最も重要な時期とされる臨界期に、母子関係が崩壊していなければ、一般的には、乳幼児の愛着対象者は母親であるといえるでしょう。

なぜなら、愛着対象者は、乳幼児を抱きしめて母乳を与えたり、我が子のニーズに沿った対応を提供したり、乳幼児はそうした関係の中で安心感を抱き成長することで、母親との安定した愛着が形成されるからです。

愛着対象者が母親以外の養育者である場合、愛着対象者との関係はその養育者との間で形成されます。それは父親であったり、養母であったり、保育士であったり、昔は乳母に預けるといったケースがあり、さまざまな対象者が考えられますが、人間を含む哺乳類においても、理想的には実の母親が適任であることには疑いの余地がありません。

こういうと、母性神話の「女性は本能的に育児能力を有している」といった考え方を持ち出しているように聞こえるかもしれませんが、そうではありません。母親が、子供の成長後の母子関係をどのように望むかということにも繋がるのです。

生まれてすぐの愛着形成に携わる養育者が実の母親でなかった場合、実母でない養育者との愛着が形成されてしまうので、成長後には、実母との真の愛着や絆は築かれ難いのです。

もし、愛着形成の臨界期に、母親が忙しくしているか、自分の子供に愛情を感じないとすれば、また、お乳は飲ませたとしてもそれ以外の世話は祖母かその他の人の手に委ねていたとすれば、子供にとっては不完全な愛着形成となってしまいます。子育てを委ねた人

が、子供の養育に理想的な養育者であっても、いつかは親元に戻され、愛着が形成した養育者から切り離されるようであれば、子供は分離不安（P.126〜）を免れません。そして、実の親との生活がしっくりいかなくなるのです。

　子供が成長し、当時の母親を理性的には理解できるようになったとしても、なぜか本能的な愛情を感じられずに母親と関わることになります。母親として、自分の子供との将来の関係をどう望むかに関わらず子供との関係性は決定されていきます。

　また、すでに愛着が形成された実母以外の養育者と長期的な、または永続的な分離が生じた場合、その子供の将来に大きな心理的問題が生じます。なぜなら、頼りにしてきた「愛着」対象者と「安全基地」を失ってしまうからです。

　母親や父親がどのように乳幼児に接するかということは、その後の子供の心の成長のみならず、将来の親子関係にも深く関わってきます。それゆえに、祖父母などに安心して子供の世話を任せきりにすると、後々そのツケが回ってくるのです。

　子供の問題で相談を受ける時に、「その当時はどうしようもなかった」といった母親からの弁明をよく耳にしてきました。もちろんいろいろな事情があったのでしょう。しかしながら、過去は変えられませんし、すでに子供は愛着の問題を残して成長してしまっているのです。

　生後1、2年間は、お互いの未来のためにも、実の母親が子育てを担い、実の母親を愛着対象者として定着させることが、将来の親子関係において理想的だといえます。もちろん愛着対象者は一人である必要はありません。最近は、父親も子育てに関わるようになってきました。そうした場合、父親も子供にとって愛着の対象者であり安全基地として機能する存在であることは、子供の心の成長と将来の対人関係や社会との適応においても理想的といえるでしょう。

大人の愛着障害

「愛着障害」による具体的傾向は、対人関係において心の絆が築けない、愛する感情が分からない、なぜか人を避けてしまう、または異常に人に接近して関係を築こうとする、自分に自信が持てずに自己主張ができない、周囲に気を遣い人の輪に入っていけない、自分を曝け出せない、いつも冷めている、なぜか意地を張る、他人に関心を抱けない、自己否定的な感情に陥り抑うつ気分になる、人に必要とされたい、つねに不安感がある、つねに寂しさもある、何らかの依存に陥る、境界性パーソナリティ障害や、拒食・過食症、身体醜形障害や自傷行為などのような精神的傾向や疾患に悩まされてしまうことになる可能性が高いのです。

　また、家庭を築き子供を持つことを回避する傾向もあり、結婚しても離婚率が高くなる傾向もあり、家庭の崩壊、虐待やネグレクトの問題も発生します。社会に出ることにも拒絶感を抱くこともあり、刹那的な生き方に走る傾向も出ます。世間に背を向けた生き方に陥りやすい、さらには不良化して人生を投げやりな気持ちで過ごしたり、反社会的な行動を起こしたりなどの非行や犯罪の背景の重要なファクターになっています。

　それでは、安定した愛着の絆が築けないような育て方をする親とは、具体的にはいったいどのような親たちでしょうか。

　これから実例を挙げながら、説明していきたいと思います。

第2章　心の病egment>

97>

どのような親に育てられるか
· · · · · · · · ·

　子育てにおいて、愛着障害を引き起こす親は、自身が育った環境の中で同様の愛着の問題を経験している場合が多く、このような世代間連鎖は、親から子供、そして孫の世代へと同様の問題が繰り返されることがあります。

　つまり、親が子供時代に十分な愛情を受けとれず育った場合、その影響が子育てにも及ぶ傾向があるということです。「エピジェネティクス」と呼ばれる21世紀の遺伝学が新たな革命をもたらしています。

　この学問は、人の遺伝形質がどのように変化するかを研究するとともに、その変化が次世代にどのように引き継がれるかを探究するものです。

　生育環境によって、DNA（遺伝子）の配列そのものは変化しませんが、DNAに修飾（化学的変化）が起こり、遺伝子の発現に影響を与えるのです。これを「エピジェネティックな変化」と呼びます。

　これは、一代限りのものではなく、次の世代に受け継がれていくことが分かっています。（第4章 P.241〜）

　例えば、子供時代に虐待を受けた人が親になった時、共感や絆に関わる遺伝子が正常に働かずに、自分の子供と絆を結べなくなる可能性があります。そして、そうした劣悪な育児や虐待は、親から子へ、子から孫へと繰り返されていくのです。このような場合、反面教師となることはありません。

　虐待に限らず、親が忙しくて子供と向き合う時間がなく、子供の気持ちに寄り添うような関わりができなかった場合、子供はそうした辛い感情に耐えて、愛されることを諦めて育つことがあります。こうした場合も、「愛着障害」による諸症状が生じ、次の世代へと

バトンしていく可能性が高いのです。

　生育環境による遺伝子のエピジェネティックな変化（化学修飾）
は受け継がれていくため、親が愛着の問題を抱えているままだと、
それが遺伝として次の世代にも伝達されてしまいます。

　親自身が幼少期に虐待やネグレクトを受けて育っていたり、寂し
い思いを我慢して過ごしていたり、親や周囲の無神経な評価にさら
されて、人の目を気にするようになっていったり、親がすぐに感情
的になって手を出していたなどの経験によって、自分が子育てをす
る立場になった時、無意識に自分の子育ての中に織り込まれていき
ます。

　また、親は自分の子供に対して、将来に期待を抱くがゆえに注意
を促すことが多いかもしれません。また、誉めることよりも厳しく
接することや、他の子供と比較してハッパをかけたり、怒ったり、
嘆いたりするような行為をとる場合もあるでしょう。

　このような親の対応を受けて、子供は自分が親から認められてい
ない、愛されていないと感じて、自信が持てずに育っていくことが
多く、これらも、愛着に傷を残したことになります。

　時には、親が子供の能力に期待し、子供もその能力を伸ばして親
の期待に応えようとするので、子供自身が望んでいると思い込み、
親というより厳しい指導者となってしまい、子供の精神面で多大な
負担を与えてしまうことがあります。さらに、親の期待に応えられ
なかった場合、子供には挫折感が強く残り、敗北者として自己評価
を下げてしまうことがあります。

　子育てにおいて、子供の将来を考えることも大切ですが、愛情を
忘れてはいけません。親がつねに指導者として接することで、子供
は自分を受け入れてくれる人がいないと感じて育ち、自己評価が低
くなってしまうことがあります。

　勉強や、スポーツ、音楽など様々な分野において、子供に対する

親の期待感と優越感による暴走が、子供にとっては不幸な結果となることがあるため、注意が必要です。

愛着の記憶

脳の成長時期である子供時代に受ける影響は、とても深く脳の深部（無意識領域）に刻印されていきます。

子供時代の親との心情風景は何歳になってもふと心に蘇ることがあるように、そうした子供時代の些細な記憶がその人の人生の方向づけに関わってきます。

人生における記憶とは、未来の行動を高めるために蓄積されますが、時には、この記憶システムによって未来を破壊するような影響を受けることにもなります。

幸せな記憶が多い人と苦痛や不満を抱いた苦しい記憶の多い人とでは、自分の人生における未来への期待度に影響します。

経験がない人生の未来イメージは描きづらいものです。

幼いころや子供時代に、親がどう関わってくれたかといった記憶は、生涯影響を残すものです。それは親が亡くなった後でも、どこかで親が見守って助けてくれているような想いに包まれて、それが心の支えとなり苦難に向き合えるものなのです。

愛着に問題を背負った人生

愛着に問題を背負った人生は、孤独に陥る傾向があります。どん

なに心が通じ合える人を求めたとしても、ちょっとした瞬間に、やはり自分は必要とされない、愛してもらえない、自分は価値がないと感じた場合など、それ以上苦しまないために、自ら身を引いてしまうことさえあります。

　根本的に人を信じることができなく育っているので、信頼しようとしても結果的に裏切りを経験するより、距離を置いているほうが楽で安心なのです。人との関わりをつねに斜に構えて、避けている場合もあります。

　しかしながら、内心ではそんな人間関係を望んでいるわけではなく、寂しく、愛を求めてはいても、なぜか人からの気持ちに負担を感じ、自分には愛されることなど叶えられないと無意識に諦めて生きているのです。

　人と深く関わることで、自分を出してしまえば嫌われて離れられるのではないかとか、どうせ自分は人とうまく付き合えないと思い込み、自分で納得して諦めているのです。

　そうはいっても、自分に近づいてくれる人がいると一時的でも嬉しくなり、変に甘えたり媚びたり、気を遣って相手に合わせたりすることで、自分を素直に出せず疲れてしまい、距離を置いてしまう人もいます。だから人と関わらないほうが楽なのです。

　自分に自信が持てない苦しみのゆえに、人との関わりの全てを排除したくなる人もいます。そして、孤独を受け入れていきます。または、寂しいので、自己主張をせずに人に合わせた人生を送る人もいます。自分がない人生なのです。

　生きていて、決して満たされるものではないでしょう。

　人生において、意識的には人との関わりを拒絶していても、心の底でどこか求め続けている思いは残っています。それこそが、子供時代に親に対して諦めながらも、無自覚に求め続けていた心情です。

　人を突っぱねても、どこか心の一部では自分と関わってくれるこ

とを求めているのです。諦めつつも、期待して、試すような振る舞いをする場合さえあります。しかし、そうした最後の望みが断ち切れたと感じた時、人は完全に心を閉ざすことになります。生きていることにも虚しさを感じるようになり、心が楽になるために、この世から自分が消え去ることを求め始めるのです。人によっては薬物などの何らかへの依存に逃げ場を求める場合もあるでしょう。

　人は孤独に陥れば陥るほど、自己破壊的な感情が芽生えることもあります。人生がどうでもよくなり、破滅を自ら求めることで、生きる苦痛から逃れようとします。または、自暴自棄な行動をとりたい衝動に襲われることもあるでしょう。どのような行動に出るかは、その人の生まれ持った性格傾向が絡んできます。

　心の絆を、家族と結べずに育ってしまうことは、程度の差はあれ、いかに悲しいことかを理解するとともに、もしそういった環境しか与えられなかった場合、その境遇をどう乗り越えて未来を構築するかを学ぶことは人生にとって必要で重要な課題だといえます。そして、人は、学びと修正が可能なのです。

胎児期における影響

　母親が妊娠中にどのような精神状態で過ごしたかによって、胎児に大きな影響を与えることがあります。

　結婚後、夫婦間の仲や環境が悪くなり、出産後の将来を危ぶみながら、または結婚したことを後悔しながら妊娠中を過ごす母親もいます。

　求めない妊娠で結婚に踏み切った場合などで、結婚後の生活に不満を抱くこともよくあることでしょう。

　しかしながら、そうした満たされない感情のまま妊娠中を過ごす日々の時間で、母胎内で分泌しているストレスホルモンに、胎児も臍の緒を通じてさらされてしまいます。母親のお腹の中でストレスホルモンを持続的に受けて育つと、ストレスに過敏で脆弱性を持った子供として生まれてくることも分かっています。

　また、妊娠中の母親の悩みが出産後にも続き、出産後の子育てにも悪影響を与えることもあります。

「愛着障害」で説明しました、重要な臨界期である生後18ヶ月間の母子間の愛着に問題を残すのです。

　そうした妊娠中の母親の精神的な状態は、暗示のように内在化されて出産後にも子育てにおいて継続され、子供の将来にも影響を及ぼす可能性があります。

　さらに出産後、母親が祖母に子育てを任せきって、自分の仕事に熱心だったり、そうせざるを得ない状況だったり、どの程度子育てを人任せにしたかといった結果は、子供の成長後の母子関係に確実に影響がでます。

　母親以外（おばあちゃんなど）の養育者に育てられた子供は、どんなにその養育者が愛情を持ってしっかりと子育てをしてくれていたとしても、子供は自分の実母が誰なのかが分かっていれば、自分の母親や父親との関わりを要求します。つねに、母や父の存在に気を配り、もっと関わってほしい、愛されたい、認められたいと望むのです。それが満たされないと徐々に諦めることを覚えます。

　子供が親に対する要求を諦めていくという結果は、子供にとって、「自分は愛されない存在」として、自己肯定感が十分に育たないまま成長していくことになるのです。いわゆる、自分に自信が持てずに、周囲に嫌われないために自己主張も我慢して、精神的にひがみ萎縮した人間関係の関わりしか持てなくなって成長します。

　こうした子供時代に我慢してきた感情は、いつか爆発することも

あります。

　親に対する反抗であったり、自分にとって大切な人となった恋人やパートナーに対して、子供時代から満たされなかった精神的な要求を、相手を試すように求めるようになったりすることもあります。

　相手を失うことが不安で、束縛するようにもなってしまうこともあります。

　人生のどこかで、満たされなかった感情を満たしたいという要求が無意識から発せられてしまうのです。それらが満たされないと、抑えられない不満が生じて相手を責めたりするようになり、関係が悪化していきます。

　その時、すでに子供がいて別れる決心もできず、悩みながらの子育てだと、親の不満な精神状態が子供の成長に悪影響を及ぼします。

　誰が悪いということではないと思います。ただ単に、運命のように展開される世代間連鎖による不満と幼少期からのトラウマがそうした結果を招いているのです。

　満たされて育った人は、相手に対する要求度も低いのです。余分な不満も不安も抱きません。自分の人生に必要なことをしっかりとこなしながら、要求よりも、うまく周囲に協力させることを身につけています。自分自身に満足した生き方ができるのです。自分は人に「愛される」「受け入れられる」といった感覚をすでに習得しているのです。

　子育てにおいても同様です。子供が言うことを聞かなくても、自分に不安になったり、子育てに不安になったり、自分を責めたりすることなく、自然な気持ちで子供と向き合い解決していきます。

夫婦間の不満

「愛着障害」が起きる原因として、どのような両親のもとで育ったかの影響をお話ししてきました。両親が不仲で、喧嘩や揉め事が絶えなかったり、いつも心配や不安を抱えていたりするような環境では、子供は親から十分な愛情を得ることはできないでしょう。

　これは親が悪いというよりも、また、親の子供に対する愛情が欠如していたというよりも、こうした親たちは、そのような環境でしか生きられなかったトラウマを背負っていたともいえるのです。それは、これまでお話ししてきました親たちの生育環境に遡ります。

　どんな生育環境を経た男女が結婚して家庭を築くことになったか、といった歴史です。

　恋愛時代とは違い、結婚して一緒に暮らし始めると、相手に対して様々な要求や不満が生じるものです。そうした問題をどのように乗り越えるかといった過程で生い立ちが絡んできます。

　例えば、父親や母親に不満があってそれを我慢して育った人は、人生の伴侶となった相手に、子供時代に諦めてきた思いを満たしたいと無意識に要求してしまうのです。それが満たされないと、徐々に相手に対する不満が積もってきます。ある段階で、相手をなじり合うことにもなるのです。そうして段々と不仲になっていくという流れがあります。

　子供時代の親との関係にそれほど不満を感じることなく成長した人は、相手に対する不満を、うまく相手を促すことで調整していけるものですが、そうではないトラウマ化した不満を背負っている場合には、我慢の末に相手をなじり喧嘩になることが一般的だといえます。そうした夫婦喧嘩に、子供は心を痛めて育つのです。

　例えば、親からほとんど構ってもらえずに寂しい思いをして育っ

たような場合や、母子間分離不安の影響を受けている「愛着障害」を背負っている夫や妻は、相手に対してつねにそばにいてほしいと願ってしまいます。しかし、一方が仕事や、自分の趣味に忙しく、一緒にいる時間が持てないと、無意識の要求や自分の不満の正体が分からないまま、なぜかいたたまれなくなり、些細なことで相手に不満を感じ態度に出したり怒ったりしてしまうのです。

「父親が家に帰るとよく母親と喧嘩が始まるので辛かった。なぜそんなに父親が母親を責めるのかが分からなかった」とか「父親が帰ってくると、家の中の空気感が変わって緊張していた」といった子供時代の話を聞くことが多いのですが、こうした場合、母親または父親が子供時代に満たされなかった要求を夫婦間で満たしていないのです。もちろん自分では何を要求しているのかの真意が分からないのが一般的で、本人も「寂しいからもっと自分に構ってくれ」とか「家にいる時間をもっと増やしてくれ」などの自分の無意識の要求を自覚していない場合が多いのです。なぜなら子供時代に要求しても叶えられないものとして、とっくに諦めてしまって幼少期の環境を受け入れていたからです。しかし無自覚な心の要求が、些細なことで怒り、お互いが納得し支え合えるよう話し合うのを妨げるのです。

　すぐ怒るような、切れやすい性格の人もいます。こうした場合も親からの遺伝傾向がほとんどで、感情的な親に育てられているケースがほとんどです。自分が育つ環境が、それで馴染んでしまっているがゆえに、同じような感情の表出が自然に起こってしまうのです。

　うつ病と診断されている主婦の方に、家族間での不満が原因で発症しているケースが多くあります。例えば、夫婦間や義理の親族との関係などで、解決できないジレンマに苦しめられた結果、抑うつ症状が現れるのです。

　こうした症状に追い込まれる背景には、やはり幼少期からの家庭環境により生じた不満のトラウマが潜んでいます。

　なぜなら、人は同じようなストレス環境に置かれても、誰もが同じように抑うつ症状が発症するわけではないからです。それは、子供時代に我慢して育った苦痛が無自覚のままに生じてしまうからです。自覚できていない無意識の反応には、人は無防備なのです。なぜか心が沈み、苦しんでしまうのです。

　例えば、夫が自分以外のことに関心があり、自分に目を向けてくれないといった悩みなど、子供時代に親からちゃんと構ってもらえずに我慢して育った人に多く現れます。また、夫が、親や兄弟姉妹との関わりを大切にすることでも悩むようになってしまいます。自分以外の人を大切にしていることに反応してしまうのです。夫が親を経済的に支える行為にしても、自分が犠牲になっていると感じるのです。

　人は、このような、明確に意識されないまま生じる内的な感情が、どのような因果関係で生じているのかを気づくことなく生きているのです。

親子間の不満

　子供は、親を選んで生まれてくることはできません。また、親も子供を選べません。生まれてくる子供の性格や能力によっても、親子関係は違ったものになるでしょう。しかし、子供たちにとって、親が与える愛情や環境が、彼らの成長過程や将来に避けられないほどの影響を与えてしまうのです。

　子供を産む年代の親も、まだ人間として成熟の過程であり、子供とどう向き合って育てるべきかも分からないことが多いと思います。また、一人の人間として、様々な悩みや不満を抱えているのが

普通でしょう。親においても人生の通過点で、完璧な子育てを望むこと自体が無理なことだといえます。

そうした視点に立って考えれば、親子間で多くの間違いを犯して生きながらも、過ちに気づいた時、ともに理解し合い修正を加えて生きることが互いに必要なのではないでしょうか。

さらに、子育ては親だけの問題ではなく、親からの遺伝的性格によって起こる子供の反応が親の心を刺激します。そうした相互作用により互いの感情は生み出されます。

例えば、短気な親であっても、その性格が両親に共通している場合と、片方の親だけに限定される場合では、子供が生まれつき持っている短気な性格の度合いが異なるため、親から受ける影響や反応も異なってしまいます。そうした総合的な要因によって、子供は親に苦しめられます。ある程度成長したら、両親に歯向かい徹底して反抗するようになるか、避けるようになるでしょう。

ここでは、現実に起こりうる全ての例を網羅して説明することはできません。一部の例によって、その他のケースも推察していただき、本質を見極めながら理解していただきたいと思います。

例えば、夫が妻を支配しなければ気が済まないタイプで、特に短気な性格のケースを挙げましょう。

このような場合、暴力的に振る舞い、恐怖を与えることで妻や子供を自分の価値観に従わせようとします。自分が気に入らないことを妻や子供がすることは許さず、つねに自分の価値観に従わせようと家族を支配します。しかし、子供がこのような父親の性格を遺伝的に引き継いでいた場合、当然反抗するようになります。そうした反抗的な態度を父親の性格は許せず、子供を押さえつけようとすることでしょう。それによって、子供は精神的ストレスを抱えて生活することになります。さらに、父親に対する憎しみや怒りも成長とともに強くなり、思春期の反抗期に爆発することもよくあります。

または、精神的に去勢されてしまい、怖くて反抗できない葛藤を抱えている子供の場合もあります。

　このようなケースでは、母親が夫に従順で逆らえないか、あえて逆らうことを避けて生きている場合もあるでしょう。離婚を恐れてのことか、母親自身の依存傾向が強いのかなどの様々な理由が考えられます。

　家族を力ずくで支配しなければいられない夫も、「愛着障害」を背負っている可能性があります。道理など無視し、自分の感情だけで家族を支配しなければいられない心情は、幼いころに親から捨てられたり、愛情に満たされないで育ったりした場合に起こります。それは、自分の価値観の支配下に置くことで、自分が裏切られない安心感を無意識に求めているのです。ある意味、愛情は深いといえます。それは、家族を自分の一部として愛しているのです。自分の一部として捉えているがゆえに、家族を自分の価値観で支配したいのです。そうしておかないと不安なのです。自分の一部として存在する家庭は、自分の価値観に沿っていないと心地よくないのです。それゆえに、強引に従わせます。相手の気持ちに耳を傾けて理解し合う余裕もなく、また自分の行為の間違いに気づいていないのです。

　夫婦がお互いの価値観を共有する相手だと問題ありません。しかし、そうした面を重視せずに結婚してしまった場合、自由を奪われ支配される不満によって関係が破綻する可能性が出てきます。

満たされなかった要求

　人は、自分が幼いころから満たされなかった思いを、人生のどこかで無意識に満たそうとしてしまうものです。愛されなかった子供

は、愛を求めます。求めても裏切られてきた子供は、自分が裏切られる苦痛を避けるために、また、自分を守るために、人との関わりを拒絶して求めなくなっている場合もありますが、心の深層では、やはり愛を求め続けているのです。

　ある女性の相談ですが、「父親はお酒が好きで、毎日のように飲んで帰ってきて、飲むと人格が変わり、深夜に大声で叫ぶため、自分は怖くてビクビクしていた」とのことです。彼女は自分自身がアダルトチルドレンであることを自覚しており、幼いころから親子関係が崩れており、父親と遊んでもらったという記憶は一切ないそうです。

　大人になって、母親から聞いた話によると、父親は生まれてすぐに両親に引きとられず、親戚の家を3、4回転々としていたそうです。こうした幼少期の「愛着障害」によって父親は苦しんでいて、母親が「なぜそんなにお酒を飲むの」と聞いた時、「一旦飲み始めると、わけが分からなくなるまで飲まないと気が済まないんだ」と話していたとのことでした。

　母親は、自分の夫の辛い子供時代を理解して、好きなようにお酒を飲ませていたらしいのですが、娘にとってみれば、心の病に陥ってしまうほどの苦痛と不満を抱いて育っていったのです。

　彼女は、父親に対して「私がこんな病気になり、こういう状態を作り出した責任として、人生がいい結末で終わると思うな！」と責めて、父親に対する強い恨みの感情を抱いていました。

　また彼女は、母親に対しても、「私がどんなに精神的に苦しんでいても、母は私を守ってくれたり心配したりしてくれなかった」と、不満を持っていることを話していました。

　妻が夫をどれだけ理解していても、子供にとっては、父親や母親に求めるものが異なるため、親のトラウマなどを理解することができないことは仕方がないのです。

こうした母親も、本当に子供のことを愛していないわけではありません。自分がどのように関わってよいものかが分からないのです。

自己肯定感・自尊意識の欠如

三男として生まれ、物心ついた時から、母親やおばあちゃん達が、「この子が女の子だったらよかったのに」と口にしているのを聞いて育った記憶があり、男であることに対して申し訳ない思いで育った男性の「愛着障害」のお話をします。

「自分は望まれていない子供だ」という思いで、嫌われないように意識して育ってきた経緯の中で、自分の存在に自信が持てないで苦しんでいました。

立派に自営業をこなし、周囲からの評価も高いのに、取引先にも気を遣い過ぎて、自己嫌悪に陥り、自己否定感に悩み、40歳を過ぎても結婚し家庭を持つことができませんでした。

生育環境で、否定的な扱いを受けて育った人は、どんなに優れたものを持っていても、自己否定の気持ちを抱えやすく、自信を持った生き方ができないことに悩みます。

特に「愛着障害」を抱えた人では、向上心や自己肯定感が乏しい傾向が見られます。そのため、勉強や仕事において目標に向かって努力しようという意欲が湧きにくく、どこかでブレーキがかかってしまい、知らず知らずのうちに自分の可能性の芽を摘んでしまうことも多いのです。

生まれ持った潜在的能力を活かせずに、自己嫌悪感に苛まれ、不満な人生を歩んでしまいます。

生育過程で、親から肯定してもらい、勇気や支援を与えられて育っ

た子供は、自分のためにも、また、親を喜ばせるためにも頑張ろうと思う気持ちに支えられますが、親から否定されたり、親からの関心が乏しかったりした子供は、そういう気持ちを持ちにくいのです。

　また、親に気に入られようとして、過剰適応をして育った場合は、親を喜ばせることができない、親の期待に応えられないなどの局面で、自己否定感に陥るのです。自尊心も崩壊し、自分自身をダメな人間であるかのように評価してしまうのです。その結果、対人面での緊張や恐怖に悩むようになったり、引きこもるようになったりするケースもあります。

　また、自己評価の世界を、他人も共有していると思い込み（自分と同じ価値観で）、自分を責めているように感じることがあります。このため、他人の存在や視線を感じると、緊張や恐怖を感じてしまうことがあります。

内的作業モデル
· · · · · · · · ·

　乳幼児期に保護者（主に母親）との愛着が安定的に発達すると、1歳6ヶ月を過ぎるころには、自己や他者に関するスキーマ（情報処理の枠組み）が心の中のイメージとして作られます。このスキーマを、「内的作業モデル（Internal Working Model）」と呼びます。

　例えば、泣いている乳児に対して母親が応答的に接することで、乳児は「自分はいつも構ってもらえて愛される存在だ」「いつも見守ってもらえる存在だ」などの自己・他者に関するポジティブなスキーマを形成します。

　一方、非応答的な母親や気まぐれな母親のもとで育った乳児は「自分は愛されない存在だ」などの周囲の助けに関する恐れや不安な感

情などの自己・他者に関するネガティブなスキーマを形成するのです。これらのスキーマは、母子関係を超えてその後の対人関係に強く、そして無意識に反映します。

　これは、人生に非常に大きく影響し続けるのです。自分は人から好かれる、受け入れられる、必要な時は守ってもらえる、助けてもらえるといった自信や、自分は幸せに生きられるという肯定的な感情の主観的確信を形成するのです。「内的作業モデル」は「愛の理論（theory of love）」とも呼ばれています。

　人の記憶は、新しい経験をする際に、意思決定と行動や反応の選択の判断基準として働きます。人は、過去の経験に基づいて作られたスキーマ（心理的な枠組みや認知的な構え）によって生きていくといえるのです。

　人生に影響を与えるトラウマとは、記憶に残っている出来事だけではないのです。生後３歳までは脳の海馬という出来事の記憶を司る脳部位が発達を終えていないので、生育上のエピソード記憶は全くといってよいほど残ってはいません。しかし、胎児の時点で完成している扁桃体によって感情の記憶はしっかりと残っています。「内的作業モデル」は、幼いころの体験ほど強い影響力を持つので、その後の成長過程である程度の修正が加えられることがあっても、幼少期に根づいたものは成長後も本質的に持続されて、様々な対人関係に影響する大切な要因になります。

　大人になって記憶にないトラウマに支配されている状態を、多くの人が生まれつきのものとして誤解していることがよくあります。

安心感が持てない子供

　「17歳の娘がトラウマを抱えて苦しんでいます。心療内科へ通っていますが、正直効果は感じられません。薬を多用されてボーっとするだけでは解決にならないように思います。先生のところでお願いできないでしょうか？」との連絡が入りました。

　お話しをうかがうと、高校1年の夏休みまで通っていた高校へ行けなくなり、中退されたとのことでした。

　彼女は中学受験のために塾に通わされ、小学4年生で別のレベルの高い小学校へと編入しました。新しい小学校は楽しかったそうですが、中学に合格してから、周囲に気を遣うようになったとのことです。中学で生徒が2倍になって、小学校の校風とはガラッと変わったことも影響したようです。

　彼女は「中学受験のために通わされていた塾の先生が怖かった。塾には週3回通い、成績がクラスで最下位だったため先生から怒られた。テストの成績が悪いと、そのテスト結果が廊下に張り出され、恥ずかしい思いをした。その他に、英会話やテニスも習っていて、友達と遊ぶ時間がなかった」と話されていました。

　母親に車で塾に送ってもらう際、彼女は大きな建物を見ると恐怖を感じるようにもなっていき、小テストがある日にはパニックのような状態になっていたのです。塾の勉強はどうしてもやる気が出なかったそうです。

　塾で、「先生が厳しかったので、教科書を見てもめまいがしていた。塾から帰っても、母親から勉強を教えられていた。文字もにじむほど泣きじゃくっていた。ゲンコツも飛んでいた」とのことです。

　塾でも家庭でも否定されて、強いストレスを受けながら、中学受験に臨み、無事に中学へは合格したものの、彼女の話によると、「周

114

りの目が怖くて中学に入ってからは、これで合っているのかと自分の考えを確認してから言葉にしていた。一人でいることが怖くて、周囲の子が自分のことをどう思っているかを気にしていた。周りの子のように、自分はなぜ余裕がないのだろうと苦しんでいた」とのことで、話を聞いていると彼女の中でOCDの傾向（P.74参照）が入学した後に強まっているのを感じました。

　中学生の彼女は、周囲から自分がどう見られているのだろうかと気になっていたようです。先生から褒められた時など、周囲の同級生の自分への評価が怖かったようです。

　小学校の時から、放送員になっていて、評価されていたし、声優を目指したいと思うきっかけになったようで、もっと自分に自信を持ってもよいはずなのに、彼女は「自分のことが嫌いだった。見た目も嫌いだし、中学の時ストレスでいっぱい食べていて、友達からまた太ったと言われていた」と話していました。

　このことがきっかけで、食事制限を強迫的に行い始めたのです。そうしているうちに、授業中にお腹が鳴るようになって、お腹が鳴ることを聞かれないように気にし始め、静かな教室の中で、お腹が鳴ることに怯えながら毎日過ごしていたとのことです。「なんで自分のことが嫌いなのだろうと考えて過ごす時間も多くなり、鏡を見たら『ブス！』という感情が自分の中から湧き出ていた」と話されていました。彼女は、周囲からではなく、「自分の中の自分」に攻撃されていたのです。

　彼女は中学1年の後半から、保健室登校になっていました。

　当時、彼女は剣道部にも所属していましたが、部活のわがままなメンバーが嫌で、頻繁に休んでいたようです。「絶望感」と体の状態が明らかにおかしくなっていること（しんどくなり、ガスも溜まりやすくなった）を、自分の「甘え」だと思っていたと当時のことを話していました。

その後、彼女は中学2年からリストカットをするようになり、不登校になってからは、オーバードーズ（薬の過剰摂取）を繰り返していたとのことです。

愛着障害を抱えた母親

・・・・・・・・

　この彼女の場合、幼い時から父親が不在な状態で育ち、母親と二人の時間がほとんどだったようです。

　彼女の母親自身も出生時から自分の実の両親との間で愛着の問題を抱えていただけに、子育てにおいて問題を残してしまったのです。

　自分の子供のことを心から心配する母親ではあっても、子供の気持ちを汲みとることなく、子供のために良かれと思い頑張ってきた母親の例なのです。

　この母親自身が、乳児期に自分の母親と十分な愛着形成ができないまま成長し、親になっていたのです。

　自分の子供にどんなに愛情を抱いていたとしても、子供をうまく育てられずに、挫折感や罪悪感などを抱きながら、複雑で深い葛藤の末の虐待を引き起こすこともあるのです。実際この母親は、娘に対する虐待も行っていました。

「母に言い返すと、言い争いになり、さらに言い返すと叩かれたり、首根っこを掴まれて引きずり回されたりしていたので、何も言えなくなった」と娘さんは話しています。

　この母親の幼少期の話をうかがうと、生まれてすぐに、生みの実母が実父（夫）の親に娘を渡して、育児を放棄して、姿を消してしまったとのことでした。実父は誰とでもすぐに喧嘩をする人で、子供を育てるような人ではなかったとのことです。姿を消した実母は

一度も子供に会いに来ることはなかったと養母から聞いたと話されていました。

　実の母親を知らずに育ち、中学生のころには、祖父母の締めつけから逃れるように友人の家を転々としていたようで、どうにか高校へは入学したものの、その後この母親も中退していたのです。

　母親の愛を知らない「愛着障害」を背負った女性が、母親になり、子供に良い環境を与えたいと努力はされるのですが、うまくはいかなかったのです。

　この母親との生活を振り返り、彼女は、「中学の不登校になったころ、家で母親がタバコを吸いながら友人と電話で長話をしていることが多く、話しかけることもできずに寂しかった。長電話が終わり、母親に話しかけても、私の目を見て話を聞いてくれなかった」と当時を思い出されていました。中学の時、母親と外に買い物に行った時、手をつなごうとしても「スキンシップはダメ」と言われて差し伸ばした手を跳ねのけられていたとのことです。

　どうしても人は、自分が生きてきた世界を引きずり、それを繰り返して生きてしまう傾向があります。自分が経験していない世界は実生活に取り込み難く馴染めないのです。

　親といえども、まだ人生を完成した存在であるわけでもなく、様々な問題に直面しながら、迷いと苦痛の中で、自分の人生を生きているのです。一人の人間としても楽しみや、心の支えとなる人間関係も必要であり、子供の問題だけに取り組んで生きていくことができないのも現実でしょう。

　子供は親に自分のための犠牲を要求します。それに応えることで幸せを感じる親もいますし、犠牲を拒む親もいることでしょう。それぞれの人生のドラマが展開するのです。それが生きるということかもしれません。

こうしたケースでは、母親自身が自分の子供時代のトラウマから解放される支援を受けることが重要です。同時に、母親は子供が経験した精神的トラウマを理解し、母娘でともに心の修復を進めることが理想的です。母親が娘の心が安心できる「安全基地」となり、お互いに必要とし合う「愛と安心感」を育むことで、将来の人生において安堵と幸せな人生を送れるように変わっていけます。

スキンシップの欠如

母親に抱かれた記憶は、物心ついてからは二度しかないと話されていた女性がいました。

スキンシップとしての抱っこや触れ合いの重要性は分かっているけど、どうしてもできないと話される人もいます。

新生児は母親とのスキンシップから始まります。赤ちゃんは自分から母親などの養育者に近づくことはできません。ゆえに、鳴き声や笑顔でアピールするのです。そうした行動を以前は、生きるために母乳を求める生存戦略であり、接触（スキンシップ）を求めていることではないと思われていましたが、そうではなく、近づき触れ合うことを求めていることが分かってきました。

哺乳類の中で、生まれてすぐに動けないのは人間の赤ちゃんだけで、自分から周囲の人に近づき触れ合うことはできないのです。「ボウルビィの愛着 (=アタッチメント) 理論 (P.90 ～)」の、アタッチメントとは「くっつく」ことを意味しています。日本語では愛着と訳されていますが、「くっつく、抱きつく」ことで、心の安心感を抱ける「安全基地」を手に入れるのです。抱っこは、スキンシップと同時に、支えられている、守られているといった安心感を与え

てくれるのです。

　もちろん、乳幼児にとって、抱っこされる相手が誰でも良いわけではありません。子供は、多くの人に可愛がられスキンシップを受けたとしても、またよく抱っこされて育ったとしても、特定の人が必要なのです。

　特定の人とは、愛着対象者としてアタッチメントが形成された人を指します。一般的には、その特定の人は母親（父親も含める）です。乳児にとって、母親はつねに身近にいて母乳を与えてくれたり、オムツを替えてくれたり、泣けば即座に応答してくれる存在であり、抱っこして要求を満たしてくれる特定の存在です。

　乳幼児期の出来事の記憶は、成長とともにほとんど消え去り部分的にしか思い出せなくなりますが、当時の感情の記憶は無意識領域にしっかりと残っています。感情を記憶する扁桃体と呼ばれる脳の部位は、胎児の時にはすでに完成していて、全てを記憶し続けて残っていると考えられています。

　物心がつくより遥か以前の母親（父親、養育者）との関わりは、脳の深層領域にしっかりと組み込まれています。新生児にとって、母親の体内にいるときの感情の記憶も含め、泣くことで要求を伝えていたことや成長過程で助けを求めたことなど様々な要求に、親からどのように対応してもらえたかといった記憶は、意識されることがなくても、脳の奥深くには組み込まれて、それに応じた「愛着の絆」が深く形成され、生きている限り継続されていくのです。

　逆に言えば、親がどんなに子供のことを気持ちの上で愛していたとしても、何らかの事情で、子供の要求に応答できず、また十分なスキンシップが持てなかったとすれば、親子間の心の絆は不安定なものとなるでしょう。

　人間だけに限らず、哺乳類はスキンシップによって、脳内でオキシトシンという化学物質が分泌します。このことについて少しお話

しした後に、愛着の絆が1歳半ぐらいまでに定着した愛着対象者と
切り離された場合についてお話ししたいと思います。

オキシトシンとは

近年の研究では、オキシトシンは、愛着の形成や心の絆を結ぶた
めに欠かせない化学物質であることが分かっています。「愛情ホル
モン」などと呼ばれているオキシトシンの分泌には、スキンシップ
は不可欠なのです。

母親が乳児に母乳を飲ませているときや、父親が赤ちゃんを抱き
しめたりあやしたりするスキンシップによって、互いにオキシト
シンの分泌が確認されます。その他、オキシトシンはペットやぬいぐ
るみを抱きしめている時でも分泌され、本を読んでやさしい気持ち
になった時なども分泌します。恋人同士の恋愛行為におけるオキシ
トシンの分泌もそうですが、目と目で通じ合う関係においても、互
いの脳内でオキシトシンが分泌されることも分かっています。それ
によって、互いが信頼し合えて、愛だけではなく、恐れや不安など
の感情の払拭にも役立ち、相互の情愛の絆が深まっていくのです。

乳児期から子供時代にかけて、親（特に母親）とのスキンシップ
が希薄なまま育った場合は、成人後もスキンシップを避けるような
感情が生じることがあります。それは、すでに幼いころに親に甘え
てスキンシップを求めても十分に与えられずに、スキンシップを要
求しない、できない心のイメージ（内的作業モデル）ができあがっ
てしまっているからです。とっくに諦めて成長した感情が、無意識
に拒絶してしまうのです。これは、愛する人との絆を諦めて深く求
めようとしない傾向にもつながります。

相談を受ける中で、親とのスキンシップがなぜか不快感を感じるといった話を聞くことがよくありますが、こうした無意識的なスキンシップの拒絶感は、子供時代からの親子間の愛着の問題や精神的確執などのトラウマが解消されていく中で、「乗り物で、母親と肩が触れ合っていても平気だった」とか「一緒に旅行して温泉にも浸かることができた」などの喜びの声が聞けるようになります。

オキシトシン (Oxytocin) は 1906 年に英国の脳科学者ヘンリー・デールによって発見され、ギリシャ語の「迅速な (okys) 出産 (tokos)」を意味する言葉にちなんで名づけられました。このホルモンは脳内の視床下部の室傍核（PVN）と視索上核（SON）の神経分泌細胞で合成され、脳下垂体後葉から分泌されるたった 9 個のアミノ酸からできたペプチド（小さなタンパク質分子）ホルモンです。

オキシトシンが果たす役割は最初、陣痛の誘発（子宮収縮・分娩促進作用）としての働きと、授乳期の女性に母乳の分泌を促す働きなど、女性に特有な機能に必須なホルモンとして発見されましたが、研究が進む中で、オキシトシンは男性にも普遍的に存在していて、脳内では神経伝達物質として働き、また血流によって脳と離れた組織にも影響を及ぼすホルモンでもあることが判明しました。

子育てにおける問題

ある日、以下のようなメールが届きました。

「実は、二人の娘のことで悩んでおります。20 歳の長女、15 歳の次女、私、そして 83 歳の祖母の四人暮らしです。主人は 10 年前に病死しました。長女は現在大学を休学中です。次女は、もう何年も不登校です。長女は、以前は交友関係が広く活発でした。が、現

在誰とも連絡をとっていません。週3回のバイトには楽しく行っていますが、通常は寝て暮らしています。次女は自我が強く、とても過敏な性格です。友達には人一倍気を遣うので、一応仲の良い友達はいます。家族には、その分わがまま放題で、特に調子が悪い時は、些細なことや言葉が刺激になってしまい、すねたり怒ったりします。ですから、家族はみな次女に気を遣います。異常に寝ます。1日10時間以上寝ています。毎晩早く寝ますが、効果はありません。このような状況ですので、私の子育てにも責任があると感じています。とにかく、この10年間必死で子育てと仕事の両立を頑張ってきました。一緒に暮らす母親がとても強い人なので、とても助けられました。が、その半面、子育てや家事のことお金のこと、私や孫の友達関係、勉強のこと、服装など、全てに意味なく干渉します。ですから、私と母がぶつかることも多く、子供たちにも嫌な思いをさせたかもしれません。いつか変わる日がくると信じて、じっと見守るように試みてきましたが、先日ある方から先生の書物を紹介され、『少しでも、娘たちが早く楽になれるのなら……』と希望の光を見つけたように思えました」

　悲劇なのは、このメールに書かれているように、どんなに母親が生活のために頑張っていても、その苦労の中で子供たちは取り残されてしまっているという現実です。

　父親が病死された10年前は、まだ、二人の娘さんは5歳と10歳でした。長女は、頑張っている母親に気を遣いながら甘えることが許されず、妹の世話もしながら、おばあちゃんの支えを受け入れなければならない状況でした。彼女は我慢の生活を送り、自立のために葛藤しながら成長してきたのです。こうした環境での成長では「愛着障害」を避けることは困難でしょう。

　次女は、父親の死といった現実が、まだ何も分からないまま、父親の喪失感とこれまでの家庭生活の変化の中で戸惑いながら、愛着

の対象者だった母親にも甘えることができなくなり、子供としての
わがままな感情も抑えられて成長していったのです。家庭内では、
おばあちゃんの厳しい躾の中で、わがままも反抗もできなかったこ
とで、母親との関係で育まれるはずだった愛着が剥奪され、外では
人に気を遣い、嫌われまいと迎合することで、友人からの拒絶や見
捨てられることを恐れると同時に、距離を置いてしまう「愛着障害」
といえるでしょう。

　長女と違い、次女の「些細なことや言葉が刺激になってしまいす
ねたり怒ったりする」過敏な性格は、5歳という幼い時期からの精
神的抑圧の現れだといえます。幼い子供らしい生き方ができなかっ
た、満たされないで成長したという結果なのです。

　長女や次女の長時間の眠りは、現実の精神的苦しみから一時的に
でも逃れ、満たされない孤独な自己を守り、現実から逃避できる唯
一の安らげる「安全基地（心の拠り所）」といえるでしょう。

　しかし、このような眠りによる、逃避や回避の癖がついてしまう
と、自己の心を守っていると同時に人生の上で非常に問題を残すこ
とにもなります。

　それは、自信がないことや不快に感じる問題の処理を先延ばしに
してしまう心の癖ができあがるからです。心の癖は、無意識に生じ
る脳のプロセスです。こうした習慣が慢性的になると、その癖から
逃れることが困難になっていき、先延ばしが制御できずに自己嫌悪
に悩み続けることにもなるのです。

　二人の娘さんの中に、愛着の問題が色濃く残っているのがお分か
りになると思います。

　この娘さん達のように、幼いころに、親との死別と家庭内の混乱
を経験することで、その後のパーソナリティ形成に与える影響は大
きいのです。無意識の精神状態や周囲との関わり方に反映されます。

愛着の連鎖

・・・・・・・・・

　さらにもう一つ、メールを紹介します。

「現在、夫ともうすぐ１歳になる息子を持つ主婦です。結婚してから夫の生活面でのだらしなさや、幼稚的な事をする姿がきっかけで、夫に対していつも怒るようになりました。子供が生まれてからも夫に育児の手伝いを頼んでもきちんとしてなかったりすると息子の前でも平気で怒鳴ったり、ひどく叱責してしまいます。いつも駄目だ、感情を抑えよう、次は絶対息子の前で怒るのをやめようと心に誓うのに、不器用ながらも育児を以前よりは手伝ってくれるようになった夫に対して完璧にできてないとやはり同じ事を繰り返してしまいます。妻としても母親としても失格だと思うのと同時にこんな自分がすごく嫌でたまらないのが現状です。もっと柔軟な考え方になって楽に生きていきたいのですが解決策が分からず、苦しいです。

　少しだけ余談させて下さい。

　先程、母に電話しましたが、旦那とうまくいってなくて何だかきついからしばらく実家に帰っていいかな。と聞いたら、母からどうせ私がまた何か言ったんだろう。あんたが悪いんだろうと言われ私の話を聞いてくれませんでした。

　私はもういいと言って電話を切りました。でも、その後に息子を寝かせつけていたら急に涙が出てきて泣いてしまいました。

　夫もきちんと私に向き合ってくれず、今私には誰の味方もいません。考え方次第で自分の気持ちも変わるだろうに悲観的な考えばかりじゃいけませんね。余談でした。」（原文のまま）

　相手の欠点や失敗に対して、容赦なく責め立てるといった、自分が親からされてきたことの無意識の再現が生じてしまっています。

　こうした傾向は、二人の信頼関係を育てるより、傷つけ破壊することにつながってしまうでしょう。

　このメールを書かれた人のように、自分の母親との正常な愛着関係の構築ができていなかった場合、たとえパートナーに愛され支えられていたとしても、なぜか満たされずにパートナーに対して不満を抱くのです。子供時代に満たされなかった愛情に対する飢餓感を埋め合わせることができずに、どうしようもない強い要求や不満、苦しみを感じるのです。

　支えようと努力するパートナーに対してのネガティブな評価は、彼女の子供時代の母親からの評価と重なってしまうのです。母親から不安定で不十分な愛情しか与えてもらえなく、褒められることもなく批判や否定をされる環境で育っているためです。

　こうした現実も、母子間の世代間連鎖といえます。これも、彼女の愛着の問題を解消しなければならない、人生の課題だといえるでしょう。

　「愛着障害」「安全基地」という世界を説明してきましたが、人は本当に困った時に支えてもらえる人を必要とします。困った時に帰れる場所、一般的に子供にとって実家は、親がいて迎えてくれる温かく安心できる場所のはずです。

　このメールをくれた彼女にはそれがないのです。親との絆を頼ることなく人生を歩まなければならないのです。悲しいことや、辛いこと、悩みを抱えた時にも支えて寄り添ってくれる親がいないのです。

　これまでの相談者の中には、このように子供を責めて、見捨てているような関係の親子も多くいます。または、親自身に助けるだけの精神的余力がない場合もあります。しかし一方で、子供が思いきって親に助けを求めた時に、子供を理解して支えてくれる親もいます。子供が幼かったころとは違って、その後に成長している親もいるの

です。

「心の病」にいたった人の中には、親に知られることを恐れている人も多くいます。一人で悩み苦しんでいる人も多いのです。自分でどうにかしなければと、誰にも助けを求められずにもがいています。

実際、「心の病」にいたっている人に、勇気を奮って、苦しんでいる現状を親に理解してもらうように打ち明けることを勧める場合があります。

親の理解を得られた時、これまでとは違って親が関わり方を変えてくれた時、すでに幼少期の親子関係が原因で心を病んでしまっていても、親が分かってくれる、支えてくれるという安心感と安堵感で徐々に「心の病」を克服していけるのです。そうした理解と援助は、幼児期からの親子関係の愛着の修復になります。

母子間分離不安

母子間の分離不安とは、一般的には、幼児が物心つく以前も含めて、母親との別離を体験した場合に、その後の人生で起こる不安症状です。

しかし、母子間の離別と限定されたものではなく、それに類した事情によっても起こりますので、非常に分かりにくいかもしれません。

分離不安の症状は、幼児だけではなく、別離体験の影響の程度によっては、一定の成長を遂げた子供や成人でも、別離の影響による症状が継続することが多いといえます。

子供にとって、まだ物心がついていなかったとしても、自分の応答に関わってくれている存在をつねに必要とし待ち続けています。

　こうした養育者（一般的には母親）がある日突然いなくなり、関わってもらえなくなった時、その状況を理解できる年ではない幼児は、再び接触してもらえる時をずっと不安な気持ちで待ち続けます。

　時が過ぎ、待つことを諦めたとしても、待ち続けた心情体験は、心に深い傷を残してしまうのです。

　両親の離婚の場合や病気での長期入院、死別の場合などだけではなく、母親などの養育者が育児に対して気まぐれで、幼児期の子供との接触の希薄さによっても起こります。迷子の経験や、誘拐などの事件性がある場合も含まれます。

　では、この分離不安の症状はどのようなものでしょうか。

　簡単にいえば、「別離に対する拒絶反応としての不安感」といえます。

　一度自分にとってとても必要な人との別れを体験しているので、別れに伴う心理状態を無意識に恐れ、拒絶し、避けるようになってしまうのです。

　別れという表現を変えれば、“失ってしまう現象”、“元に戻らない現象”などに対しても過敏な反応をするようになります。

　失うという、もう二度と戻ってこないであろう状況に対して、受け入れがたい感情が生じてしまうのです。

　愛着の臨界期である生後半年ごろから１歳半ぐらいまでの間に形成された愛着対象者（ほとんどの場合は生みの母親）と幼児が長期間もしくは永久に切り離された場合、この臨界期と呼ばれる期間にどの程度乳幼児と母親（愛着対象者）との間に愛着の絆が形成されていたかにもよりますが、その後の成長過程においてトラウマがうまく緩和されないと、不安症を伴う様々な症状に見舞われる可能性が生じます。

成人の分離不安

幼児期に体験した別れの苦痛は、覚えていてもいなくても、トラウマの記憶となって、その後に最適な養育者により十分な愛情を持って育てられたとしても、人生に影響を与え続けます。

例えば、その後の養育者との分離に非常に過敏になり、その養育者が自分を置いて旅行にでも行くという話になれば、行ってほしくないと涙ながらに訴えるでしょう。子供時代は、自分に必要な人との分離を恐れて、精神的にしがみついてしまうのです。

一方、最適な養育者に恵まれなかった場合は、別れという苦痛の感情を避けるために人との距離を置いて、いつ別れが訪れても辛くない距離感を保つような精神的に回避した人間関係を作り、別れを受け入れられるような防衛メカニズムを形成することがあります。

このように、別れに対する感情は、何歳になっても続き、特に自分が必要とする相手に対しては、相手を失うことへの強い拒絶反応と不安ゆえに、束縛という手段をとります。

恋人やパートナーに対して、つねに自分のそばにいてほしく、ひとり取り残されると、早く帰ってきてほしい、と落ち着かなくなっていきます。何らかの仕事や気がまぎれることをやっている間は問題ないのですが、暇な時間には寂しい思いに耐え難く、相手が何をしているのか気になるようになります。不安を避けるために相手を管理し、束縛することで安心感を得ようとすることもあるでしょう。

時には、パートナーが浮気をしていないか疑ったり、嫉妬することもあり、自分のそばにいない相手を責めることもあります。こうした感情は、相手を困らせ、自由を奪う行為となるのです。

これらの行動は無意識の感情の反応であり、愛情の表現と思い込んだり、そう主張するケースもよく耳にします。

　一方で、自分のこれらの感情を改善しようと思い始める人でも、現状を受け入れるのが難しく、どんなに心を落ち着かせようとしても、我慢できず、結果的に相手を完全に束縛してしまうことがあります。

　矛盾して受け止められ批判される点は、自身に対しては自由を求めつつ、相手に対しては管理と束縛を必要とするという心理でしょう。相手を束縛しなければ落ち着いた気持ちを維持できないという事態に陥っている深層心理を誰も理解できなくて当然だといえるのです。互いのために、愛着障害からの解放が必要となります。

　ある50代の経営者の男性が、一緒に仕事をしている妻が、仕事上で数日間出張することになっただけで、無意識の拒絶反応による発作が起こり救急搬送された例もあります。

　相談を受けた時、この男性は、妻に対する不安な気持ちを自制心を持って耐え忍んで過ごされていたのですが、日常的にも、妻が近所の買い物に行って帰りが遅いと気持ちが落ち着かないと話されていました。

　この心理状態は、妻への甘えや依存ではないのです。幼児期の分離不安による不安症なのです。

　自分にとって必要な存在であればあるほど、そばにいてもらえることで安心感を得ることができるのです。それが叶わない時は、そわそわと落ち着かなく我慢している時であり、それはストレスであり、交感神経の過剰興奮によってパニック発作が起きる可能性があります。

　この男性の場合、母親との分離ではなく、父親の虐待によって苦しんでいる母親の様子を見て心を痛めて育っています。力で父親に負けない中学生ぐらいになったら、ナイフで父親を殺そうと決意していたと話されていたほどなのです。

　そうした両親の問題により母親の精神状態が不安定で幼児期から

母親に気遣い、母親の様子をうかがいながら、また顔色をうかがいながら十分に母親に甘えられずに育った結果といえます。

　母親の存在はあったとしても、頼ることができずに、精神的な支えとしては不在だったといえるでしょう。

　このような、どうしようもなく沸き上がる感情や切り離されてしまうことへのいたたまれない感情は、自らも戸惑い感情を抑制しようと努力しても叶わず、ただただ自分が安心して過ごせるように、自分が望むときにはそばにいてほしいといった無意識からの要求を満たそうと足掻いてしまうこともあるのです。

　恋人同士の場合などは、いっそ別れてしまえたらどんなに楽だろうと思えるほどエスカレートしてしまい、力ずくでもこの感情を解消したいという欲求に翻弄される場合さえあります。しかし、自ら別れを告げることはできないのです。

　中には、こうした不安定な感情で、相手の存在が自分の心の中を占拠するほど必要な存在になってしまえば、つねにそばにいてほしいと精神的にしがみつき、相手の言いなりになったり自分が必要とされるように頑張って振る舞ったり、我慢したり、離れていってしまうのではないか、失ってしまうのではないかといった妄想的な不安な怯えの感情に襲われる人々がいます。

　夫婦間において、浮気への不安感から相手を厳格に束縛し、管理するだけでなく、常時の監視を行い、その結果として関係性に困難をもたらすことがあります。また、自分を必要とさせるために尽くして服従しながら耐えている場合もあるでしょう。

　これらの無自覚な心的状態は、母子間の「分離不安」といったトラウマを背負った人にしか分からない辛い深淵な心情といえます。

分離不安と心的未分化

　分離不安を抱えたまま思春期を迎えた場合、親離れできない、自立できない精神状態によって自我の形成に影響が出ます。

　また、そのまま大人になって、自分が親になった時に、分離不安を抱えた親は、自我が弱い親ほど、子供との心的未分化状態であり、自分の子供との関わりの中で、過保護や過干渉、過剰期待に傾いて子供と接することで、子供の自立心を妨げ、子供の心にも分離不安を植えつけてしまうことにもなりかねません。子供との理想的な心的分化が愛する子供の自立につながり、人生における成熟や他者との関係性においても必要なことなのです。

　また、「エピジェネティックな遺伝子への修飾」（第4章 P.241 〜）により子供に遺伝する可能性が示唆されてもいます。

　本来 "不安" とは、自己防衛本能でもあり、生きる上で不可欠です。しかし度を越す不安は、自らも周囲も苦しめることになります。

　幼少期の親（養育者）への愛着とその質がその子の将来の人間関係に大きく影響することを話してきましたが、こうした分離不安も不安症も人間関係における様々な問題も、幼少期における心の深層領域に深く根ざしている心的外傷（トラウマ）を解消することで、過剰な感情が誘発されることや心的葛藤で苦しむことがなくなっていきます。

　生きるからには自己の成熟に必要な努力を惜しまず、悩み苦しまずに、人生をいかに楽しむかといった課題に立ち向かってほしいと心から願っています。

所有物への愛着

....

　人は所有物を拡張された自己の一部と感じている面があり、自信や安心感を満たすために物を購入し、それが心理的に慰めになっていることもあります。

　しかし、分離不安を抱く人にとっては、その物が高価であるかどうかではなく、気に入った物であれば、せっかく手に入れてもなかなか使えないのです。

　親子間の分離不安などによる、幼少期の「愛着障害」で、不安定な精神状態で育った場合、失うことの恐れが物を対象としても現れます。

　購入した物が気に入ればいるほど使えなくなるのです。

　なぜなら、使うことですり減ったり傷ついたりする変化（劣化）を恐れるからです。

　周囲の人から見れば、あれほど気に入って買ったのになぜ使わないのかと、不可解なことでしょう。

　心置きなく気に入った物を使うために、金銭的に余裕があれば、もう一つ同じ物を買うこともあります。スペアがあれば安心なのです。気に入った物をいくつも買っておくことで、失うことを恐れずに使えるからです。

　男女の人間関係にも同じことが、本人の自覚があるなしに関わらず、適応されます。

　それは、好きな人と別れても苦しまなくて済むように、自分を精神的に防御するために、スペアとなる相手を用意することが多々あります。チャンスさえあれば、複数の相手とお付き合いすることを求めてしまいます。

　人は安心感を無意識に求めてしまうものです。ましてや、分離不

安を経験している人にとっては、重要な自己防衛です。

　もちろん、お付き合いする相手が心から安心と満足を与えてくれる相手だと、物とは違いスペアを必要とする無自覚な要求は起きないでしょう。その反面、束縛や支配が起きる可能性はあります。

　また、「拡張自我」と表現される世界があります。

　自己という概念には、自分の肉体と意識だけではなく、所有物や自分に関係がある全てのものが含まれます。着ている服やアクセサリー、会社や仕事、家や車、そして家族やペット、さらに友人までも「拡張自我」の範囲と考えることができます。私たちは、それら「自分の身の回りの物や世界」も「自分」と捉える傾向があるのです。

所有物は自己の一部

　機能的磁気共鳴画像法（fMRI）を用いた脳科学の実験研究において、被験者がかねて自分の所有物と考えている物体を目にすると、自己について言及する時と同じ脳領域が活性化することが分かっています。

　それほど、多くの人は所有物を拡張された自己の一部と感じているのです。ゆえに大切に保護したり、大事に扱ったりするのです。

　しかしながら、そうした感情が度を越すと、愛着が執着となり、他の人から見れば無価値で不要な物でも、感情的つながりが強化されて、物を溜め込み捨てられなくなっていく「溜め込み症候群」と呼ばれる複合疾患に陥ります。

　愛着に問題を抱えて育った人ほど所有物を擬人化し親しみを感じることで、それらを自分の延長とみなす傾向が強く、所有物を安易に捨て去ることができなくなり、溜め込み（ホーディング）問題を

抱えやすい可能性があるのです。

　人間は基本的に人とのつながりを必要としています。しかし、幼少期における親子関係によっては、そばに誰もいなくて孤独で寂しさを感じる時や親しい人との関係に不安を感じている場合など、心が不安定な中で大切な物やペット、スマホなどの手放せない所有物が慰めとしての役割を果たすことがあります。

　子供時代に満たされなかった親との愛情を埋め合わせるために、物やお金などの生命のない所有物であっても「愛情の代用品」として無意識に求めてしまうのです。

第 3 章

・
・
・
・
・
・
・
・
・
・
・
・
・
・
・

心の病の
具体的症例

この章では、「心の病」の具体的な症例について、深層心理の面に重点をおいて解説していきます。

　ここでは全ての症例を紹介できませんが、病態や病名は違っていても、その症状を生み出す背景や本質には共通点が多く、治すために働きかけなければならない手段も共通していることを念頭に読んでいただきたいと思います。

不眠症

　人は十分な睡眠がとれていないと、体調がすぐれず、脳のパフォーマンスが低下して仕事や日常生活に支障が出ます。

　悩みやストレスに苦しんでいる人にとっては、今日を終わらせたくない、朝を迎えたくないと感じて憂鬱になり、ゲームやインターネットを使って夜遅くまで起きている人もいます。その結果、脳が疲れた夜明けにやっと眠りにつくといった昼夜が逆転してしまう人もいます。

　睡眠薬を飲んで寝ても、２、３時間後に嫌な夢を見て起こされてしまい、その後また薬を飲まないと眠れないという中途覚醒で苦しんでいる人もいます。

　人は生きていく上で、何らかの悩みや精神的葛藤など、すぐには解決できない精神的な問題を抱えてしまうこともあるでしょう。こうした心の状態が不眠症を引き起こしますが、不眠状態が数ヶ月続くと、脳に疲労が溜まり、何らかの「心の病」の症状が起こってくることにもなります。

　　不眠症とは、必要に応じて入眠や眠りの維持ができない睡眠における障害です。寝つけなくて著しい苦痛が続く「入眠困難」や、睡眠薬などを服用して一旦寝ても数時間後に目覚め、その後睡眠に戻れない「中途覚醒」、まだ寝ていたい時間に早く起きてしまう「早朝覚醒」、ぐっすり眠ったという熟睡感を得られない「熟睡障害」に分類されます。

　　どの場合でも、起床中に脳の機能障害が続いています。こうした不眠症治療に睡眠薬が処方されますが、睡眠調整のためにたまに服用される程度は良いとして、定期的に長期的に睡眠薬が用いられた場合、睡眠薬がないと不安で眠れないような薬物依存にいたることがあるので避けたいものです。

不眠症の心理面

　まず、人には睡眠が欠かせないということを理解する必要があります。そのため、不眠症の悩みは非常に深刻です。

　例えば、職場のストレスが原因で不眠症になり、出社が難しくなることもよくあります。

　病院で処方された精神安定剤や睡眠薬を飲めば眠れる場合もあるでしょう。軽い薬で眠れるようだとまだ抱えている悩みがさほど深刻ではなく、不眠症がまだ初期の段階だといえます。

　しかし、薬に頼って心理的問題をごまかして無理に出社し続ければ、不眠症はますます深刻化し、より強い薬を求めることになるでしょう。そして「心の病」の症状も発生してしまうことが多いのです。

　問題なのは、睡眠導入剤や睡眠薬、抗不安薬などを飲んで眠ることで、脳が本来必要としている自然な睡眠の質と量を確保できないことです。

このことについては、第5章 (P.269 〜) で詳しく触れます。

　睡眠トラブルが続くと、疲労感や不安感、こだわりなどが強く生じます。睡眠薬を飲んでも満足のいく睡眠が得られない場合は、なおさらです。

　現在抱えている心の問題や環境ストレスの解消に対処することが賢明です。それによって、睡眠障害は改善できます。

　そもそも私たちはなぜ眠れなくなるのでしょうか。

　脳は何らかの原因で興奮が収まらない状態になると、脳が疲れ果てるまで眠ることができません。また、眠りに陥ったとしても不安で苦痛な夢を見て中途覚醒してしまうことがあります。

　これらの原因の大部分は、精神的ストレスです。一部は自覚できないストレスも存在し、自分自身でそれを特定して解消することは困難です。特に深刻な悩みや無意識の精神的葛藤や怒りがある場合は、一度眠りについても途中で目を覚ますことが多いでしょう。

不眠症の改善
· · · · · · · · ·

　不眠症の改善は、個人によって実に様々です。

　例えば、年老いた母親と一緒に暮らしている40代の男性の例を挙げると、彼は徐々に睡眠薬の量が増えていく過程で、副作用で痙攣が起き始めて悩んでいました。

　この男性の不眠の原因は、複数の問題が絡んでいましたが、主なる原因は、孫の顔を見ることを待ち望んでいる母親に、自分が同性愛者だと打ち明けられなくて苦しんでいたことです。この心理的問題を解消することで、不眠症から抜け出せるのです。

　人は眠る時、脳内の視床（P.312 参照）という部位のニューロンにゆったりとした電気パルスが発生します。そうなると筋肉が弛緩し始めて、すべての感覚器官からの情報も視床で遮断され、外部からの音や皮膚からの情報が意識にのぼらなくなっていきます。そうして眠りに落ちていき、約2時間弱でレム睡眠状態に入ります。しかし、精神的な悩みを抱えている人は、このレム睡眠段階で中途覚醒を起こしてしまうことがあります。これは精神的ストレスにより、脳の深層部での活動が影響して睡眠中の脳の活動を混乱させるのです。

　悩みといっても、職場や仕事上のストレスだけではなく、恋愛の悩みも同様に不眠症を引き起こすことがあります。
　ある50代後半の男性が不眠症で相談に来ました。薬を飲んで寝ても、ほとんど毎日熟睡できないとのことです。原因を探るために、詳しく生活状況を聞いているうちに、段々と心を開くようになり「これまで誰にも相談したり打ち明けたりしたことがなかったのですが……」と前置きされて、「実は2年ほど前に偶然知り合った女性と付き合っている」といった内容の話をし始めたのです。お互いに妻や夫がいて、子どもも双方にいるとのことです。「これまでの人生において、浮気にいたるほど好きになる相手と出会うなど考えられなかった。不思議な運命としか思えない」と語っていました。こうしたよくある老いらくの恋話ですが、問題は、人生相談ではありません。どうにか薬を飲まないで熟睡できるようになりたいとの切実な訴えを叶えてやらなければならないのです。
　なぜこの男性が不眠症に陥ってしまったのでしょうか？　という質問をしても、不倫で悩んでいるからだろうという答えが返ってきそうです。しかしその程度だったら、安定剤と睡眠薬で解消します。薬で治せないということは心の深層にもっと深刻な問題が潜んでい

るのです。

　彼の場合、本人も気づいていない軽い不安障害がありました。母親との関係が希薄な環境で育ち、甘えられなかった生育歴もあります。十分に甘えが満たされずに我慢して過ごした幼い時間が無自覚のストレスを生み、生来の不安傾向を増幅させてしまったようです。

　こうした不安傾向の強さが深刻な睡眠障害を引き起こしていたといえます。

　彼は、妻以外の女性と交際したことがなく、人生の晩年にかかりこのような恋愛感情を体験できることの喜びに浸っていたのです。また、母親との満たされなかった愛着の問題を、恋愛にのめり込むことで、無意識に我慢してきた心が満たされる喜びに浸っていたともいえます。それゆえに相手を失いたくなく、伴侶に気づかれることを怖れながらも、日に100通以上もメールを交わさないと落ち着かない状態が2年以上続いていたのでした。しかも、相思相愛だという思いが、運命的な出会いであると信じて、いつかは一緒に暮らせるようになりたいと夢見ているとのことでした。

　この男性のこうした毎日が、つねに不安で安定しない精神状態を作り出しているのです。

　生まれ持って不安感が強い気質を持った人にとっては、このような神経をすり減らす状況では不安障害も増幅して、安定した睡眠がとれなくなるのは当然ともいえます。

　睡眠薬で改善できない不眠症を治すためには、睡眠障害の原因を明確にし、心理療法で理性的に処理し、原因が過去にあるとみなされる時は、催眠によって過去に遡り、幼児期などのトラウマから生じる情動的要因による精神的葛藤を解消させる必要があります。

　そうした、"脳"に働きかける"催眠"テクニックの活用で、満足いく睡眠を取り戻すことができます。

　また、薬物に頼らずに自然な眠りへと導くために、個人に適した

独自な内容の催眠暗示ＣＤを作成し（または、その暗示音声データをスマホなどに移して）聞くことは大変効果的です。催眠効果により、自然な眠りと心の健康を取り戻していきます。

うつ病（大うつ病、気分障害）

　　DSM-5 以前は、大うつ病（major depression）と表現されていたうつ病ですが、翻訳にあたって「major」を「大（だい）」と訳して、重症であるかのような誤解されやすい表記になっていました。この major という英単語は、「主要な、多数の」といった意味で、「臨床上よく見かける」といった意味合いです。

　うつ病とは、興味や喜びの喪失で、悲しみまたは空虚感などを感じた生活が２〜３週間以上続く精神状態です。食欲も意欲も失い、不眠となり、自殺念慮に陥ることもあります。中には、過食や過眠状態で日々を過ごす人もいます。

　うつ病は、個別性・多様性が極めて高い病気といえます。それゆえに、個々の異なる特徴を把握して改善に取り組む必要があります。原因は現在の環境だけでなく、幼少期の親子関係におけるトラウマなども関連している場合が多いのです。

　うつ病と呼ばれる「心の病」は、満たされない精神状態の持続によって脳が機能不全に陥った状態です。きっかけは、発症当時の環境による精神的ストレスが引き金となりますが、その背後には、幼いころからの満たされない精神的葛藤や苦痛（トラウマ）などと生まれ持った気質が絡んでいます。

「心の病」において、個人の性格傾向は大きく影響し、精神的なストレスに対する反応には個人差があります。

　うつ病に陥ると、前頭前皮質や帯状回（前帯状皮質）、大脳基底核における脳の活動が低下していきます。また、海馬や扁桃体の体積も減少していくことが報告されています。その他、セロトニンやヒスタミンの神経伝達機能の低下も明らかになっています。

　この後も、脳部位の名称が出てきますが、読み流すか、第5章のP.312、313の図をご参照ください。

　日常生活で積み重なった不満などで悩んでいるとだんだんと抑うつ状態に陥ります。そして不眠症になることも多いのですが、そうなるとますます悩みは深刻化して症状も悪化してきます。なぜなら、眠れないことで脳機能の混乱が回復できないからです。

　したがって、様々な精神疾患・神経変性疾患（うつ病、不安障害、強迫性障害、統合失調症、アルツハイマー病、パーキンソン病など）は睡眠障害が合併しているのです。

　精神的に抑うつ状態にいたると、脳内では過剰にセロトニンという脳内神経伝達物質が消費されます。

　このセロトニンと眠りとの関係は深く、第5章で詳しく触れますが、気分が抑うつ状態にいたった時は、セロトニンの補給が必要になります。

　セロトニンは、トリプトファンというアミノ酸から脳内で作られますが、そうした生合成には様々な栄養素が必要になります。

　例えば、ビタミンB6によってトリプトファンがセロトニンに変化しますが、その過程で酵素と呼ばれるタンパク質が必要で、その酵素を働かせるために、様々なビタミンやミネラルが必要になります。

　そうした総合的な栄養素によってセロトニンが生成され、心を守っているわけですが、抑うつ状態にいたれば、誰もが食欲がなく

なり、栄養の供給が不足してしまうことが多いのです。

　また体内でもセロトニンは作られますが、脳内以外で生成されたセロトニンが血液中に存在していても、脳の血管にある血液脳関門という関所によって、脳内へと取り込まれることはありません。

　それゆえに、食欲のない状態では血液中の栄養素は減少して、脳とそれ以外での組織で取り合いのようになっていますので、脳内での栄養が不足してしまいます。心を正常に保つためには、さらに多くのバランスのとれた十分な栄養が必要となるのです。

　私たちは、ストレス環境下において、脳機能を正常に保ち、活力を維持するためには、十分な栄養と睡眠が必要なのです。

起立性調節障害(OD)

　OD は朝起き上がれなくなり、無理に起きてもめまいがして、動悸、息切れ、頭痛、倦怠感もあり活動できない状態になります。一見、怠慢な状態に見えますが、自律神経が乱れて脳貧血によるめまいや立ちくらみが起きるのは、脳が不調を訴えているのです。

　学生さんの場合、学校を休みがちになり、不登校へと進行してしまったというケースが多くあります。場合によってはてんかん発作を起こして、いつまた倒れるかに怯えて学校に行けなくなることもあります。これは、脳の成長と睡眠不足による機能不全が発端となります。

　社会人においても、ある朝急に起立性調節障害（OD）の症状に見舞われて通勤できなくなることがあります。

　もちろんこの症状も、精神的ストレスと密接に関係しています。そのため、早めの対処が重要です。遅くなると、人生に深刻な影響

を及ぼす可能性があります。

　具体的にどういう経緯をたどるのかをお話しします。

　ODは、ほとんどが思春期と呼ばれる年齢の時期に起こります。思春期は、小学校高学年から高校生の年齢にあたり、心身と同時に脳が急成長し、大人へと向かっている時期でもあります。

　そして、この時期は、脳の発達が後頭葉から始まり、最終段階の前頭前皮質（前頭葉）の成熟に及んでいて、良質な睡眠の量と質がとても重要です。しかし往々にして十分な睡眠がとれていなくても、起こされて学校に行かされます。交感神経の活動を無理に活性化させるので、脳へのダメージは防げないのですが、若い時は無理ができます。それゆえに、無理をしていることにも気づかずに、朝眠いのは精神力が弱いのだと勘違いする場合もあります。

　加えて、ゲームや動画にのめり込み、夜更かししてしまうことに罪悪感を持ち、さらに無理をしてしまいます。

　こうした日常が続く中で、家庭内や学校で過度な精神的ストレスが加わり続けると、ある朝突然に、起き上がれないといった、ODが発生します。

　この時期の心と体の急激な成長に翻弄された精神状態で戸惑っている中、自我の確立期でもある脳の成長を妨げる心理状態に置かれることがあります。それは、親からの圧力や学校での人間関係によるストレスです。

　この時期の親子関係のストレスの中で一番問題になるのが、過干渉であり、親の価値観の強要です。この問題は、幼少期からの親子関係という背景が大きく絡み、親との関わりにおける許容が狭まっていきます。その他にも親子間や友人間での様々なストレスはありますが、それは第2章（P.107〜）の愛着障害のところで述べていますので、そちらに譲ります。

ODを治すためには、睡眠の確保に加えて、家庭内や学校での精神的ストレス、背景にあるトラウマを解消することが必要です。また、脳の正常な成長を促していく環境が必要です。

この症状に陥って、てんかん発作が生じたり、自律神経失調による身体的症状に苦しむことがあります。しかし、再発の不安に怯えている場合には、まずは正しい原因の認識を行い、これまでの精神的ストレスに対する解決策を講じることが重要です。そうすることで、病気への恐怖心を克服し、自信を取り戻すことができます。

強迫症（OCD、強迫性障害）

ここでは、第2章で説明した"OCD傾向"ではなく、疾患としての病的なOCDの説明をしていきます。

OCD（強迫症）としての脳の病気の領域にいたると、日常生活に溶け込んでいるOCDの個人的性格傾向や習慣と異なり、明らかに日常生活に支障をきたします。

DSM-5では、不安症群から分離され「とらわれ」や「繰り返し行為」である「強迫症および関連症群」という新たなカテゴリー内に位置づけられています。

OCDの本質は、強迫観念や行為が過剰であり、不合理でばかばかしいといった洞察があっても自分を制御できない状態で、不安や恐怖が介在することにより、思考や行動が反復的になります。中には、不安の介在が少ないタイプや葛藤や不合理感の少ないタイプも含まれます。

症状としては多岐にわたり、こだわりの強さや頑固さ、神経質過ぎる、潔癖感、過去の嫌な記憶が反復する、払いのけられない観念、

繰り返される確認行為などの本質的気質がストレス環境の中で慢性化と増強によって生じた強迫症状を説明していきます。

OCD の症状はとても多様です。様々なこだわりや恐怖や不安な思考、衝動、イメージが頭の中に襲ってきて、何度も繰り返し生じ持続する強迫観念と、強迫観念に従って駆り立てられる不安や苦痛などを避けるために、または緩和するための反復的行動や心の中の行為などの強迫行為があります。

それでは、OCD の症状のほんの一部をかいつまんで説明します。

例えば、道ですれ違う人を傷つけてしまったのではないか、車の運転中に、事故を起こしてしまったのではないか、ニュースで報道されている事件の犯人は自分ではないかといった恐怖や不安の強迫観念などそうした観念を追い払うため、または解消するための何らかの儀式といえる行為、例えば洗浄や確認などの強迫行為が挙げられます。

これらはほんの一例ですが、問題は、そうした頭の中をよぎる思考や観念、行為が反復されて、自制がきかない精神状態にいたってしまうということです。

こうした現実的ではない思考や観念へのこだわりは、さらに発展や変化をしていくこともあります。

不潔・汚染恐怖、洗浄行為、確認行為、加害・被害恐怖、疾病恐怖、縁起恐怖、物の配置や左右対称性などの不完全恐怖、保存恐怖、タブーとされる思考など、本当に様々な苦しい症状で日常生活を普通に過ごせなくなってしまうのです。

また強迫観念は、自分の問題だけではなく、家族に関したことにも向けられます。自分の家族が事故に遭うのではないか、家族の誰かが病気や不幸になるのではないかと怯えたり、早く亡くなった親が成仏していないのではないかと不安がったり、このような様々な不安な観念が生じて、それを避けたい、または自らを安心させたい

一心で、何らかの行為（儀式と呼べるような決まった手順の行為、確認行為）を行うことがあります。

OCDの脳病態

脳科学の視点で、こうした症状がどうして起こるのかをみてみましょう。

OCDは脳の病気と書きましたが、症状が起きている時には、実際に脳機能の暴走（過活動）といえる異常な脳内での活動の変化が生じています。

OCDは従来難治性の疾患として認知されていたこともあり、脳病態、臨床症状、治療効果などについて幅広い研究が行われてきた疾患なのです。

OCDの病態に脳の構造や機能の異常が深く関与することが明らかになったのは、1980年代にCTやMRIの普及に伴い脳画像の研究が行われ始めてからで、注目すべき所見が得られ始めたのは、1990年代に入ってPETやSPECT、さらにはfMRI（ファンクショナルMRI）といった機能的脳画像検査法が普及してからになります。

安静時、あるいは脳賦活時の脳血流や代謝の測定において、OCDには眼窩前頭前皮質、前帯状皮質や尾状核（線条体）、視床などにおける脳の過活動が生じていることが示され、OCDの症状発現状態においては上記領域における神経物質レベルでの促進・抑制調節機能のバランスが崩れ、神経回路が過活動状態になっているとする前頭葉－皮質下神経ネットワーク（OCD-loop）仮説が提唱されました。

OCD-loop と呼ばれる脳領域において、神経回路が過活動状態になって症状の抑制が効かなくなっていますが、OCD の症状の多様性によって、この OCD-loop と呼ばれる過活動が生じる脳部位も、症状によってもっと広範囲であることがその後のさらなる研究で示されたのです。

　OCD の脳病態には、前頭前野（眼窩前頭前皮質、前帯状皮質）、線条体（尾状核）、視床、扁桃体、海馬、頭頂葉、後頭葉、小脳といった、より広範な神経ネットワークが関与していることが分かってきました。（P.312、313、346、347 図参照）

　また、薬理学的な治験に基づくセロトニン仮説・ドーパミン仮説（セロトニン・ドーパミンが OCD 病態に関与している）についても、PET および SPECT による神経伝達機能イメージングによって、同仮説が強化・深化されつつあり、今後の研究に期待することになります。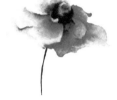

OCDを改善するために

　現在の脳科学で、脳の機能異常や構造上の変化が解明されてきていますが、それらを改善する確実な治療法はまだありません。

　OCD は治せないのです。

　しかし、なぜ脳に異常や変化が生じてしまったのかといった根本的な原因と過程に焦点を当て改善に努めることで、症状の寛解（病気の症状が軽減またはほぼ消失、またはコントロールできる状態）ができるのです。

　幼少期から OCD の症状に悩まされていたわけではありません。

　育つ環境の中で徐々に悪化し、自覚するようになったはずです。それは、脳がまだ成長過程である子供時代に、日常的なストレス環境にさらされることで、症状が徐々に進行していったのです。

　また、遺伝による性格傾向が絡んでいる場合もあり、両親の一方、もしくは両方に多少なりともOCD傾向（第2章P.74〜）があることで、そうした親の作り出す生活環境や躾などからの影響を子供が大きく受けてしまい、発症に発展するケースが多いのです。

　OCD傾向がある親のこだわりをそのまま押しつけられたり、親の異常行動を見て育ったりすることで、困惑や苦痛、そして反発を感じながらも、子供はその影響を徐々に受けてしまうのです。

　親自身に悪気はなく、異常な行動に気づいていない場合もありますが、自分のこだわりだけでは済ませられず、家族にも強要し従わせずにはいられない欲求や衝動が抑えられないのです。

OCDと遺伝

　OCDの約50パーセントは児童思春期に発症する早期発症タイプであることから、OCD傾向を持つ親が家庭環境や子育てにおいて強い影響を子供に与えていることがうかがえます。

　このような親から強迫的な規制や約束ごと、習慣を強引に守らせられることにより、それを窮屈に感じたり違和感を感じながらも受け入れざるを得ない家庭環境や、子供の遺伝的な性格傾向がOCDの症状を発症させたり、悪化させたりしているといえます。

　ですから、親自身が自分の性格傾向を客観的に理解して改善し、子供の生活環境や躾などを見直すとともに親子ともども早期の適切な治療や対処が必要なのです。

脳科学の進歩により、脳の機能不全が分かったとしても、親の作り出す環境による影響が介在し続ければ、現在の医療では治すことはできません。なぜ脳機能が不全状態に陥ったかに焦点を当てて、そうした原因を改善していく必要があります。

脳が機能不全に陥るのは、長期にわたり精神的ストレスにさらされ続けるからなのです。そうしたダメージを改善することで脳は正常な機能を取り戻していきます。

OCD症状から解放されるためには、原因を明確にして認知を修正し（前頭前皮質の働きの正常化）、脳の興奮を鎮め、脳の機能をコントロールするテクニックを身につけるとともに、脳の無意識領域（大脳基底核、辺縁系などの情動領域）に働きかけることができる催眠状態を活用することがとても理想的なのです。

今感じている症状が不合理だと理解している場合でも、自分の意思による努力では症状を消し去ることはできません。OCDの症状は、消し去ろうとどんなに格闘しても勝てないのです。かえって脳のOCD-loopにおける過活動が増強します。

OCDの症状を改善するには、催眠状態における脳への働きかけによって、徐々に脳の機能異常を鎮めていき、正常な脳機能を取り戻す努力が必要です。

「理性の理解、感情の納得」（第1章 P.40〜）を満たした、脳への働きかけを繰り返すことによって、脳は正常な状態へと近づけるのです。

OCD症状のタブーとされる思考の症例
· · · · · · · · ·

OCDの症状の中でも、タブーとされる内容の場合、一人で悩ま

れているケースが多く、症状が悪化してしまう結果を招いています。そうならないためにも、思い切って専門家に相談し、適切な早期の処置が必要です。

　ある女性が、高校時代の大学受験によるストレスで苦しんでいた時期の症状です。

　家の近くにある神社の前を通るたびに、神社の祭神に自分の性器や裸体をさらしたい衝動が止められなくドキドキしながらも実際に行動に移してしまい、その行為の後の怯えや後悔、止めようと思っても頭の中で繰り返される観念と突き動かされる衝動に戸惑っていたとのことでした。

　心の奥深くからの性的な刺激に惑わされると同時に、不敬な行為で神様のバチが当たるという強い恐怖感や罪悪感が入り乱れ、衝動を抑えながらも、もしかすれば受験の時、褒美として幸運を与えてもらえるのではないかという空想に安堵しつつも、こっそり実行をしてしまう自分が変態ではないかと悩み、自分を責めて苦しみながら過ごしていたとのことです。

　こうした心の深層からの衝動は、幼稚園のころ、男性にいたずらをされた時の抑圧された記憶の影響が原点にあったのです。

　また、別のある主婦は、テレビで見たニュースがきっかけで、小学生の娘が性的被害に遭うのではないかという恐れから、だんだんとエスカレートしていき、娘がレイプされている場面が頭の中によぎるまでになり苦しんでいるとのことでしたが、もっと精神的に混乱するようになったのは、愛する娘の性的被害を実は望んでいる自分に気づいた時でした。本心では望んでなどいないのに娘のレイプ場面を想像してしまう自分自身を責め苦しまれていました。

　このような種類の強迫観念が生じるのは、その方々の幼少期の出

来事（トラウマ）が反映されているのですが、当時の記憶が抑圧されているがゆえに過去のトラウマとその関連性が本人には自覚されていないことが多いのです。

　改善のためには、過去にメスを入れ、抑圧された記憶による無意識の苦痛を解放してやる必要があります。

　相談をされる方の中には、「母親が自分の子供のことを心配するのは当然で、それが親心でしょう」と主張される方もいますが、問題はそこではないのです。誰もが我が子のことを心配して適切な対策を講じ対処しますが、OCDの症状は、マイナス思考が入り込み安心できない不安な感情に支配されてしまうことなのです。

　一般的に、心配な懸念があると、それに対する対策を練って実行します。そして理性的な判断のもとに安心感を取り戻します。

　しかし、OCDの症状は、不安な気持ちが払いのけられずに、繰り返し頭の中で不安感を駆り立てるのです。

　生きていれば、不安な思考が生じることもあります。しかし、その不安もストレスで疲れていない脳であれば、理性的な処理によって消していけます。

　また、不安の内容も、脳が健全な状態か機能不全に陥るほどストレスを受けて疲弊しているかによっても変わってきます。

　OCDの症状を消し去ろうと格闘しても、決して打ち勝つことはできません。OCDの症状から解放されるためには、その症状の背景にある精神的ストレスと過去のトラウマに向き合い、それらのストレスから受けてきた精神的苦痛を自覚しながら解消していかなければなりません（第2章 P.79〜）。

　OCDの症状は、変化していきます。過去におけるストレスも、現在のストレスもまた変化しています。背景にあるストレスがその当時の症状を作り出していることを正しく理解しなければなりませ

ん。ストレスに対する理性的な働きかけが、OCD の克服には必要なのです。それに併せて、催眠状態における脳機能の改善とコントロールの条件づけなど、改善のための努力が必要となります。

　参考として DMS-5 によると OCD の 76 パーセントは生涯のうちに不安症を、63 パーセントが抑うつ障害（うつ病）または双極性障害（躁うつ病）を経験するといわれています。OCD を持つ人の 30 パーセントは、チック症も経験するといわれています。

不安症(AD：anxiety disorder、不安障害)

　不安症（AD）は DSM-5 では、強迫症状を呈する OCD（強迫症及びその関連症害）や PTSD（心的外傷後ストレス障害）などの疾患が AD から分離されましたが、密な関連性があることは言うまでもありません。

　また、AD のほとんどで、すでに小児期・学童期から何らかの不安症状を呈している場合が多いことから、「分離不安症」や「選択性（場面）緘黙（かんもく）」が AD に加えられて分類されるようになったのは、この両疾患が成人期にも持続することがあることによるものです。

　不安症（AD）は扁桃体の過活動（病的な活性化）が認められると同時に、前部帯状回などの前頭前皮質の機能低下による扁桃体への抑制の不全が大きいといわれています。直接経路である扁桃体への働きを、間接経路である前頭前皮質からの抑制（理性的処理）が弱くなっている状態です。

　ただ、AD は遺伝学的要因よりも環境的要因のほうが強く、幼児

期の成長過程における母子間のトラウマに焦点を当てる必要があります。このような育児や生育環境によって、脳内の神経伝達物質の分泌異常や脳の構造や機能に異常が生じている場合が多いのです。

　本来、脳は過剰な不安を抱かないように制御されています。もし現実の環境で不安要因を感じたら、適宜にそのことに対処しているのです。それができない状態だと脳が混乱していると判断されます。

　人の脳は、どのような時に混乱が生じるのでしょうか。

　それは、何らかの強いストレスに長期間（約３ヶ月間ほど）さらされ続けることで生じます。

　不安症の発症も、こうしたストレス環境の中で生じていきます。もちろんその背景には、生まれ持った OCD 傾向の気質が絡んでいる場合もあります。なぜなら、この傾向があると、ストレス状況を反復的に捉えてうまく流せないからです。

　日常生活のストレスにより、精神状態が不安定になって経験したことがない症状が生じた時、人は不安に陥るものです。しかし、そうした不安症状の原因を明確にすることで、かなり不安が消えて楽になり、問題解決に取り組む気力も湧いてきます。

　しかし、原因が分かっても不安が消えない場合もあります。こうした不安状態の場合は、症状を作り出した原因によって精神状態の混乱がまだ持続していることが考えられます。

　精神状態の混乱とは、脳の機能不全のことで、脳内の神経伝達物質の不足や乱れによる脳の誤作動といえるのです。それゆえにいち早く脳の機能に問題を起こしている精神的ストレスの隠れた原因や不足している問題を明確にして切り離してやる必要があります。

　人を不安にするような身体的症状が起こり、病院であらゆる検査をしても原因が分からない場合、心療内科や神経科・精神科を勧められることになるでしょう。そうなると人は不安になります。

　検査で原因が分からなくても、身体症状には機能異常と呼ばれる

ものも存在します。これはストレスが自律神経の乱れを引き起こすことによって生じる身体症状ですが、まだ「心の病」とまで進行しているわけではありません。しかし、病院の検査でこのように診断されると人は不安になるものです。実はそうした不安な精神状態によって、「心の病」へと進行させてしまうこともあるのです。

　人は、心身の病気になった時、因果関係が分からないと不安が生じ、さらに身体の状態（症状）を悪化させます。これを避けなければならないのです。

　いわゆる普通の人なら多少の心配が頭をかすめても、「まあいいか」と流せるほどの問題を深刻に悩むのです。

　一般に脳が正常に働いていれば、脳は可能性が低いことを大きな問題として悩まないようにプログラムされています。しかしそうはいかなくなれば、それは脳の誤作動だと言わざるを得ません。

パニック障害(PD:Panic disorder、パニック症)

　パニック障害（PD）において、深刻な予期不安は症状とセットになっています。一度パニック発作を経験すると、再び発作が起こるのではないか、他人に苦しむ姿を見られるのではないかという不安（予期不安）から抜け出せなくなってしまいます。

　パニック障害の病態は、予期しない激しい動悸やめまい、手足の震えやしびれ、胸部不快感、発汗、窒息感などで、著しい場合は、このまま死んでしまうのではないかという恐怖を感じるほどの状態になることもあります。しかし、パニック発作は交感神経の過剰興奮が原因で起こる症状であり、これらの症状によって命を落とすことはありません。時間の経過とともに自然に症状は治まります。

しかし、もともと不安傾向が強い人は、発作や予期不安から抜け出すことができずに行動規制がかかり、生活範囲が限定され、悩み続けて深刻な状態に発展してしまう可能性があります。

　この PD は不安症（AD）に分類され、近年は脳機能障害として扱われるようになり、扁桃体の過剰な興奮を中心に、その他の辺縁系領域（帯状回・島回など）や前頭葉領域（内側領域、眼窩皮質など）、視床、脳幹など様々な脳領域の機能や構造の異常が関与していると考えられています。（P.45 図参照）

　しかし、よく考えてみてください。

　なぜ扁桃体が異常興奮を起こし、自律神経の交感神経が過剰に刺激されてパニック発作が起きるのか、その原因は何でしょうか。

　人は「原因」が分かれば「結果」に対して不安を感じにくくなります。パニック発作においても同じで、なぜ発作に襲われたのかという「原因」が明確になれば、「結果」を回避する対処法を考えることができ、心が安心できるのではないでしょうか。

　パニック発作における「原因」については、誤解されることがあります。実際に、発作が起きた時の環境や状況が原因ではありません。発作の背後には複雑な心理要因（深層心理）が絡んでいます。「原因」について詳しくお話しする前に、心に深く刻んでおいてほしいのは、パニック障害は治せるということです。

　パニック障害は治るし、本来の自由な生活を取り戻せるのです。そのためには、発症の原因を正しく明確にする必要があります。

　では、その原因とはどのようなものでしょうか？

　例えば、パニック発作の原因を乗り物に乗ることだと誤解してしまうと、乗車することに恐怖を感じてしまい、発作が起きるかもしれないという不安から、降りることができなくなってしまいます。

　断言しますが、環境や状況がパニック発作を引き起こしたわけで

はありません。

　いつ再び発作が起きるか分からないといった不安は理解できますが、そのような環境や状況がパニック発作を引き起こす原因であるという思い込みに陥り、恐怖心を抱いている心理状態では、決して克服することはできません。

　実際に発作を引き起こす「原因」とは、過去の精神状態が現在の環境や状況と結びついた心的な刺激なのです。

　人によって「原因」は様々です。まずは自分の過去の環境に遡った精神的な真の「原因」を見つけ出すことが、予期不安を乗り越えて、パニック障害を治すこと（克服）へとつながっていきます。

　パニック発作は、拘束感のある環境で起きるものだけではありません。家でリラックスしていると思える状況でも起こるのです。なぜなら環境ではなく、精神的な問題が原因だからです。

　具体的な説明のために、一つ例を挙げたいと思います。

　37 歳の主婦の事例です。ある日、お風呂に浸かっていて息苦しくなり、急な動悸とともに、痙攣が起き、死の恐怖を感じたのをきっかけとして、パニック発作に怯えるようになっていました。もちろんお風呂が「原因」ではありません。

　彼女は、発症当時、ある悩みに苦しんでいました。それは、義理の母親（姑）との問題でした。身勝手で自己中心的な義母からの要求に日々苦しめられていたのです。

　こうした精神的ストレスに長期間さらされ続けると、その精神的圧迫によってパニック発作を起こすことがあります。心は解放されたくても、逃げ出すことができない環境に反応して苦しむのです。

　ではなぜ人は、パニック発作が起きる人と起きない人がいるのでしょうか。

　その答えが、子供時代のトラウマなのです。このトラウマが作り出す精神的ストレスが「原因」なのです。

そして、このトラウマが彼女の精神的自由を奪って、心をがんじがらめに縛りつけてしまっているのです。

　彼女は幼いころから父親との関係が希薄で、会話もほとんどない状態だったようです。一方、母親とは何でも話ができて満たされていたのですが、高校へ入学してすぐに病気がちだった母親は亡くなってしまいました。その後、母方の祖母が、彼女と妹の母親の代わりとして一緒に住み始めました。祖母は、心から彼女たち姉妹の世話をしてくれましたが、「孫たちが可哀そう、可哀そう」といつも嘆いていたとのことです。

　姉妹は「不憫で可哀そう」「わたしが代わりに死ねばよかった」と繰り返し聞かされていたのです。祖母はまた、「お父さんは子供の相手をするよりも外で遊んでいるほうが楽だからいつも帰ってこないね」と彼女たちに父親の悪口を聞かせ、時には直接父親に向かって「わたしは朝から子供たちの面倒を見て、いろんなことを心配して大変なのに、あなたは何ですか」などと責めていたと話していました。

　父親は父親で、娘たちに対して「お前たちはお父さんよりもお母さんに生きていてほしかったんだろう」と酒を飲みながら絡んできたり、「こんなに早く妻を亡くした自分は不幸だ」などの嘆きや愚痴を聞かされていたのでした。

　彼女は、こういった環境での生活を余儀なくされて育ったのです。日々、祖母から父親への不満や批判を聞き続け、徐々に祖母の感情に自然と同調するようになり、父親に対する不満や怒りも増幅していったようです。

　娘として、心の中では父親を求める思いがあっただけに、しっかりと自分たちに向き合ってくれない父親に対する不満や反発も大きくなり、言葉を交わすことさえ避けるようになっていったと話していました。

　父親は娘を自分の型にはめたがり、学校や進路などでも娘の意志などを聞かずに一方的に押しつけられ、甘んじて受け入れるしかないことへの反発心も大きかったようです。

　問題はここなのです。

　彼女は、父親に自分の話に耳を傾けてほしかったのです。気持ちを汲みとって寄り添ってほしかったのです。一方的に強制されているような思いで過ごしたくはなかったのです。

　彼女は結婚し、子供もでき、家族との関係を大切にして育てていました。最初のパニック発作を経験する数日前は、家族旅行をして幸せを感じて心は満たされていたとのことです。

　しかし、旅行から帰った後に主人の両親から話があり、「自分たちが老人ホームに入る費用を全額負担してね」と、いつものごとく当然といった要求の話を持ち出されました。

　これまでも、いろんな身勝手な要求を我慢して受け入れてきていたとのことでしたが、自分たち家族の今後を考えると、旅行もできなくなるといった、耐えられない心情に激しく襲われ、悶々として過ごしていたのです。

　夫と相談しても、「息子が負担するのは当然だろう」といった一方的な押しつけに孤立無援となり、トラウマの記憶が無意識に反応してしまったのです。自分の気持ちは無視されて押しつけられる、子供時代と同じ心理的状況に追いやられたのです。

　彼女には、自分や子供との人生を守りたくてもどうにもできないやるせない感情が襲っていました。母親を病気で失った時も、現実を受け入れて耐えるしかなかった、これまでのそうした生き方を、結婚後は努力することで変えたかったのです。

　しかし、自分には自由がない、逃げるに逃げられない、閉ざされ圧迫された重苦しい感情が発作を誘発したといえます。

こうした、子供時代の精神状態（トラウマ）と、パニック発作が起こった当時の精神的状態が、無意識にリンクして重なり、二度と味わいたくない過去の感情の記憶が無自覚に蘇り、パニック発作を引き起こしたのです。

環境と過去の心

　パニック発作を経験した人は、交通が渋滞したトンネルの中とか、Ｕターンできない高速道路や、細い道や、劇場の中など、「出るに出られない空間や状況への拒絶感」を訴え、「自由を奪われた環境や制約のある状況は息苦しく感じる」とよく口にされます。これらの環境や状況こそが、パニック発作の真の原因といえるトラウマ（過去の心）とリンクしていることを理解する必要があります。こうした理解なくしては、パニック障害を克服することはできません。

　パニック発作が、過去に苦痛を経験した心によって誘発させられる際には、その心情に気づくことなく、発作当時の環境や状況のみに意識が向かっている状態です。しかし、このような発作に怯えるだけでは予期不安の世界を拡大させるだけであり、解決にはならないのです。

　日常生活において、パニック発作を体験する数ヶ月前から続いている精神的ストレスによって脳疲労は蓄積されます。そうした脳疲労が限界に達して、発作が発生するとともに、警戒反応や回避行動に関連した神経回路の機能不全を起こしている状態なのです。

　なぜ長期間に渡り脳疲労を起こしているのでしょうか。

　それこそが、気がつかないままに子供時代（のトラウマ）と同質の精神的ストレスに、現在の状況や環境でさらされ続けているとい

うことなのです。

　パニック発作が起こる原因は、必ずしも発作が生じた時点の環境や状況だけではありません。多くの場合、その真の根源は過去の精神的な苦痛によるトラウマにあるのです。この事実を受け入れるのは容易ではないかもしれませんが、発作は実際には心が過去の持続的な苦痛、すなわちトラウマに反応して生じます。

　しかし、なぜか「治らない」と誤解し、「生涯、症状とうまく付き合っていくしかない」と決めつけてしまっている人が多いのは、実に残念なことです。

　発作が起こる時、それは幼少期から抱え続けてきた"苦痛な心の世界"と無意識に結びついてしまうのです。この連鎖は自由を奪われた環境に限らず、パニック発作は起こることがあります。そのようなケースでは、現在の精神的な苦痛が無自覚な過去のトラウマによって過剰に増幅され、自律神経の働きが乱れ、交感神経が過度に興奮し、脳が疲弊した結果、発作が引き起こされるのです。

　心的メカニズムを踏まえた上で、適切なアプローチによってパニック障害と予期不安を改善していきます。

「心の病」の中では、パニック障害はとても治しやすい症状の一つです。

　一方で、乗り物の恐怖を克服しようと、薬を服用しながら頑張って苦痛な乗り物に乗って慣れようと努力する人もいます。しかし、真の原因が解消されていない限り、つねに心的モニタリングをしながら予期不安に怯え、経験した症状を思い出してしまい、かえって症状に恐怖を感じる条件反射が強化されてしまうのです。

　繰り返しますが、すべての心の症状は、原因があって症状という結果が発生するのです。こうした症状にいたった因果関係が正しく理解できれば、理性的脳の働きによって、自律神経を狂わせている情動作用を抑制できるようになり、扁桃体の過剰興奮も生じず、症

状が反射的に起きる状態から自己を解放できるようになるのです。

そのためには、幼児期からのトラウマの解消が必然なのです。

社交不安症
（SAD：social anxiety disorder、社会不安障害）
・・・・・・・・・

社交不安症（SAD）は、社交的な集まりに参加するなど他人の注視を受ける状況で、会話やスピーチ中に声や手足の震え、顔の引きつり、赤面、発汗、動悸などの身体的反応が生じることや、他人の評価を気にして、怯えて萎縮してしまったり、さらには他人に迷惑をかけているのではないかといった強い不安や恐怖を感じたりするなど、不安や恐怖と回避行動を主症状とする不安症の一疾患です。

その他にも、書痙、手のひらの発汗や震え恐怖、会食恐怖、電話恐怖、腹鳴恐怖、自己臭恐怖、排尿恐怖などの多方面での生きづらさが生じます。

SAD（社交不安症）は、社交的交流や人前でのスピーチなどの人に見られる環境において、扁桃体―眼窩皮質のネットワークに過活動が起こることや、扁桃体や海馬の体積の減少などの扁桃体を中心とした辺縁系と前頭前野領域の構造及び機能異常が見られることから、SAD の脳病態に恐怖・不安に関わる脳回路の異常があると考えられています。また、ノルアドレナリンの過剰放出やセロトニン、GABA の調節障害も起きているようです。

扁桃体と海馬は、不安、情動、記憶に関連しており、眼窩皮質とのネットワークは過去の体験による刺激に慣れることで徐々に反応を修正する働き（馴化と消去学習）に関与しています。

SAD の症状で苦しんでいる時の脳内では、MRI による脳血流を

用いた脳賦活検査によって、眼窩皮質、島皮質、側頭極（側頭葉の前端部）、頭頂領域、第二次視覚野、腹内側前頭皮質（前部帯状回）、背外側前頭前皮質、尾状核頭部、扁桃体、海馬領域などの脳血流の賦活量に異常が見られます。

こうした異常がなぜ生じてしまったのか、なぜ自分は人前で緊張するのか、なぜSADの症状に苦しめられるのかといった明確な原因を理解しなければ、そしてそこに焦点を当てなければ、そうした症状から自分自身を解放することはできません。

過去の環境の中で、該当脳部位に構造及び機能異常が生じてしまっていたとしても、適切な処理でSADは治せるのです。

どのようなSADの症状であったとしても、扁桃体―眼窩皮質のネットワークやその近傍領域及び関連した脳領域を正常に戻すことで治っていきます。

そうなっていった過去の原因を明確にすることから始めて、認知の修正や馴化と消去学習を行なっていきます。この処理は、「理性の理解、感情の納得」が必要となります。（第1章 P.40～）

人は、経験によってさまざまな心の反応を学習していきます。そうした人生で、将来に必要なものは大事に育て、また不必要なものは消去していく必要がありますが、こうしたことがうまく処理できなかったり、何らかの事情で消去できない問題を抱えている場合には、様々な症状となって苦しむことになります。

SADで苦しむ人にとって、「馴化と消去学習」がうまくできないのは、やはり脳の成長過程における幼少期からのトラウマ環境が関わっています。このトラウマ（原因）を解消して自信を取り戻す必要があります。

読み進めていただく中で、「こうした原因があったので、発症し、自分ではどうにもできない苦しみを抱くようになったのだ」といったことや、「すべては自分の心の反映であって、人が自分を苦しめ

163

ているのではないんだ」といったことも、段階を踏んで理解できる
ようになると思います。

緊張とあがり
・・・・・・・・

そもそも、緊張やあがり、赤面などはなぜ起こるのでしょうか。

私たちは、子供のころの体験により、脳内に緊張やあがりなどの
条件回路が形成されることがあります。しかし、再度同じような状
況に置かれるまではその形成された条件回路を意識することなく生
活しています。しかし、ある時、人前で、突如極度の緊張やあがり
などを経験して戸惑うという事態に直面することもあるのです。こ
れは、脳に形成された情動反応の誘発です。

あがりや緊張時における情動反応とは、まず、過去の体験によっ
て脳内で形成されている条件回路の刺激によって、CRH（副腎皮
質刺激ホルモン放出ホルモン）が脳内に分泌され、皮質に作用すれ
ば、前頭前皮質への血流が阻害されます。その結果、頭が真っ白に
なった感覚に陥ります。それと同時に、脳内の血液が大脳辺縁系で
ある情動の部位に大量に流れ込み、激しい情動反応が生じ、交感神
経が興奮します。その結果、顔がひきつったり、声や手足が震えた
りなどの緊張反応が起こるのです。

また、視床下部に作用することで、ACTH（副腎皮質刺激ホルモン）
が下垂体から分泌されて、視床下部―下垂体―副腎皮質（HPA軸、
第2章 P.84〜）の反応により、血中に放出されたアドレナリンが、
脳幹の青斑核を刺激して、脳内でノルアドレナリンの分泌が亢進さ
れて、さらなる交感神経の興奮による情動反応（緊張とあがり）に
襲われます。

緊張とあがりの克服

· · · · · · · · ·

　実際、緊張やあがりを克服することはそれほど難しい問題ではありません。

　それは、過去に形成された条件回路の修正と、交感神経の過剰興奮を抑制するコントロール法を身につければ簡単に克服できます。そうはいっても、これまで自力だけではどうにもできずに、途方に暮れるほど深く悩み抜かれてきたことを思えば信じ難いことでしょう。

　では、修正が必要な条件回路とはどういうものでしょうか。また、交感神経の過剰興奮をどのようにコントロールすればよいのでしょうか。

　このことに触れる前に、ある相談者からのメールを紹介します。「いつのころから極度のあがり症や、いろいろな症状に悩まされるようになりました。理由なく不安になったり、動悸が止まらなくなったり、人と話すのが辛いなど、自分ではコントロールすることができない症状に悩んでいます。昔は人前で緊張することはなかったのですが、大人になり、どんどんひどくなりました。これらの症状のせいで、やる気があっても諦めざるを得ないことが多々あり、本当にこの状態を克服したいです」といったメールをいただきました。

　同じような内容の相談はよくありますが、ほとんどの場合、本人が自覚していなくても、幼稚園や小学校時代の環境での体験によって、緊張やあがりの条件回路が形成されています。

　人は、SAD の悩みを抱えると、社交の場を避けることが多くなり、当然悩むようになります。この悩みという精神的ストレスが、さらに自律神経の失調による身体症状や心の病を生み出します。

　緊張やあがりを克服するためには、なぜそうなったのかという謎

解きが必要です。謎解きと表現したのは、ほとんどの方が「原因は
こうです」と最初に説明されますが、そうした「原因」への認識が
間違っているからです。本人が認識している原因だけでは説明でき
ない（解決できない）真の原因が背後に潜んでいます。

　緊張やあがりもトラウマと呼べる過去の歴史が存在します。それ
を探しだすのが謎解きなのです。それが治すためには必要な手順で
す。

緊張やあがりの様々な原因

　一般的には、人の評価が気になり、自分がどう見られるのか、よ
く見られたいといった自意識が関わってきます。そうした自意識過
剰になっていく環境が子供時代にあった可能性は高く、親などが絡
む体験によってもたらされます。

　しかし、相談者からは、「子供時代にあがったりした経験はない」
といった反論がありました。大人になってから起きた現象だと主張
する方もいますが、「それは一般的にあり得ない」といった説明か
ら始めなければならなくなります。

　その方にとって意識し始めたのが大人になってからだということ
でしょう。

　子供時代の環境による影響を自身で客観的に分析することは難し
いものです。その記憶はぼんやりと薄れていて、当時のエピソード
における情動反応が明確に記憶としてリンクされていないことが多
く、当時ではきちんとした自覚や分析ができなかったのは当然です。

　例えば、親が人前でスピーチしている姿を見た時、いつもと違う
緊張した雰囲気で話しているのを見て、何となく自分も緊張してし

まい、こうした状況ではこんな（緊張）状態になるものだという経験は、親が普段と違えば違うほど、模倣性の情動記憶として残ります。または、習い事や学校で発表させられた、本を読まされた、などの場面であがって緊張したといった単純な経験のものから、親が、親戚や近所の子や同級生などと自分を比較した言葉を聞かされ育つ中で、馬鹿にされたくない、褒められたいといった思いが強く定着してしまった、先生にクラスの中で恥をかかせられ、人前で恥をかくことに過敏になっていた、などあげればキリがありません。

　見過ごされがちな原因の例では、秘密にしたいことや思いを心に抱えている場合、人の視線から見透かされていると無意識に怯えて緊張が走ることがあります。それは、劣等感や罪悪感、家庭の問題、性的な秘密であったりもします。

　このように原因は、どのような環境で、どのような影響を受けて育ったかという生育歴の中に見出せます。

　子供時代の意識状態や体験した情動反応（緊張感など）が脳に記憶されていて、時を経て何らかの条件刺激によって反応として現れる、単なる情動における条件反射なのです。このような緊張や恐怖は、適切なアプローチと手順を踏むことで容易に解消できるのです。

　ですから、絶望感など引きずる必要はありません。一刻も早く改善し、活動の世界を広げていただきたいと願っています。

　では、催眠療法で治すためにどのようなことを行うかを簡単に説明していきます。

催眠下での処理

まず初めは、アセスメント（情報収集）としてお話をお聞きしな

がら、原因に関する大体の見当をつけていきます。ほぼこの段階で予想がつくのですが、それで十分とはいえません。

　軽い催眠状態（P.21 〜）に誘導して、催眠下でも引き続き謎解きを続けますが、幼いころの出来事で起きた情動反応（恥ずかしさや、緊張など）に焦点を当てていきます。

　その当時の情動記憶が、今、緊張やあがりのきっかけと思っている出来事の情動反応とつながれば、原初的体験の緊張やあがりの情動系の興奮とその後の情動反応が統合されます。それを催眠下で自覚してもらう必要があるのです。

　原因が分かれば、催眠下での誘導により、当時の“出来事の記憶”を“情動を伴わない単なる記憶”へと変化させ、緊張やあがることに対する怯えから解放していきます。

　そうした手順によって、脳内の「なぜ人と違って自分は緊張やあがりが生じるのか」といった、これまで明確でなかった謎も解けて、混乱や不安も解消されます。

　そうした認知的プロセスを経た後は、過去に形成された条件反射を消去するための暗示やイメージトレーニングによって馴化を行い、さらに緊張などの交感神経による反応のコントロールを身につけてもらう催眠下での訓練を経て、意識的にコントロールできるように脳への新たな条件づけを済ませればそれで終わります。

　こうした原因を見つける謎解きには、意外なことが関わっていて気づくのに時間がかかる場合も稀にありますが、必ず解決できるのです。

　次に、人の中での緊張がさらに悪化する要素（トラウマ）を持った人が発症する、対人恐怖や視線恐怖などに関してお話ししていきます。

対人緊張・恐怖、視線恐怖（自己視線恐怖）

　人の視線が気になり、落ち着かないばかりか緊張が生じ、たまらない思いを抱く理由は何でしょうか。なぜ人の視線が精神的な圧力を感じさせるようになったのでしょうか。

　初対面の人とは平気だけど、知り合いとの会話や自分が見られている状況において過剰な緊張が生じると訴える人がいます。また、対象が誰であっても緊張が出てしまう人も多いでしょう。

　どうして人の評価を気にして、自分を人の目から隠そうとしてしまうのでしょうか。

　堂々と人前で、好きなように行動し、人目を気にせずに楽しく過ごせないのものでしょうか。

　その答えは、やはりあなたの"過去の心"にあるのです。

　こうした対人緊張は、単なる緊張だけではなく、恐怖感にかられて苦しむ症状についても本質的には同じことです。

　では、症状から解放するにはどうすればよいかをお話しします。緊張は、交感神経の過剰な興奮によって起きるということはすでに述べました。その現象を作り出しているのは、自分の心（脳）なのです。心が何らかの過去における要因で反応しているのです。

　どのような視線や態度があなたに向けられようと、それが意図的なものなのか、偶発的な出来事なのかは分かりません。しかし、あなたはつねに緊張し、怯える状態であり、その時の状況に対して客観的な意識が向いていないのです。あなたの感じ方や反応は「あなた自身の心の反映なのです」と説明しても、対人恐怖や視線恐怖に悩む人にとっては受け入れ難いでしょう。それは苦しい現実であり、自分の心が現実の認識に反映しているとは思えないからです。

　人によっては、症状が悪化すると自分を批判し罵倒する相手の声

が聞こえるようになり、それによって苦しむ人もいます。

　なぜそんなに苦しむのか。それは、あなたが過去において持続的に苦しんだ経験があるからです。それが子供時代からの意識されていないかも知れない"トラウマ"の歴史なのです。

　こうした症状も、幼少期の愛着障害（第２章 P.89 ～）が背景にあり、あなたが十分な自己肯定感を育てることができないまま成長してしまった生育歴が大いに絡んでいます。

　人と接していて、視線が合った時、人が自分のことをどのように思ったかを敏感に感じて苦しくなったとしても、その感じた内容は客観的に正しいとは限らず、過去の経験により影響を受けた「自己の心の反映」だということを理解していただくために説明します。

悲惨な環境

・・・・・・・・・

　これから具体的な例をいくつかご紹介します。

　中学受験を経て進学校から医学部に入学した後に学内での対人恐怖や視線への悩みが深刻化して中退した学生さんの例です。

　彼が親に連れられて相談に訪れた時、親が付き添っていなければ電車にも乗れず道を歩くこともできなくなっていました。つねに周囲の人が自分を馬鹿にして貶している感覚に襲われて苦しんでいたのです。

　彼は小学３年から塾に通わされ、つねに成績で人が評価される環境で成長していきました。自分が良い成績をとることに優越感を感じながら、学校が終わっても遊べない生活を甘んじていたのです。

　大学に合格するまでは、勉強に意識を向けていたので症状の自覚は弱かったようですが、大学に入ってから同級生との関わりの中で

症状を強く自覚し始めました。受験が終わりひと段落ついた後から何らかの症状が出るといったことはよくあることです。

では、同じように小学校低学年から勉強の成績に価値観を置かれて育った子供全員が、彼と同じような症状になぜ苦しまないのかとの疑問が湧くことと思います。

その答えは、家庭での生育環境と遺伝的気質の違いなのです。

彼の母親は「愛着障害」を背負い成長して母となり、息子への愛情ある関わりが希薄だったのです。

彼には２歳上の姉がいて、彼が塾での成績が伸び悩み苦しんでいた時期に、塾から帰ってきて夜の食事をしている間、母親と姉がリビングでテレビを見ながらアイドルの話題で盛り上がっていたのに、彼はその話題に関わることなく寂しい思いで食事をしていました。母親から褒められるために頑張っていた彼は、成績に自信が持てなくなるにつれて、姉の部屋に貼ってあるポスターのアイドルみたいな顔立ちがあれば、成績が良くなかったとしても母親は自分を評価してくれて、もっと愛してくれるのではないかと感じるようになりました。それゆえに、アイドルとは異なる自分の顔に異常にこだわるようになり、人の目も気にするようになったのです。

こうした幼いころに感じ始めた顔に関する感覚が、成長過程の中で自己否定の感情へと変化していきました。もちろんそれは幼さゆえの勘違いなのですが、彼にとっては母親からの評価や愛情はとても深刻で重要なものだったのです。

もう一つの勘違いは、母親が自分を構ってくれないのは愛されていないからで、親が望む私立中学に合格すれば愛してもらえると思い込んでいたことです。

彼が小学校へ上がった時期は、父親が開業医として独立したころでした。それを母親が手伝っていたことで、母親自身とても忙しかったといえます。父親も子供に構う余裕がなく、父親との思い出もほ

とんどないと話されていました。

　こうした「愛着障害（第2章P.89～）」が絡んだ悩みと勉強疲れによる精神的苦痛の日々を過ごすことで、彼の深刻に持続した悩みが脳機能の不調をきたし、SADの症状を生み出したのです。

　他にも、小学校でいじめを受け、自分がなぜ人から距離を置かれるのか、仲間に入れてもらえないのかと悩んで成長した過程で、自信をなくしていき、人前で萎縮するだけではなく他人が自分を見る（評価を含んだ）視線が怖くなり、成長後も人間関係に悩んでいた女性がいました。

　子供のころ、彼女は自分の家の経済状態が同級生よりもはるかに劣っていることを漠然と気にはしていましたが、毎日同じ服を着てお風呂にも入っていないことが、人に嫌われたり避けられたりする原因であるということを彼女は自覚していなかったようです。

　自分はなぜか人からよく思われない、といった漠然とした自己否定感の中で辛さを感じていたことと、家庭内でも両親が喧嘩ばかりしていることや甘えられないことが絡んでストレスを受けていたようです。

　こうした環境で育ったことで、人から自分が受け入れられないといった自己イメージができあがり、自己肯定感の欠如による精神的萎縮が人の目を気にするようになったばかりではなく、そんな自分を責め悩むことによって自己否定の感情が人との対面で反映され、人との交流で過剰に疲れるようになっていったのです。

　こうした諸例も、実際はもっと細かく付随した事柄や複雑な内容が絡んでいますが、大雑把にお話しすればこんな感じになります。

　SADは、なぜそんな症状が起き始めたかの原因を明確にする過程で、そういった環境や状況がその当時において、自分をどれほど

悩ませ苦しませていたかといった感情の歴史を実感する必要があります。そうしなければ、「自分の心の反映」ということを受け入れられないのです。

　人は長期に悩み続ければ、脳の働きは疲弊によって誤作動を起こすようになります。しかし、そう説明されても実感が湧きにくいと思います。ですが、症状が出ているということは、脳が機能不全を起こして、一時的ではあるのですが、正常な反応ができなくなってしまうのです。特に成長過程における脳にとっては深刻なダメージを与えます（P.144 参照）。一刻も早い改善が理想です。

　もし仮に、長期間症状が続いていた場合でも、時間はかかりますが、もちろん治すことはできます。

　症状の原因とその当時の自分の心への影響を理解することで、これまでの脳反応（症状）を理性的に捉える「理性の理解」ができて、症状を起きなくするための情動反応を抑制する「感情の納得」が可能となるのです（P.40 参照）。

　最後の例として、30 代に入った女性からの電話相談ですが、彼女の生育歴とそれによって現れた症状を詳しくお話しします。

　彼女は、小学校へ入学する時に両親が引っ越しをして、馴染みがない土地の小学校へ通い始めました。

　そのころより徐々に対人恐怖と視線恐怖を自覚し始め、特に視線恐怖に苦しむようになっていきます。

　高校を卒業して、ここ 10 年以上はマスクと帽子で自分の顔を隠して、かつ他人の顔が視線に入らないようにしなければ外出ができない状態だと訴えられていました。

　病院は、待ち時間の周囲の目が苦痛なのと、医師との対面での話が辛いので行くことができず、服薬もしていないとのことでした。

　単なる自意識過剰、気の持ちようだと自分に言い聞かせ、そのう

ち自然に治るだろうと放置して過ごしていたとのことですが、悪化する一方で、最近は短時間の外出でも動悸がし、人が近づくと顔をあげられずに、過度の緊張状態で生きているという状態なのです。

　彼女は、すでに親との縁は切れています。一人で生きていくために訪問介護（夜勤12時間のホームヘルパー）の仕事をしていましたが、人との関わりで、緊張を抑えて普通に振る舞おうと努力していても、相手の年齢や性別問わず赤面と顔をしかめるチックが起こってしまい、さらにどもって相手を困らせてしまうとのことでした。また、相手を怖がっているかのような印象を与えてしまうことにも悩んでいました。

　彼女にとって、特に仕事上で困ることがまだありました。人に指摘されて気づいたようですが、人と目が合った時や話す時に「目を見開いて驚きと恐怖の表情」を無意識にしているとのことです。

　彼女は、無自覚だったこのような自分の仕草に対して以下のように話されていました。

「相手のことを怖いなどとはまったく思っていなくてもそうなっているようで、自分では普通の表情で穏やかに話していたつもりだったのですが、相手に与える印象は全く違うようです……。私がこのような表情をするからなのか、相手に訝しげな顔をされることが多く、それに気づき辛く、また相手に申し訳ない思いで仕事をしています。恐らく人に与える印象は最悪だと思います」

　このように彼女にとっては無自覚の反応で、人に指摘されてから悩み始めたことも多くあるとのことです。

　彼女はどのような母親に育てられたのでしょうか。

　彼女との会話の中で、母親のことを「なぜか口より先にすぐ手が出てしまう人」と笑いながら話していた言葉が耳に残っています。

　彼女は、感情的な母親によく叩かれ、否定的な発言を浴びて育っていったことで、自分に自信を持つことができない子供時代を過ご

したのです。

　小学 1 年から中学までいじめに遭っていても、親はまったく味方になってくれず、学校へ行きたくないと訴えても無理やり家から蹴り出されていたため我慢して通っていたとのことでした。「あんたみたいな子はいじめられて当然なのだから仕方ない、学校へ行きたくないと言っても無意味」といって蹴り出されるだけだったようです。

　母親が言う"あんたみたいな子"とは、暗く、弱々しげで、声が小さい、大きな声を出そうとすれば無理している不自然な感じになるなどのことだったようですが、彼女にしてみれば、母親に甘えることもできなく、悲しいなどの感情を打ち消し、期待しないように生きるしかない環境で、家も学校にも居場所がなかったのです。

　当然ながら、当時、心が晴れない悩みや不満の中での生活では、食欲がないためかなり小柄で痩せていて、さらに母親が身だしなみをかまってくれることもなく髪もボサボサの状態だったので、学校では悪目立ちしていたようです。

　高校に進学してからはいじめがなくなったそうですが、中学までは、無視されたり、物を投げつけられたり、持ち物を隠されたりとストレスの中での学校生活だったとのことです。

　ここには書ききれませんが、彼女の幼少期における母子間の精神的不満や苦痛は、もっと悲惨なものでした。何度か血が出るまで母親に叩かれた経験があり、父親からもよく頭を叩かれていたと話していました。そのため大人になった今でも、目の前の人が急に立ち上がったりすると、殴られるかと思いとっさに頭を庇うような仕草を反射的にしてしまいます。どんなに信頼している人であっても無意識に、反射的にそうしてしまう自分に困っていました。

内在化した自己評価

彼女は幼稚園までは元気にスイミングスクールに通い、そこでは活発で注目を浴びていて、友達もいたとのことですので、決して生まれつきの性格に問題があったわけではありません。

「愛着障害（第2章P.89〜）」が背景にあると書きましたが、生育環境により彼女の性格は変わっていったのです。

小学校に入る前から、「愛着障害」によって徐々に彼女は自己肯定感が育つことなく、学校でも自信がない、自己主張ができない子供になっていったのです。

小学校のころ、印象に残っている母親の言葉で、「私はあなたに愛情を注いでいるけど、私は親から愛情をもらっていない。だから感謝しなさい」と言われたことがあったようです。

彼女の母親は、自分の親に愛されて育った経験が希薄で、不満を引きずり、自分の子供の愛し方が分からなかったのかもしれません。こうした「愛着障害」は世代間に連鎖していくのです。しかも遺伝として………。

遺伝子の活性を調整するエピジェネティックな修飾により、トラウマの影響が親から子へと伝わっていくことが分かってきました。

この遺伝に関しては、第2章P.98及び第4章P.241を参照してください。

なぜ親に愛されないのか

遺伝という視点で考えると、彼女の母親のさらに父親はとても感

情的な性格で、気に食わないと激情したそうです。そのため、彼女の母親も自分の娘にすぐ手が出てしまっていたのでしょう。

　彼女の記憶によれば、母親の仲の良い友人との会話の中で「私、言葉で叱る前につい手が出ちゃうんだよねー」と笑顔で話しているのを覚えているとのことでした。

　また、彼女の父親は、すべてにおいて絶対自分が正しいといった感じで、自分の価値観を押しつけるタイプだったようです。気性が激しい時と穏やかな時の差が大きいので、なんか今日は機嫌が悪そうだなと感じる時は話しかけないようにしていたとのことです。

　こうした父親の性格も多少遺伝しているようで、彼女自身も自分の思うようにならないと、親には怖くて逆らえなくても、その不満や怒りの感情は、親への態度には出ていたようです。

　こうした性格のぶつかり合いの中で、親から批判を浴び、冷たく突っぱねられて、自己否定感の中で育ったようです。

　両親はもとより、周囲からも愛されるといった喜びもなく、「あんたが悪い」と親に言われた言葉を受け入れ、「原因は自分に何かがあるのだから」と自分自身を責めて、諦めた悲しい感情で成長するしか道がなかったのです。

　こうした環境が、人の目を気にする、人からの批判を受けるのが当たり前といった彼女の自己評価を形成していき、脳も無条件にそのように反応してしまうような誤作動が定着してしまったのです。

脳の誤作動、心の反映

　このように作られた自己像によって、人の視線を受けた時に、自己の心の反映として、自己否定感が無自覚に起きるようになってい

きます。

　長年の精神的ストレス環境によって、脳の機能不全が常態化して、自分に対する歪められた自己評価の反映が彼女を苦しめ続けていたのです。

　自己評価というものは、SADで苦しんでいる人の場合ネガティブなことが特徴といえます。自分自身を否定的に評価してしまう心の状態が生育過程で形成されていくのです。

　これを認知の歪みと表現したり、歪んだ自己評価とも表現したりしますが、"歪み"といった表現は適切とはいえないかもしれません。自己像における間違った認知であっても、本人にとっては、生育歴の中で受け入れた自分の実態であり、別の視点で自己を捉えることができる環境が与えられなかったのです。それ以外の自己像など考えられず、客観的に見ればネガティブでも、本人にとっては、確信できる自己評価なのです。それゆえに周囲の目を意識した時、自信のない自己の心が反映し、批判や攻撃を恐れてしまうのです。

　彼女は、自分がなぜ現在苦しみ、症状に悩んでいるのかという因果関係を理解し始めたころ、こんなことも口にされていました。「今まで、自分一人の努力不足と思っていたのですが、それだけではないということでしょうか……。良い人間関係を築いたり、人目を気にせず生活したりできるという感覚がもう分からなくなっている状態です。でも、治ると思うとそれだけで気持ちが軽くなります。ありがとうございます」

　彼女の自己評価に対する認知の修正を行っていき、傷ついた子供時代の心を催眠状態で癒していく中で、SADで苦しんできた人生の流れの客観的な理解が進み、内在化していた自己評価を修正してもよいのだといった心の変化が生じて、苦しかったSADから解放されつつあるころ、以下のメールをいただきました。紹介しておきます。

「井手先生　お世話になっております。外を歩いている時や電車に乗っている間の過度な緊張感はほぼなくなり、その状態が定着してきたように思います。気が緩むと少し戻ってしまいそうになることもありますが戻らないように頑張ります。また、夜に5時間以上続けて眠れるようになりました。あまり気にしてはいませんでしたが、今までは3時間以上連続で眠れたことがほとんどなかったので良かったです」といった嬉しい内容です。

　その後のメールも、

「実は、不思議なことに加速的に症状が改善してきまして、身体に力が入ることもなくなってきて、人と話すことも苦痛ではなくなり、本当に楽になりました。このまま音声を聴き続けていけば、恐らく近いうちにほとんど症状が出なくなるのではと思っています。まだまだ症状の改善には時間がかかると思っていましたので、私自身本当に驚いています。長年苦しんでいたことが嘘のように視界も明るくなり、今まで何が怖かったのか不思議に思えるようになりました。先生には本当に感謝しかありません。ありがとうございました(^^)」との、心から嬉しいご報告でした。

　音声と書かれているのは、いつも聞いてもらうために作成した、催眠暗示の録音のことで、彼女はそれを熱心に聞き続けていました。

　このように人は変われるのです。

　正しい処置を施し、努力することで、長い年月で変化してしまった心（脳の構造及び機能異常）は修正されていきます。諦めることはありません。

赤面症
· · · · · · · · ·

　赤面症の悩みも深刻なものがあります。何歳になっても、赤面してしまい深刻な気分や不安で過ごしている方も多くいます。

　一般的な顔が赤くなる現象は、いろんな場面で起こりますが、ほとんどの場合、一過性の反応であり、赤面症へと発展することはまずないでしょう。

　人前でのパフォーマンスで失敗した時や何か恥ずかしい感情が沸き起こった時はもちろん赤面しやすいでしょう。好きな人や憧れている人の前に出ると顔が赤くなるといった、好きバレを恐れるような思春期の可愛い思い出がある一方で、怒っている時、興奮している時、熱を出して苦しんでいる時も顔の表面の血管が拡張して紅潮しています。

　赤面症と呼ばれる反応は、一時的な赤面とは違い、情動がらみの交感神経の反応で、いったん赤面するとなかなか元に戻らずにどうしようもなく困り果ててしまうものです。

　ここでは、何歳になってもなぜか赤面してしまう、もっと深刻な赤面症の悩みの原因や解決策についてお話ししていきます。

　赤面は、情動性興奮に伴う交感神経の興奮による顔面に分布する交感神経性血管拡張神経によって顔の血管が拡張し血流が増大し赤面します。

　情動性興奮（副腎髄質から分泌されるアドレナリンやノルアドレナリンの作用）は精神状態が安定するまで持続しますので、いったん顔が赤くなりだすとなかなか赤面は消えることはないのです。

　赤面症の深刻な悩みは、なぜか赤面してしまうことへの不安や気まずさと赤面したことによって人に与える誤解への困惑や弊害でしょう。赤面を恐れて、人との関わりを避けるようになって、社会

生活に支障をきたすこともあります。

　ある男性経営者の悩みは、見積書を取引先に渡すときに、どうしても赤面が出てしまい、何か不正や後ろめたさがあるのではないかと勘繰られることを恐れていました。

　また、ある女性は、何とも思っていない男性との会話中にも赤面するし、顔が火照り出したら相手と目を合わせられなくなってしまう自分に苦しんでいました。モデルの仕事をされている女性で、ある時から急にオーディションで赤面がひどくなり、仕事の依頼がなくなって悩まれている方もいました。また、毎回朝礼で気まずい思いをする会社員の方や、若い女性で赤面することで好意を持っていると男性から誤解され困ったり、同性に対しても赤面するので同性から交際を求められたりなど悩まれている方はさまざまです。

　恥ずかしいとか、よく見られようとか、何かやましい思いを心に秘めているわけでもなく、何とも思っていないのに、なぜか赤面してしまうのはどうしてなのでしょうか。

　そうした原因は、現在ではなく過去にあるのです。

　現在の赤面反応は、ある状況のもとで、また赤面するのではないかと恐れる予期不安による条件反射です。

　こうした条件反射が作られた原因は、過去の、初めて赤面を意識するようになった時期の精神状態に原因が潜んでいます。

　なぜ赤面してしまうのか、その原因が自覚されていないから、赤面を長引かせてしまったのです。自分では特に思い当たる原因がない場合ほど、赤面に恐れて過ごす結果、赤面反応を引きずってしまい慢性化します。

　実は赤面とは、心の深層領域に、人に触れられたくない、見透かされたくない何かを無意識に秘めている時に、それが見透かされそうになるか、見透かされた瞬間などに起こる現象です。そして、その秘めていることとの関連性が自覚できていない場合に赤面症と

なって残っていきます。

　ですから赤面を治すことは、ある意味、単純で簡単だといえます。

　まず赤面を自覚した場面や、人から指摘されて意識し始めたころの心理面や環境を探ることと、その後、赤面を人に気づかれまいと怯え隠すようになっていった過程と、今日まで持続している原因を理解することで赤面症を治していきます。

　悩んでいる原因を理性的に理解できれば、前頭前皮質による理性の働きで、赤面を生じさせている脳機能に抑制をかけることができるのです。

　ただ、よく誤解されるのですが、催眠をかけて「赤面しなくなる」といったような直接暗示だけで治るわけではありません。催眠の暗示だけでは、理性的処理が不十分で、時間の経過とともに、また再発してしまいます。

　理性的処理が十分になされた後での催眠暗示だからこそ、二度と再発しないように治すことができます。なぜなら、赤面を生じさせている情動系の脳部位に対して、理性を司る前頭前皮質からの抑制回路がしっかりと働くようになるからです。

　第6章の催眠をぜひ読んでいただくことで、催眠の活用の仕方や価値に対する理解が深まり、様々な誤解も解けると思います。

　ところで、「心の中の触れられたくない、見透かされたくないもの」とは何でしょう。内容は人それぞれですが、何かが存在しているのです。

　この後、いくつかの例を挙げていきます。経験がある方には理解していただけると思います。

　思春期の学生時代に好きな人と目があった時に顔が火照った経験があると思います。これも、心の中に秘めている感情の表れです。

　しかし、こうした赤面をいつまでも悩み続ける、不安症として分類される赤面症という「心の病」にまで発展することは一般的にはありません。

　赤面の症状も、その当時の持続した精神的ストレスが絡み、脳の過剰反応が心の病として定着してしまうのです。人に触れられたくない見透かされたくない問題としては、家庭の事情など、知られたくないことや触れられたくない問題を抱えている場合には、人に不意に質問され動揺で顔が紅潮してしまこともあるでしょう。これも赤面で、相手に、触れてはいけないものを尋ねてしまったと気づかれ相手に気を遣わせてしまう懸念もあります。

　人によっては外見に対するこだわりだったり、劣等感が反応したりします。また男女ともに赤面の原因でよくあるのは、性的な問題だといえます。

　ある30代後半の男性は、中学1年の時に、クラスみんなの前で先生に頼まれたメッセージを伝えようとして、みんなの視線が一斉に自分に向いた瞬間、なぜか赤面して頭が真っ白になったと話されていました。それ以後、少人数の前でも赤面が起きるようになり、人前での発言を避け続けていましたが、職場では避けることができないといって相談に見えていました。

　彼は、小学生のころから、家に帰ると父親が隠し持っている男性雑誌を読み耽（ふけ）っていて、毎日のようにマスターベーションをしていたそうです。しかし、学校ではクラスの男子たちが性的な話題をしても、分からないふりを通していたとのことです。

　催眠状態で、初めて赤面した場面を再現した時に、クラスのみんなの視線が一斉に自分に浴びせられた瞬間、昨夜のマスターベーションをした自分が見透かされた感覚と、赤面と同時に身を隠したい衝動に襲われていた当時の忘れていた感情が蘇ったのでした。

　もう一人、60代半ばの女性の相談ですが、歳をとればそのうち

赤面は治るだろうと期待していたものの、ますますひどくなり、この年になってしまったと嘆かれていました。

　最近は、宅配便のお兄ちゃんにも赤面するし、何よりも困るのは、妹の旦那さんにも赤面してしまい、とても気まずい思いをしているとのことです。

　赤面がどんどん悪化して困り果てているので、死ぬまでには絶対に赤面を治して死ななければ気が済まないと訴えられていました。

　彼女が初めて赤面を経験し周囲に冷やかされ始めたのは、中学に入って、2学年上の上級生と廊下ですれ違う時だったようです。横を一緒に歩いていた仲の良い同級生が、彼女が赤面している状態を見逃さずに、冷やかされたことが赤面に悩む始まりだったとのことでした。

　なぜ彼女は、ちょっと関心があった程度のその先輩に対して、廊下ですれ違いざま赤面してしまったのでしょうか？

　彼女は家では一人で過ごすことが多く、読書が好きで、小学校時代に図書館にあるほとんどの児童文学書を読み漁っていたようです。中学に入ると、大人が読む小説や雑誌を読むようになり、その書物の中で展開する性的描写に関心と妄想を膨らませるようになっていったようです。

　上級生と廊下ですれ違う前に、昨夜読んでいた男女の性的描写のイメージが頭をかすめ、その妄想に反応して赤面にいたった時の感情が催眠状態ではっきりと蘇り、当時の心理状態を確信されました。

　もちろん当時は、そうした妄想と赤面との因果関係は意識されていないので、気に留めることなく忘れ去られ、赤面して冷やかされた出来事だけが意識に残ったのです。その後も違う上級生に対して反射的に赤面するようになっていき、さらにはなんら関心のないクラスの男子に対しても赤面していることを指摘されるようになり、悩みが深刻化したようです。

　このように、赤面の原因は様々ですが「愛着障害」「OCD傾向」「不安症」などの背景が絡み、家庭の事情による心の問題を抱えています。こうした精神状態が生み出している当時明確に自覚されることがないままの触れられたくないまたは見透かされたくない何かが反応していたのです。

　ゆえに、何歳になっても赤面で悩み続けることになったのです。

　そうした原因を理解し、心の深層に潜む問題を解決させて消し去ること、定着してしまっている条件反射を解消し、交感神経の過剰興奮をコントロールする方法を身につけてもらうことで、問題なく赤面症は治ります。もちろん二度と再発することもありません。

自己臭

・・・・・・・・・

　自己臭の悩みも深刻です。自分が発するにおいが周囲に不快感を与え、嫌な思いをさせていると悩み、周囲の反応に過敏になり過ぎて苦しみます。

　人のちょっとしたアクション（咳払い、鼻をすする、手で鼻を押さえる等）に反応して、自分が相手を不快にしていると感じたり、自分が責められたと感じたり、嫌われてしまうのではないかと懸念して悩むのです。

　問題は、本当に自分が嫌なにおいを発していると感じ続けていることです。もちろん、気づかずに、人を不快にするにおいを発している場合もあるでしょうが、自分が発するにおいを客観的に意識できたら、そうしたにおいを発しない対処をとれば済むことでしょう。

　しかし、「心の病」にいたってしまうと、適切に対処していても、におわなくなっているにおいに悩み続けるのです。そこが普通とは

違うところです。

　自己臭における悩みは、本当ににおっている場合も、思い過ごしの場合も、ともにストレスにさらされ続けていて脳が誤作動を起こしている別の原因が背後に存在します。

　また人の嗅覚には、つねににおっている自分のにおいに対しては感覚が麻痺してしまう機能が備わっています。ゆえに、においを指摘されても自覚できなくて、嫌がらせの発言と受け止めたり、自分の存在自身を否定されているように感じて悩んだり、実際に自覚できたとしても改善の仕方が分からなく、人を避けるしかない苦痛の中での生活を送るようになります。

　では、自己臭の悩みがどうして起きるか具体的な例をお話ししましょう。

　中学１年の授業中に、後ろの席の子が何かにおわないかと横の子とひそひそと話している声が聞こえたのが始まりで、自分が大便をした際にちゃんと拭きとっていなかったことに、下校後に気づいた男子学生の話です。

　一般的には、そうしたことがあったとしても、今後注意しようと思い直して悩み続けないものですが、彼は翌日からずっと悩み続けて、ウォシュレットを使えるトイレでしか大便をしないで過ごし、拭きとり方も丁寧に何度も確認していたそうです。しかし、クラスの中で咳払いする音が聞こえたりにおいに対する反応の仕草を目にしたりするたびにいたたまれない感情に襲われ、強い緊張が走るようになりました。人の中にいるとにおいに限らず会話中も緊張が高まる生活が続いたのです。

　彼の場合、背後にあった原因というのは、簡単に言ってしまえば親子関係の問題と学校での劣等感が原因でした。

　家庭内の問題といえば、彼は中学受験のために小学３年から塾に行き始めたのですが、塾での世界は、それまで小学校で成績が良く

優越感を抱いて過ごしていた彼のプライドが打ちのめされる体験でした。徹底した成績優先主義で、塾での試験の成績によって座る席まで指定され、5年に上がった時から塾での成績が芳しくなくなり、母親の関心や期待が自分に向けられていない寂しさを感じ始めたようです。

　滑り止めの私立にしか合格できずに落ち込んでいる中で、母親から「恥ずかしくてどこの中学に通っているかを人に言えない」と嘆かれて、劣等感を抱きながら中学に通っていた日々でした。

　さらには、中学に入っても厳しい成績重視の指導を受け、勉強に意欲が出ずに惨めな気分で過ごしている時に、クラスの子からいじられるようになり、精神的に打ちのめされていた時期だったのです。

　このころ、よく下痢をしていたと話されていましたが、それが学校や親との精神的ストレスによるものという認識は当時は当然ありませんでした。

　こうした環境によるストレスと、小学3年から続いたテストの成績順で差別される環境にも精神的な限界が来ていたようです。徐々に自分自身を責め、自己否定的な感情が形成されていったのです。もともとあった「OCDの傾向（第2章P.74～）」が過剰に誘発されて、症状として発症したといえます。それによって徹底した自己臭にこだわる過度で神経質な傾向が持続され続いて苦しんだのです。

ガスに悩む

　そもそも、精神的なストレスにさらされ続けると、お腹が張ったり下痢をしたりと胃腸の調子が悪くなります。自己臭の中でも、ガ

ス（オナラ）に悩む人は多くいます。

　学校の運動場での朝礼で、お腹が張り、我慢できずに音が出ないように注意してオナラをしたつもりが、微かに音が出てしまい、周りの人に気づかれたという恥ずかしさから校庭の裏で自殺をはかった女子生徒もいました。

　こうした例も、ガスが溜まりやすくなっている背後の原因は、子供のころからの親子関係における不満や苦痛を引きずって育った精神的ストレスの結果である場合が多いのです。

　高校時代、教室の中でお腹が張り、休み時間ごとにトイレに行ってガスを出していた女生徒もいました。この場合も、親の期待に応えるための受験のプレッシャーで精神的ストレスを受けていてお腹が張っていたケースでした。

　また、オナラの自覚はないが、外出の際に自分の近くに寄ってきた人は必ず慌てて離れて行くと悩み、自分でも何となくオナラ臭く感じる時があり、買い物にも行けなくなっていると悩んでいる主婦もいました。自然にガスが漏れているようで、自分の周囲に人が来ると間違いなく“臭い”といった表情や仕草をすると話していました。

　このように、ガスを出している自覚がなくてもオナラのにおいが漂ってしまう人もいます。大人になってから悩み始める人もいますが、多くのケースでは、子供のころからの家庭環境やその他の影響によって小学校時代に周囲に気を遣いながら精神的に萎縮して育った過去を背負っていることが多いのです。

　人はストレスを長期に受けると腸の働きが悪くなります。そうして、下痢や便秘になることが多いのですが、特に便秘の場合は、排便ができない、または我慢していることによって、自覚していなくても自然と僅かながら断続的にガス（オナラ）が漏れる場合があります。

便秘はリラックスできない交感神経の過度の緊張から生じます。幼いころ家庭内の環境が悪く、家の中で安らげる居場所がなく過ごしていると、交感神経の緊張が持続して便秘になりやすいのです。

　ある主婦の場合は、両親がいつも喧嘩していて、母親も優しく自分と関わってくれずに、家庭内でもリラックスした精神状態で過ごせなかったようです。そして、結婚して数年が経ったころ、夫からオナラ臭いと指摘されるようなったのです。それは夫との関係が悪化して半年ほど経ったころでした。

　オナラ臭が出始めたころは、夫婦間に問題が生じていて、精神的な下痢や便秘が交互に続くようになっていました。しかし、彼女は腸内の異常なガスの発生は夫婦間の精神的ストレスが原因だといった知識がなく、なぜ自分が臭いと言われるのか、その理由や原因が分からないために夫婦間の問題の改善に焦点が向けられず、症状だけにこだわって戸惑いながら落ち込まれていったようです。

　実際に周囲の信頼できる人から「何もにおっていないよ」と教えられても、慰められているようにしか受け止められずに、「においなきにおい」を感じるようになっていきます。悩みにより脳機能が混乱してくると、脳の嗅覚はにおいを過去の記憶から呼び起こして実際ににおっていると感じさせてしまいます。においは、思い出すことで再現できるのです。

嘔吐恐怖症

・・・・・・・・・

　嘔吐で悩む人は、性格的に OCD 傾向（第 2 章 P.74 〜）がある人が多いといえます。

　嘔吐を恐れることで、日常生活に制約を受け、生活が困難になる

ことがあります。学生の場合、学校に行けなくなることがあり、社会人の場合も仕事に出勤できなくなる人も多くいます。また、特定の食べ物に対しても嘔吐の可能性を恐れ、会食を避けるようにもなります。少しでも吐き気を感じると、嘔吐が起こるのではないかと異常に恐れてしまうのです。

　こうした尋常ではない怯えは、吐くことへの恐怖感が条件反射的に生じてしまう予期不安と払いのけられない恐怖が襲う強迫観念だといえます。

　それには個人に応じた嘔吐を恐れる事情や理由があるものです。第1章でお話ししたような例も、参考にしていただきたいと思います。

　幼少期などに、自分が嘔吐して苦しい思い、恥ずかしい思いをしたり、または家族や他人が嘔吐して苦しんでいる現場を見たり、嘔吐物を見て気分が悪くなったりしたことで、嘔吐に対してとても敏感になり、「吐いてしまうのではないか」といった強迫観念に極度に苦しむようになっているのです。

　誰もが、嘔吐は避けたいという気持ちはあるでしょう。しかし、気分が悪くなったら、早く吐いて楽になりたいと思うものです。

　しかし、嘔吐恐怖症の人は徹底して嘔吐を避け我慢して耐えます。

　なぜそこまで怯えるようになったのでしょうか。

　人は、嫌なことをしないといけない時、させられている時に、精神的ストレスや拒絶感によって、突如吐き気が襲う時があります。また楽しい集まりのはずなのに、吐き気を催すこともあります。

　これは何か悪い食べ物を食べたことによる吐き気ではなく、あくまでも精神的な反応です。ストレスを受け続けると、心身に何らかの影響が現れます。吐き気もその一つに挙げられるのです。

　それは何らかのストレスにさらされ続けている日常の中で、たまたま嘔吐に関連した出来事を直接または間接的に体験したことによ

るものです。

　言い換えれば、嘔吐を意識するようになった時期に、何か問題を抱えストレスにさらされ続けていたといえます。長期間（約３ヶ月以上）のストレス環境の中で苦しむことで嘔吐恐怖といった脳機能障害に陥ったのです。

　嘔吐恐怖で苦しまれている女性の相談を受けた後に、以下のようなメールをいただきました。

「先生がご指摘されている親子間のトラウマですが、自覚している部分はあります。長くなりますが、少し書かせてください。

　私の家族構成は両親・祖母（父方）・姉なのですが、母も姉も祖母もみんなキツイ性格で、つねに監視されているような抑圧された環境で育ちました。（父は仕事であまり育児には参加していません）

　特に姉には逆らうことができず、今でも折り合いが悪いです。姉が結婚して家を出るまで、いつも顔色をうかがうような日々が続きました。

　私としては、幼少期にもっと母に甘えたかったのですが、甘え足りなかったようです。

　そのためか、結婚も恋愛というよりは母親の愛を求めました。先生の著書に挙げられていた女性がまさに私のようで驚きました。

　私も夫婦生活がありません。そういったことより、何でも母親のように自分を甘やかしてくれるという基準で夫を選びました。

　でも、彼は彼であって、母親ではないのですよね。やはり母親のようには安心できない。私はものすごく母に依存しているのでしょうか。母の死後、どうやって生きていったらいいのかまで考えてしまいます。

　読んでくださってありがとうございます。井手先生のご指導のもと、私の心が改善されていくように頑張りたいです。どうぞ宜しくお願いいたします」

このメールを送っていただいた方は、33歳の主婦ですが、吐き気が起きると実家に戻りたいという焦りと衝動が生じて苦しまれていました。

彼女の吐き気に関する記憶で一番古いものは小学3年の時、風邪で寝込んでいる時に嘔吐してしまい、母親を呼んだら不快な顔をされた記憶が残っていて、母親に苦痛を与えることをしてしまった自分を責めたようです。

その後、嘔吐しないように気を遣っていたのですが、高校3年の時、風邪をひき吐いてしまったときは、精神的にパニックに襲われてしまいます。この時から、さらに嘔吐に絡むことを避ける意識が強まったようです。

日常の生活でも、食べ物や乗り物に過度に注意を払い、避けていたようですが、大学受験の時、電車に乗っていて吐きそうになったので、慌てて降りようとしたがドアが閉まってしまい苦しんだので、それ以来電車も乗れなくなっています。

このように、環境の中での精神的ストレスが日常化している状態で、不安やこだわりが強くなり、嘔吐恐怖症にいたります。

吐き気というものは、食べた物によって起きる場合と、精神的な反応がありますが、彼女の場合、「お姉ちゃんはずるい」といった満たされない不満な心情が彼女の精神的ストレスからくる吐き気を誘発させていたようです。

幼いころから母親の愛情を無性に求めるようになった事情には、気管支の病気で身体が弱かった姉に母親が手をとられて、我慢させられて育った寂しさや不満が大きく、自分が見捨てられるとの不安に怯えながら、良い子で母親の言いなりになって、母親にしがみついていたようです。

彼女は、子供の時から結婚した現在でも、夢の中で「お母さんがお姉ちゃんばかりを大事にして、お姉ちゃんはずるい」という気持

ちで泣きながら目が覚めることが度々あると話されていました。

　この例は、「愛着障害」による精神的ストレスが作り出している嘔吐恐怖症です。このような背景がなければ、どんなに吐くことが嫌な人でも、嘔吐恐怖症にはいたりません。

　また別の男性の例では、進学などに必要な経済的援助を十分にしてくれない父親に対する不満や怒りが大きく、寝る時間を削ってバイトをしてお金を稼ぐ生活の中で胃腸を壊してしまい、「機能性ディスペプシア（内視鏡検査などでも異常所見が認められないが、胃の痛みや胃もたれなどの症状が続くこと）」と診断され、吐き気に怯えて家から出られなくなっていった男性です。

　彼は、大学時代に学費を作ることに忙しく、不規則な生活を送る中でも、友人関係を大切にする異常なまでの執着心で、時間があれば友人たちと酒を飲み交わしていました。良好な人間関係を保つためには、酒は必要不可欠と思い込でいたようです。

　彼は、小学校でも中学校でもいじめにあっていて、孤立させられ、バカにしていた同級生を見返すためのモチベーションによって、自分を支えていたともいえるのです。その子供時代は、同級生を家に呼べないような経済状態で、不満の中で育ち、「世界中を飛び回る、カッコ良いビジネスマンになりたい！」という夢を抱き、自分を支え、その夢が叶うレベルまでにいたっていたのです。

　しかし、一方で、時間を惜しんで金を稼ぎ、大学で出会った友人たちとの飲酒によって健康状態はだんだん蝕まれていきます。

　夢が叶って外資系の会社に就職し、海外で活躍の場を与えられ責任ある地位につき経済状態が安定しても、彼の心の中は、「良い成績を残してもっと昇進しなければならない」といった強い向上心と競争心によって、大きなストレスを受け続けました。

　そうした焦りが体調の悪化を招き、昼食も食べられなくなり、吐

き気に襲われ嘔吐することを怯えて、電車にも乗れなくなり、出社できなくなるまで追い込まれてしまいました。

　彼自身、嘔吐に関するこだわりは、小学校低学年のころ、長芋や生卵、椎茸などを食べて吐いたことがあり、そうした吐く可能性がある食材を頑なに食べなくなっていったのです。

　OCD 傾向（P.74 〜）もあることで、吐くことに対する怯えは日々高じていったようです。

　どのような嘔吐恐怖症の例であっても、何らかの精神的ストレスに見舞われていたことが背景にあることで、過去に嘔吐を怯え拒絶する出来事がたまたま嘔吐であり、それにこだわるようになったといえます。

　そうした経緯を理解して、そのような精神状態にいたらしめた背景に焦点を当て、当時の精神状態の解消をすることで治していけるのです。

閉所恐怖症

　閉所恐怖症の克服には、悩みの原因は閉所という空間が症状を生み出しているのではないということを理解することが必要です。

　繰り返しますが、症状は心が生み出すものです。心は過去の脳の情動の記憶に基づいて反応し、本質的に類似した環境に対して反応を示し、過去の体験との関連を無意識のままに現在の状況に反映させているのです。

　50 代後半の女性からのメールをご紹介します。

　「……私の長年の困りごとを書かせていただきますので、どうぞよ

ろしくお願いいたします。

　今年4月17日に乳がんを見つけ、5月25日に乳がん手術。葉状腫瘍は3年前。今回お願いするにあたった一番の困りごとは、乳がんの治療のため、MRIのような形の機械の中に入り、放射線治療をしなくてはならなくなったことです。―中略―

　この病院へは片道2時間かかり、電車に乗れない私にとってはできない壮大な計画を成し遂げなくてはならず、諦めの境地でした。

　この放射線治療を受ければ、再発率が30パーセント下がると分かっていても、治療を放棄したくなったのでした。

　そんな時、ネットでの検索で＜MRI　閉所恐怖症＞としたところ、先生のユーチューブ動画が出てきました。

　一度視聴しただけでしたが先生に治していただきたくなり、翌日すぐにご連絡させていただきました。

　私の困りごとは15日間続くMRIの形の放射線治療の機械に入れない。しかも、その部屋は、黒い壁紙がベースで、窓のない洞窟のような部屋である。15日間電車で通院できないこと。飛行機に乗れないこと。

　このような症状の出た原因は、1995年ごろ、私が計画したハワイ旅行の帰りの飛行機の事故でした。酸素マスクが下り、ギャレーの氷も床に飛び出し、座席前の雑誌もすべて飛び散りました。

　私は、赤ちゃんだった長男を抱っこして体に衝撃を受けたため、その後、打撲の治療のため通院しました。事故の衝撃で、戻ってきたスーツケースの鍵も壊れている状態でした。

　この事故から1週間くらい経った後、デパートのエスカレーター前で、突然、このエスカレーターに乗ったら大惨事が起こると感じ、乗れなくなりました。次に、エレベーター、電車と続きました。

　しかし、思い返してみれば、幼少のころから長時間の自家用車（父親の運転）、バスでも具合が悪くなったり、高校生から電車の乗り

にくさも感じており、空いている方向の高校を受験しました。

　就職してからは、都心に向かいましたので、朝のラッシュはドキドキしていました。が、遊園地などの乗り物は、そのころは、楽しく乗れました」とのことです。

　放射線治療を受ける病院で、MRIのような装置に入れるか試した時、２秒で耐えられなくなり、看護師さんに励まされ手を握ってもらったりしてもダメだったとのことでした。通院は車での送迎の目処はついているとのことでしたが、この装置に入れなければ放射線治療は諦めなければならず、どうにか閉所恐怖を克服したいとの依頼です。

　閉所恐怖症を訴えられる人のほとんどが、自覚はされていませんが、幼少期における精神的圧迫感を体験されています。そうした当時の情動記憶が時を経て、閉じ込められるような環境に反応してしまうのです。

　閉所恐怖症は、狭い空間に反応するだけではなく、どんなに広い空間であっても、そこに閉じ込められて自由を奪われていると感じるといたたまれなくなる症状です。これは、子供時代の精神的な環境の無自覚な再現でもあるのです。

　この女性もまた、精神的苦痛の中に閉じ込められた子供時代を送ってきました。したがって飛行機事故は、閉所恐怖とは直接的には関係がありませんが、「自由が効かない空間での精神的苦痛」という意味には当てはまります。

　彼女との初めての面接から２日後には、どうにか放射線治療を受けられるようにしなければなりません。それで、２日間毎日５時間の時間を使い、２日後の放射線治療に向けての催眠療法を開始しました。

　まず初めに行わなければならない作業は、子供時代のトラウマと

閉所恐怖との関連性の気づきから始める必要がありました。

　一般的に、誰もが子供時代の心的環境との関連性など自覚されてはいませんので、退行催眠で当時を客観的に見つめ直します。

　２日目は、応急処置としての恐怖感からの解放です。３日目以降は、間隔をあけて２時間ずつ行い、暗示ＣＤ（催眠暗示の音声）も活用してのトータルで20時間の計画を立てて取り組みました。

　彼女の幼少期は、父親の暴力の中で育っていました。学校から帰ると部屋の中のものは壊されていて、ガラスが割れ、茶碗が割れ散らかっているのは日常茶飯事だったと話されていました。

　父親が暴れないことを日々願っての生活の中で、生命の危機を感じて育っていたようです。幸い、父親のＤＶからは母親が守ってくれていたようですが、殺されるより死にたいと思って生きていたようです。

　日曜日になると、父親が運転して家族でどこかへ行くことが多かったようですが、それが苦痛で車の中で吐いていたとのことです。こうした環境の中で育ち、小学校時代から自殺願望があり、あらゆる縛りの中で生きていくのが嫌だったと、振り返られていました。

　こうした子供時代のトラウマを確認させ、過去の苦痛な感情から催眠療法により解放してやることで、ＭＲＩなどの狭い空間や環境への無意識からの拒絶反応はなくなります。

　治療３回目には、一人で電車に乗れるようになり、以下のようなメールが届きました。

「本日は、早い時間の治療だったので、リラックスを心がけました。放射線の機械に入る前は、ドキドキしますが、始まると、毎日、毎日楽になってきました。土日のように休みが入ると、病院に行きたくなくなりますが……。突然ですが、電車に乗る練習の機会と捉えて、一人でうかがってみたいと思います」とのことでした。

　その後のメールは、「一人でバスの後、電車に乗っております。

本日治療中に、機械がストップするというアクシデントがありましたが、無事乗りきることができました。治療の日にちがあけば、治療の前はまだドキドキしますが、始まってしまえば乗りきれていて、恐怖感を思い出すほうが難しくなってきました」と変化していき、「ありがとうございます。今日は、初めて、病院に予約10分前のギリギリに着きましたが、慌てることなく治療できました。また、治療中初めてうとうとしました。順調です。先生のおかげです。ありがとうございます」

　そして、放射線治療の最終日、「先生、どうしても機械に入れず転院まで考えていた放射線治療が無事終わりました。先生の治療のおかげです。感謝しきれません。また、生活面でも、あそこへ行ってみたい、こんなことをしてみたいと意欲が出てきて、友人たちを驚かせています。先生に、感謝してもしきれません。自分の体を大切に今後もがんの治療を続けます。ありがとうございました」という内容のメールが届きました。

　閉所恐怖症の治療では、自覚がない場合でも、抑圧された精神的な苦痛を伴う過去の歴史に焦点を当てる必要があるのです。

高所恐怖症

　高所恐怖症は、恐怖症の中で一番多い恐怖症状です。

　どうして、高い所で下を見下ろすとゾクッとし、高所にいるというだけで怖いのかという原因が自分では分からないので悩まれています。

　もちろん、薬で恐怖感を和らげることはできますが、治すことはできません。しかし催眠療法では治すことができるのです。

　高所恐怖症の脳内での反応は、脳の深部にある扁桃体と呼ばれる部位の過剰興奮によって起きている現象です。

　扁桃体は、自己の生命を守るために警告を発して、危険を避けるように反応します。扁桃体が働かなかったら、危険な場面でも恐怖を感じないので、命に関わる事態や状況でも、何ら恐れもなく行動してしまうことになります。

　扁桃体は、身を守るための安全装置として働いているのですが、高所恐怖症で悩んでいる方の場合は、扁桃体の過剰反応によって、生活に支障が出ているのが現状です。

　高所恐怖だけではなく、料理を作る場合などで包丁を洗う時にも、ゾクッとして刃先を洗うことができなかったり、先が尖ったものに反応して、生活上で困ってしまう先端恐怖症なども、同じ扁桃体の過剰反応（アラーム）によるものです。

　以前、高所恐怖症で苦しまれていた人が、「高い所から落ちるようなトラウマもないのに恐怖を感じるのは、前世が絡んでいるのでしょうか？」といった質問をされたことがありましたが、前世の記憶というよりも、現世における脳の扁桃体の遺伝的特性が強いと思われます。ご両親のどちらかに、同じような恐怖症を持った方がいるはずです。

　人によっては遺伝の影響によって高所恐怖症になる場合もありますが、後天的な環境要因によっても高所での恐怖感が生じることがあります。

　環境要因の例として、幼少期の記憶にない落下の経験や自分自身が落下して怪我をしたことがなくても、他の人が落ちる場面や映像を目にしたことによって、その時の強烈な恐怖が脳に刻まれることがあります。このような恐怖体験により、扁桃体が過敏な反応を示す可能性もあります。これを模倣性反応と表現します。

　高所恐怖症の模倣性反応とは、他の人が高所で恐怖や不安を感じ

る様子を見て、それに対して自分も同様の恐怖や不安を抱く現象を指します。つまり、他人の恐怖が自分にも影響を与え、同じような恐怖反応を引き起こすということです。この反応は他人の行動や感情のモデリングによって起こることがあります。例えば、親や身近な人が高所恐怖症で、いつも怯えている状態を見聞きすることで、子供のころはどうってことなく高い所から下の景色を眺めることができていたのに、気がつけば自分もゾクッとする反応が出ていることに気づく場合もあるのです。

　どちらにしても、記憶があるなしや意識するしないに関わらず、過去において条件づけされている扁桃体が発する過敏なアラームを制御する必要があります。そのためには、催眠療法によって扁桃体の過剰興奮を解除すればよいのです。ここでも、「理性の理解、感情の納得」（第1章 P.40〜）の手順で進め、扁桃体ををはじめとする情動系をコントロールすることができるように治していきます。

醜形恐怖症
· · · · · · · · ·

　身体醜形障害（醜形恐怖症）は、自分の顔や容姿が醜いと思い込み、人に嫌われたり、不快な思いをさせたり、他人に迷惑をかけていると信じてしまう症状です。この症状が進行すると、外出することもままならず、結果的には閉じこもることにもなっていきます。

　または、自分の顔のパーツや輪郭が嫌いで、そこを変えなければ気が済まなくて、その手段としての整形を強く要求する人もいます。また、服を着ていると人からは見えない部分についても悩んでいる人もいます。

　きっかけは学校などでの人間関係の問題が多く、自分に自信が持

てない生育環境（愛着の問題、第1章 P.89 ～）を有しています。

　高校生の女子の例ですが、彼女は幼児期から母親との関わりが密ではなかったこと（愛着障害）で、中学校の友人の中でいろんな我慢を強いられて、高校へ上がり、どうしても周囲とうまく関われずに悩んでいるうちに、学校へ行けなくなってしまったとのことです。そして、母親に目の整形をしたいと訴えだしたのです。

　母親からのメールですが、「起床と同時に機嫌が悪く、私と主人を睨みつけて、何も話さない状態です。今日も、朝から機嫌が悪く、整形肯定派の動画をずっと見続けています。私が感じるには、就寝中から起床時にかけて、親への憎悪感情が大きくなるようです」とのことです。この娘さんは、目が父親に似ていることで、それが受け入れ難く、変えたくて苦しんでいます。

　母親からのメールは続きます。

「親への憎悪から、自分が嫌になり、整形への欲求が抑えられない状態であるのは、私もよく理解しておりますが、娘の心の中で、この因果関係が、彼女の整形への欲求を正当化しているようにも感じます。主人も私も、娘が今辛い状態にあることに対して、親としての責任は大いに感じております。もちろん娘が我々を拒絶し続けても、娘への愛情は変わりません。親への憎悪はなくならないと思いますが、なんとか、娘が今の自分自身を受け入れ肯定し、現在の自分で良しとする考えを持ってくれることを願っており、井手先生のお力添えをいただきたいと思います」

　会って話を聞いて感じるのは、この娘さんにとって、親に対する憎悪というよりは、これまで、親の価値観を押しつけられて育てられ、自分の気持ちを汲みとってくれなかった親への不満といえます。娘さんの心の底では、親への憎しみの気持ちより、本当は、愛されたかった気持ちが強いのです。

　一般的に、親は、自分の価値観を子供に押しつけている意識がな

く、親が良かれと思ってやっていることは、子供にとって必要なことだという勘違いをするものです。確かに、親の価値観は正しい場合が多いでしょう。しかし、子供にとっては、自分の気持ちも聞き入れてほしいと願っている時もあるのです。

この娘さんの場合は、日常的に親の考えを押しつけられて、嫌だと言っても聞き入れてもらえずに、父親に無理やり従い、それに耐えながら子供時代を過ごしてきたと話していました。これまで自分の気持ちを汲みとってくれなかった親に対して、不満と抗議の感情を引きずってきたのです。

この例のように、子供に心の問題が表面化した場合、親のほうからこれまでの子供への関わり方を反省して、変えていこうと努力することがあります。こうした場合は、もちろん紆余曲折はありますが、親子関係が良い方向へ変化して、互いに成長し、これまでの心の確執も徐々に改善されていくものです。

もちろん、娘さんは、整形手術を受けることなく問題を解決することができました。

最後に、お母さんからのメール２件と娘さんからのメールをご紹介します。

「ご無沙汰いたしております。娘が、無事に高校を卒業できました。なんとか大学にも進学することができました。高校の卒業式の日に『井手先生にご報告しなさい』と娘に言ったところ、すでに報告して、その上で先生からお返事までいただいているとのことで、大変驚いた次第でございます。ありがとうございました。井手先生には自分が大学に合格した時点で一刻も早くご報告したかったのだと思います。娘は先生のお言葉を有難く頂戴したことと思います」

娘さんへ私から送った返信メールをお母さんが読まれた後に送られてきたメールです。

「娘にメールをご送信いただき、本当にありがとうございます。井手先生が娘にしっかりと寄り添ってくださったがゆえのお言葉で、感謝の念に堪えません。

　井手先生のお言葉は冷静で分かりやすく、かつ慈愛に満ち、親の説教とは全く異なり、感動いたしました。（以下省略）」

　娘さんが送ってくれたメールを書き加えておきます。

「先生お久しぶりです。大学受験に無事合格し、4月から通うことになりました。先生の治療を受け、自分の性格の特性や傾向に目を向け、未来を変えていくきっかけを与えてくださったことに感謝しています。今は前を向けるようになり、毎日ポジティブに過ごせるようにうまくいったことを習慣化したり色々自分なりに試行錯誤して順調に回復しています。本当にありがとうございました。大学での生活が落ち着いたらまたいつかうかがいます。コロナが流行しているのでお体に気をつけてお過ごしください」

　母親が"親の愛情の大切さ"を理解し、過去の対応を見直し、娘をより理解するように接するようになり、その愛情が伝わり、娘が反抗しても母親はずっと心に留め、愛情を注ぎ続け、安心感を与え続けた成果だといえます。

整形への願望

　別の人の例になりますが、どんなに訴えても、親が自分の悩みに真剣に向き合ってくれなくて、親から見放されているとしか感じられずに育ったケースのお話しをします。

　親に整形したいと頼んでも理解してもらえず、費用も出してもらえないので、高校時代までは我慢して親と一緒に住んでいたけれど、

大学に入るとすぐに風俗店などで働き、お金を貯めて整形を繰り返していたといったようなケースも多々ありました。

　自分の心の問題に気づいていなくて、ただ整形で外見が変われば人生も変わると思い込み整形に憧れるケースは、整形後のある段階で、何も変わることがなかった現実に自分自信を責めるようになっていき、自己嫌悪や後悔やらで、精神的に追い込まれて心の病へと進みがちです。

　なぜなら、自分が想像して望んでいた精神的満足感が得られないからです。ましてや、こだわりの強さがあり、友達から嫌なことを言われたら、そのことを延々に考える傾向や、自分が悪いことを言ったかなと一日中考えてしまうような OCD 傾向がある人の場合は、自分の顔をどこまでいじっても満足できなくて、最後には「元に戻して！」と叫んでいた女性もいました。

　思春期の顔をいじりたくなる身体醜形障害は、幼少期からの親の愛情の不足や満たされない心理状態の中で育った親との愛着の問題（第1章 P.89～）が背景にあることが多いのです。

　親も人生上いろんな問題が生じて、十分に子供のことを構ってやれない事情があることでしょう。しかしながら、子供にとっては安心できる愛情に包まれて育つことができなかったことで、学校という集団社会の中で、自己肯定感がしっかりと育っていないがために自分に自信が持てず、自己主張できずに萎縮して、なぜ友達とうまく関われないのか、なぜ自分は人に好かれないのかと悩み、自己否定的な感情の中で苦しむようになるのです。

　そうして、初めはプチ整形から顔をいじることに関心をいだいたり、スタイルを良くするためのダイエットを行ったりなど、人間関係の問題に対し外見を変えることで解決させようと、自分なりの試行錯誤が始まるのです。

　母親が連れてきた20歳前の娘さんは、高校時代に、自分の顔を

変えたくて、顔がもっと可愛くなればクラスの中でもチヤホヤされると思い込んで、親に何度も整形の相談をしても聞き入れてもらえなかったと訴えていました。

そして、親への腹いせに「今から売春してくる」といって家を飛び出して、本当に売春していた高校時代があったようです。

その後お金を貯めて整形手術を受けるのですが、結果、人間関係が良くなるわけではなく、「自分の何が問題なんだ！」と悩むようになって混乱してしまったのです。

思春期の脳は成長過程でまだ幼いがゆえに（P.144 〜）、人間関係は外見のみで変わっていけると、テレビの中のタレントやアイドルのような感覚で捉えてしまっていたのです。人間的な魅力が、外見で決まるような短絡的な勘違いをしてしまうのです。

彼女はその後家を飛び出し、風俗で働きながらホストに貢ぐ生活を送り、自分を必要としてくれていると思い込んだ男性にお金だけをねだられて傷つき、全てを失い、実家に帰ってきていたのです。

依存症

あらゆる種類の依存は現実逃避の手段であるといえます。人が依存症に陥るのは「快感」を求めてではなく、精神的「苦痛の緩和」なのです。

依存が単なる快楽の追求であったとすれば、このまま依存が続けば、人生がどうにもならなくなると感じた時点で修正することができるはずです。

しかし、依存症といった精神状態をコントロールできないのには、依存症の背景に潜む原因を自力で解消しきれない実情があるからな

のです。

　では、どのような苦痛から逃れたいのでしょうか？

　現実の日常生活が満たされていれば、逃れる手段は必要ありません。しかし、依存状態にある場合は、深刻な問題を抱えている可能性があります。多くの場合、無自覚ながらも苦痛に満ちた心の世界が広がり、その苦痛から逃れようと苦闘しているのです。

　人は楽しく安定した精神状態を保てば、依存に走って日常生活を乱すことはありません。依存症の心の世界は多様ですが、自信を失い、自己否定感やジレンマに苦しんだり、家庭環境や人間関係による感情や苦痛を抱えたり、生き方に迷いや生きる意味を見失ったりして、持続的な生きづらさに囚われています。これらの状態は現在の生活で解消されないため、依存が生じるのです。

　何かに依存するということは、悩みを直視しても苦痛しかなく、そのことから目を背けて気分が解放される手段がたまたま見つかったということです。それに逃げ込むと一時的であっても心が楽になり救いがあるのです。

　依存症の対象は、薬物や行為、人間関係などの様々な種類があります。

　薬物といえば、覚醒剤やコカイン、大麻などの違法薬物から、アルコールやタバコ、コーヒーなどの嗜好品があげられます。

　行為の依存は、ゲームやインターネット、ギャンブル、セックス、暴力、万引き、買い物、過食嘔吐、自傷行為などがあるといえます。

　また、人間関係の共依存、虐待、いじめ、ＤＶ、パワハラなどの不適切で支配的な関係なども忘れてはなりません。

　どのような依存にしても、自分では制御できなくなった脳の状態に陥っていくのです。脳がそれらを要求してしまうのです。

　なぜなら、それらを体験した時の脳内での化学物質（ドーパミンなど）の分泌による心地よい、または激しい刺激をさらに求めてし

まうからです。自分を苦痛から解放してくれる刺激を求めて流され、飲み込まれていきます。

　何かに依存してしまったと気づき、それから逃れようと決断して、やめようと努力しても、それは一時的な我慢の後には懸命に依存を正当化する理由を考えてしまい、頭の中ではそのことばかり考えています。求める気持ちを正当化し、再び依存の世界の中に逃げ込みたくてしょうがない心情が続くのです。

　やりたいことに規制を加えずに、やりたいことを自由に好きなだけできたら楽でしょう。しかしやめるべき理由が自分でもしっかり分かっているので、決意して我慢してはみるものの、どうしても精神的に落ち着かなく、そのことが頭から離れずに苦しむものです。

　依存から解放されるための戦いは、まだ初期の軽い状態では、戦うことで自然と要求から解放されることもありますが、ほとんどの場合は一時的な我慢で終わり、また元に戻ってしまうことになります。いや、戻さなければいられないのです。

　依存症からの自己解放の難しさはトラウマが背景にあり、そのトラウマを解放せずに無理に我慢し続けていても、何らかの環境要因によって無意識内のトラウマが刺激されれば、心を楽にしたい要求に負けてしまい、簡単に依存行為に逆戻りしてしまいます。

　背後で突き動かしているトラウマを取り除かなければ、どうしても沸き起こる抑えきれない気持ちの要求のままに依存行為に走り、我慢しようとしても簡単に敗北してしまい、それによって、一時的に心が楽になったとしても、その後は後悔といった自己嫌悪に苛まれるか、開き直って依存の世界へ落ちていくかの繰り返しなのです。

　さらには、ストレスから逃れようとしての依存は、逆にストレスに対し脆弱になっていきます。なぜなら、現実の問題に向き合って対処することなく、気分だけ変えて問題を先延ばしすることを繰り返すからといえます。

脳内報酬系

．．．．．．．．．

　人が依存に陥るということは、どのような種類の依存薬物や行為であっても、初めて体験した時に脳内に快感や喜びの情動が生じています。もし不快感や苦痛しか感じなければ、その行為を繰り返すことはないでしょう。

　また、一時的に何かにハマったり熱中して取り組んだりすることはありますが、ある程度の興味や好奇心をそれなりに満たせれば、自然にそうしたのめり込みから解放されていくでしょう。

　依存症へ流される精神的背景があるから、人は単なる快楽からのめり込みによるコントロール障害（依存）へと変化していくのです。

　犯罪行為となる依存の種類の場合は、本来、理性の力で抑制をかけて過ごしていても、精神的ストレスと疲れによって脳の抑制機能を働かせ続けることができなくなった時に発生します。心の深層からの要求を抑えきれなくなってしまうのです。

　薬物などの依存性物質や、セックス（痴漢や覗き、盗撮などを含む）、窃盗などを行った際の脳内での反応によって理性が効かなくなり、一度その激しい快感という心身への刺激反応を体験したら再度求めたくなり、繰り返さなければいられない精神状態へと陥ってしまいます。

　こうした快感や喜びには、「脳内報酬系（中脳皮質辺縁系経路：A10神経）」が関与しています。この報酬系を刺激する方法を知ってしまうと、その誘惑に抵抗できなくなり、快感を得るためにのめり込んでしまうことになるのです。

　何らかの刺激によって、脳の報酬系の回路内で、ドーパミンが分泌され、それが受けとられるといった作用が生じます。

　もう少し詳しく説明しますと、ドーパミンの生成が中脳の黒質や腹側被蓋野を中心に行われます。これらの領域から伸びた軸索の先端からドーパミンが放出され、脳の快楽中枢である側坐核の神経細胞の受容体によって受けとられます。黒質や腹側被蓋野からの神経回路は、理性を司る前頭前皮質、情動に関わる辺縁系の一部である扁桃体、そして背側線条体にも伸びています。これらの領域が連携することで、快感の経験や刺激を記憶すると考えられています。

　ドーパミンは、気分の良さを求める化学反応を引き起こし、快楽を感じる要因となります。この物質は、脳内の神経伝達物質であるモノアミンの一種で、普通のアミノ酸であるチロシンから生成されます。そして、ドーパミンは人のパーソナリティ、うつ状態、薬物やアルコールの使用、攻撃性、食欲、性行動などの様々な行動に関与しています。

　ドーパミンによる快感や喜びは、最初は報酬として満足感をもたらしますが、長期的には刺激が物足りなくなり、より強い刺激を求めるためエスカレートします。この状態は、止めたくても止められない、制御ができない状態といえます。

　ただし、脳内でこの反応を経験したからといって、誰もが依存症に陥るわけではありません。個人の差に注目し、なぜ依存症に陥り、脱出できなくなるのかを理解する必要があります。

依存症は偶然ではない

　依存症は偶然では起こりません。薬物、ゲーム、ギャンブル、性

的な行為など、どの依存症に陥るかは個人の体質、遺伝傾向、生育環境など様々な要素によって決まります。

　人の暴力性や短気な性格も、遺伝的要因が大きく関与しています。過去に格闘的な訓練を受けた経験があるかどうかも影響しますが、一般的には自分よりも弱い相手に対して暴力を振るう傾向があります。

　アルコールやタバコ、危険ドラッグなどへの依存も、遺伝的体質により身体が受けつけない人もいるでしょう。

　依存の問題は、何に依存するかよりも、なぜ依存が生じるのか、どのような背景が関与するのかが重要です。

　依存症を改善する方法は、そうした原因を明確にするという意味では、心の病全般への改善のアプローチと同じプロセスが重要になります。

　この後は代表的な例を挙げ、どうすれば依存から解放してやれるのか、そのことを考えてみたいと思います。

　ほとんどすべての依存は人間関係の問題ともいえます。そこから救い出すためには、背景にある原因に目を向ける必要があります。

　そのため、困難や苦痛を伴う心の葛藤や生きづらさ、自己否定など生育歴や依存の始まりに関連する問題を解決する必要があります。

　依存症は、自覚の有無に関わらず、解決すべき原因や現実の問題に向き合い、適切に対処することができなくなり、薬物や行動などで気分を変えることで問題を先送りしてしまう心の状態です。

　依存症の人は、現実の問題に立ち向かう自信を失い、自分の現状や人生を変える努力から逃げる手段に頼り一時的な心の安らぎを得ようとします。しかし一旦逃げることができても、徐々に満たされない物足りなさや焦燥感や将来への不安を感じるようになります。

　そうした辛い気持ちを汲みとって、早く心の安らぎを与えてやる必要があります。

よく依存症の患者は嘘をつくといわれます。「自分は依存症では
ない」「時期がくれば必ずやめるよ」「今日だけは、これが最後」な
ど、周囲の人や自分につく「嘘」があります。嘘をつきながら、ど
うにもできない漠然とした不安や苦しみから逃れ、安心を得たいと
いった自らの願望でもあるのです。

　早くそこから助けてやらなければなりません。依存症の人がつく
嘘には、例えば、アルコール依存症の場合など「飲んでないとやっ
ていられない！」と開き直るしかない敗北感だけでなく、心の深
層にはまた違った悲しみがあるのです。

アルコール依存症

アルコールを美味しく楽しむ分には問題ありませんが、飲まずに
はいられない、飲まされるようになってコントロールがきかなくな
ると、それはもう病気の領域といえます。この時点でも意志力で断
酒はできますが、また再発してしまうケースがほとんどです。

　とくに意志力で断酒できなくなっている場合、心の深層の処理が
必要だといえるのです。なぜなら、それはトラウマを背景とした心
の病だからです。

　アルコール依存症に陥った状態を治す時、その人の生育歴が無視
できないのは、幼少期から親に十分に構ってもらえず、慢性的な生
きづらさを抱え、悩みや不安を受け止め支えてくれる人が周囲にい
ないことで、心理的に孤立した状態に慣れてしまっていて、自己否
定的な絶望感に独りで浸ってしまう傾向があるからです。自分独り
では正体が分からない、抑えられない衝動に流され、酒に酔って刹
那的に心身を守り続けている状態なのです。

背景にある心の問題を明確にして、それらの解決をはかることで、原因が解消され、酔を求める必要はなくなります。

　アルコール依存症に関しては、自分の意志力ではもう制御できない病的（脳の萎縮が顕著）な段階のアルコール中毒の方や、アルコール摂取量が増えていく過程で、アルコールで酔った精神状態に逃げ込むことが習慣になり、肝機能も悪化し、記憶障害の健忘も生じている段階に達していても抜け出せなくなっている人などもいます。

　また、つねに職場での対人面や仕事のストレスで緊張状態に置かれるなどで精神安定剤のような目的で飲酒する習慣がついてしまった人など、様々な理由があります。

　アルコールを摂取することで、知的生産性や健康の問題に悪影響を及ぼすことが分かっていても自己制御ができなくなっていく原因としての一例を紹介したいと思います。

飲酒を誘うトラウマ

　50代前半の経営者で、まだまだこれから会社を大きくし利益も上げたい、結婚が遅かったせいで幼い子供が二人いて頑張らなければならないことは分かっている反面、どうしても仕事が終わる夕方に近づくとお酒を飲んでしまう日々を過ごし、断酒を決断しても長くは続かず、何かのきっかけで飲み始めてしまうという悩みを抱かれていました。

　晩酌で多量に飲んだ時は、子供や妻との会話の内容を翌日覚えてなく、妻に心配をかけているとのことでした。妻に心配をかけないために、「酒量を減らす、時々休肝日を作る」と約束はしても、家に帰る前にこっそりとコンビニで買った酒を飲んでしまう自分がい

るとのことでした。

　本当はジムで身体を鍛えたり、本を読んで勉強したり、したいことがいっぱいあると思っていても、ついつい酒に流されて何も実践できないまま 10 年以上も経過していました。

　退行催眠で原因を分析していくと、子供のころの心象風景として、夜になると酒浸りの母親がいました。お風呂上がりに心地よく飲んでいる母親を見て安心はするものの、いつ地雷を踏んで父親と喧嘩になるか不安な気持ちで過ごしていたのです。

　母親は父親がいない時、父親に対する不満ばかりを口にしていて、そうした愚痴を聞かされて育ち、小学校低学年の息子にとっては、許せないひどい父親だと感じて成長したようです。

　母親は、父親の不在中にテレビを見ていてはその内容に絡んで愚痴を言いだす時があり、子供なりに心を痛めていたとのことです。

　息子に対してだけでなく、近所の人にも「自分は悪くないのに、不幸にされた」と父親のことを責めていて、そんな愚痴を吐きながら深酒している母親が心配だったようです。

　母親は毎晩、「眠れない」と嘆いて、酒と一緒に睡眠薬を飲んでいて、眠りについても夜中目が覚め、また眠るために薬と酒を飲んでいる母親の姿に、子供心に心配していたことを覚えているとのことでした。

　彼は中学に入ると、家業を継ぐように父親から言われます。それが嫌で反対しますが、受け入れるしかないと諦め、大学を出た後に家業を継ぐのですが、精神的なストレスも大きかったようです。

　しかし、父親と一緒に働くようになって 1 年ほど経ったころ、経営者としての父親が偉大であることに気づき、父親への印象が一変しました。

　子供のころから母親に聞かされてきた愚痴は何だったのかと、母親に対しての評価を冷静に客観的に分析できるようになったと話し

ていました。

　母親は、父親の社会的な経営能力などの評価は一切口にせず、自分がいかにも犠牲者であるが如くふるまい、近所の人にも、父親のことを「全然優しくない」などと愚痴を言っていたのです。

　もともと不安症の母親は、父親が事業を拡大しようとしても経営の足を引っ張るだけで相談相手にはならず、父親はつねに自分一人で事業を展開していたことに、母親は自分だけが無視されているといった不満を抱いていたのだと分析されていました。

　不安症とうつ状態は、悲観的な感情を抱きやすく、すべてを暗く受け止め、また人生を恐れて怯えるので、現状を冷静に客観的に把握できません。しつこく気にやむ性格であるがゆえに、自分を苦しめる事業展開をする夫を理解できずに責めていたのだと思えます。そうした精神状態から逃れるためのお酒だったといえます。

　父親の事業を継いで11年ほど経った時、父親はがんで他界します。父親はお酒を飲めなかったため、母親が深酒して暴れたり叫んだりすることがあると、母親を責めていたのだと彼は理解できたようです。

　こうした子供時代の心象風景がトラウマとして、心の深層へと根づいてしまいました。33歳で父親の後を継ぐプレッシャーを跳ねのけて仕事をしていく中で、どうしても心の拠り所が欲しくなりました。それが彼にとっては、お酒だったのです。

　しかしながら、飲みすぎてしまう自分の姿が昔の母親の姿と重なり、こんなことではいけないという気持ちを抱きつつも、母親がお酒に救いを求めていた心象風景があるために抑制が効かずにそのまま飲み続けてしまうのです。

　彼にとってお酒は、何時間も母親の愚痴を聞いていた子供時代の象徴であり、仕事上のストレスや不安を排除するための手段になっていたのです。酔うことは彼にとって手放せない歴史だったのです。

　彼をお酒から解放するためには、このトラウマをしっかりと解消する必要があります。また、母親からの遺伝も無視できません。母親から受け継いだ不安やうつ傾向の遺伝があれば、そうした傾向に陥りやすい自身を自覚して、お酒との関連性を断ち切った気分のコントロールを学ぶ必要があります。それによって、毎晩お酒を飲まなくてもストレス解消は別の手段で健康的に、自責の念を抱かずにできるようになるのです。

　経済的に何不自由なく育ったとしても、むしろ恵まれて育ったからこそ、親に精神的に甘えることができずに多くの心配や我慢、苦痛を自分の中に押し込めなければなりませんでした。親の気持ちを汲みとり適応していくしかなかった幼少期のトラウマを解消するしかありません。心の深層に潜む感情のしこりは無意識に人生の中に影響を与え続けるものなのです。

　お祝いや食事会などで飲酒することは、心身の健康上にも全く問題はありませんが、お酒の力に頼って眠ろうとしたり、酔った気分に浸りたくてついつい毎日飲んでしまったりと、気づくと飲酒に依存して自己制御が効かなくなっていたら、心の深層に何か問題の要因を抱えていると判断すべきでしょう。

　飲酒によって睡眠に悪影響を与え、睡眠の質と量に問題が生じるお話は第５章（P.290～）でも触れますが、その結果、精神や健康状態が悪化して、人生が混乱に陥ることがあるのです。

ゲーム依存症

　学校や会社で人間関係がうまくいかずに、家に帰りゲームをすることで精神的辛さや虚無感を紛らわせている場合があります。

学校でいじめを受けたことで、精神的に敗北し、さらなる精神的な痛手を深めないために不登校になった子供にとって、ゲームは格好の逃げ場にもなってしまいます。

　ゲームによって、いじめに敗退した情けなさや怒りなどを一時的にでも忘れることができる時間も必要でしょう。しかし、どのような場合であったとしても、ゲーム依存に陥り自己コントロールできなくなってしまうのは、何らかの精神的な安楽や居場所を求めてストレスを解消していることになります。

　ただ、ゲームに逃げ込んで朝起きられなくなっている子供からゲームを取り上げるなど、親が子供を支配したり、放置したりすると、親に対する不満や反抗がさらに高まります。すると、ゲーム以外で現実の苦痛から逃避する手段を見つけるしかなくなるのです。それでは子供の人生を壊す結果を招きかねません。

　ゲーム依存においては、親子間の「愛着問題」が絡んでいる場合も、そうでない場合もあります。絡んでいた場合は、生きづらい人間関係から離れ、ゲームの興奮や刺激に気を紛らわせているのかもしれません。ただ、ゲームをすることで時間が奪われるわけですので、他に取り組むべき問題から逃げているといった心理状態が背景にある可能性は高いのです。

　どうしても学業に向かない子供であった場合、他のことで自慢し自己満足したいと望みます。子供がゲームだけにハマることを避けたければ、それ以外で自信を得られる分野を親が一緒になって探してやらなければならなかったのです。親が子供を叱るだけではなく、一緒に語り合い子供が求めている世界を見つけ出すために、もっと違った満足感を体感させてやったりするような親子の愛情ある関わりが重要です。もし、親が勉強の楽しみを教えてあげられるのなら子供に学業の分野で自信を取り戻させることもできるでしょう。そうした過程で親子の絆も深まるのです。

　生まれ持った子供のパーソナリティを尊重し、親の期待や価値観ではなく、ありのままの子供を理解し、その子の可能性を見出していく親子間での共同作業が必要な場合もあります。

　勉強が苦手な子供に、ゲーム機を奪い勉強を強要しても決して親が期待する結果は望めないでしょうし、社会人の場合では、ゲームをして過ごす時間を奪われたら、職場へ行けない精神や身体の病気にいたることもありえます。

　依存してしまっている場合は、無理にやめさせることでは解決できません。

　なぜゲーム以外に興味がないのか、その子に寄り添った姿勢が必要となるでしょう。子供を理解し、適切な対策を練る必要があります。批判したり禁止したりするのではなく、ゲームに依存しなくても生きていける精神状態や多彩な人生の楽しみ方を導いてやることが重要なのです。

　ゲームを日課のように楽しく遊んでいる子供もいます。親としてはゲームにハマっている子供の将来を心配して口出ししたくなる気持ちは当然でしょう。しかし、子供にとってゲームが何らかの精神的「苦痛の緩和」でなければ、それほど気に病む必要はないのではないでしょうか。

自傷行為（リストカットなど）

・・・・・・・・・

　リストカットは女性に多い症状です。もちろん少ないですが男性もいます。男性の場合は、手首を切ることもありますが、自分の顔を自分で殴ったりぶつけたり、または熱湯の中に手を入れたりと荒くなっていきます。

こうした自傷行為は心の問題から始まって、脳の問題へと深まっていきます。

　はじめは自分の意思で行っているつもりでいても、意思に反してやめられなくなっていくのです。

　ある女子高校生が母親に連れられて私に会いにきました。不登校になり親を困らせていたのですが、リストカットがやめられなくなり、怖くなっているのです。不良グループの中に入って知り合った女の子の一人がリストカットをやっていて、その子の相談に乗っているうちに自分自身でも興味本位で始めたとのことでした。

　彼女自身、知り合った子とはとても話が合い、互いの親に対する不満を理解し共感し合っていく中で、リストカットの癖が移ってしまったと話していました。

　家庭環境の中で、親が子供のことを心から心配して、大切に思っていたりしても、子供にはその気持ちが伝わらない場合があります。なぜなら、親が子供の望んでいる要求に向き合えていないからです。子供の気持ちを汲みとり、子供の視点で悩みを聞くことが大事なのですが、子供が気持ちを訴えても、自分の価値観を押しつけ指導ばかりをする親からは、分かってもらえないと諦めて精神的に離れていきます。

　別の女性の相談で、「子供のころ、母親が父親を裏切り、浮気相手と密会する時に自分を利用していて、父親には嘘をつかされて育った」と話されていました。

　単身赴任している父親に対する罪悪感と、母親の愛情を求めても、別の男性に目が向いていることへの寂しさと抗議で、母親の前で手首を切ったことが始まりだったといいます。それ以降は、親に知られると怒られるので、独り手首を切り、血が滲む自分の腕を見て、自分で自分をいたわる時間が、虚しい心を救ってくれていたとも話

されていました。

　別の女性は、高校時代まで母親に管理され、母親の要求を全て聞き入れて育つ中で、親元を離れて東京の大学に入ってからもそれが続きました。大学の授業をはじめ日々のスケジュールをすべて把握しておかないと気が済まない母親に、初めの1年間は従順に従っていましたが、2年目からは知恵を絞って、嘘の情報を伝えて自由になれたと話されていました。

　彼女は、親の精神的な束縛から解放されるために、遊びを覚えていきます。そして、もっと遊ぶためにバイトを始め、数ヶ月後には風俗で働くようになったそうです。しばらくはそれで満足できていたのが、だんだんと自己嫌悪に駆られるようになっていき、自分をカミソリで傷つけ始めていったのです。

　彼女は手首や腕だと人目に触れるし、何よりも母親に知られることは怖くて、服を着ていると人の目に触れない胸をカミソリで切っていたのです。

　彼女にとっては、せめてもの母親への反抗だったといえます。「私の胸の傷は、芸術なのです」と笑って話されていました。しかし、女の友達と服を着替える時に見られてしまうと、急に引かれてしまい、これまで何人も友達を失ってしまったとも話されていました。

　こうした、子供時代の母親との関係によって生じた心の叫びは、どこかで放出して解消しなければ、つねに過去に囚われて、未来へと視点を向き変えられないのです。そのために、過去の自分と向き合いながら、心の整理が必要なのです。過去を振り返る時、催眠状態は心の叫びを受け止め解消してくれます。

円形脱毛症

完璧主義で、「これではダメだ」「自分はまだ劣っている」「もっとこうでなければ」などと、無意識に自分を責める傾向や向上心が強い人は、そうとは気づいていなくても多くのストレスを受けているのです。なぜなら、満足できる完璧な結果にこだわり過ぎて無理して頑張ってしまうからです。一方では、限界に追い込まれて投げてしまい自己嫌悪に苛（さいな）まれてしまう人もいます。

頑張って達成したとしても、苦しんで諦めたとしても、大きなストレスを経験していることには違いありません。まずはこれに気づくことです。

こうした精神的ストレスによって髪が抜けることがあります。円形脱毛症に限らず、全体的に自然と髪が抜けてきて薄くなっていきます。

こうした完璧主義的な精神傾向は、一概に悪いことではないので、いき過ぎないように、どのようにコントロールしていくかが必要なのです。そのために自己の無意識の傾向をしっかりと客観的に捉えておかねばなりません。

完璧主義の傾向は、自己向上に役立つ一方で、度を超えると自己嫌悪などの悩みが生じ、打ちのめされることがあります。

もっとリラックスして、現在の自分ができる範囲のことを達成することが大切とアドバイスされても、一般的には受け入れられないことが多いでしょう。その結果、精神的なストレスによる円形脱毛などの症状が現れることがあります。

無意識に作り出されるこのような傾向には、催眠の暗示が効果的です。生まれつきの気質は自己意識だけではなかなか変えられないものなので、自分自身の傾向を客観的に自覚した後に催眠の暗示を

使うことが効果的です。なぜなら、無意識に作用している傾向には、無意識に直接働きかける必要があるからです。

　また暗示効果を持続させ定着させるためには、理性的な意識からの援護も必要になります。

抜毛症

・・・・・・・・・

　自然に抜ける髪とは違い、自分で意識的に、または無意識に髪を抜いてしまう「心の病」もあります。こうした症状が生まれる背景にも、円形脱毛症と同じく、完全主義で自分を責めていることが多く、自分がうまくいかなかったり、思うようにことが進んでいなかったりした場合に、イラついて無意識に髪の毛を抜いてしまう行為に走ってしまいます。

　自分を責めて追い込む傾向がある場合、何かすることで精神的なイラつきに反応しているのです。

　学生さんの場合は、試験勉強などしていて思うように進まなかったり、理解できないストレスに見舞われたりすると、髪やその他の体毛を抜き始めることがあります。いじめを受けている場合や親子間の愛着障害でもこの症状が出ることがあります。

　大人の場合も、恋人とか職場での人間関係がうまくいかない、思うように進まない状況に追い込まれてくると、ダメだと分かっていても、ついつい手が髪の毛や眉毛などに伸びていき、抜いてしまうのです。

　この症状が出ている場合、自分を責めて精神的にイラついています。投げやりになったり、自暴自棄になったり、あるいは自分を責める傾向も強く、完璧を求めるかのような強迫観念もあるでしょう。

些細なことに後悔したり、気持ちを切り離せなかったり、悩みを引きずったりすることで、心の解放が苦手な精神的傾向の方は、そうした自己の特性を見つめ直し改善していく必要があります。

　なぜ自ら髪を抜きたくなるような精神的ストレスに襲われているのかという因果関係を明確にする必要があります。

　ふと無意識に手が髪に伸びていることを意識した時、手が伸びた瞬間に自分の脳裏にどのような感情が沸き起こっていたかを問いかけて探ってみることです。その時の感情は、あなたをイラつかせている原因の一つなのです。

　こうした自己観察が、原因の全体像と無意識内で反応している自分を知ることができます。

　因果関係を明確にするということは、理性的思考を育てることになり、無意識の感情を制御することを助けます。あとやるべきことは無意識を変えるために働きかけることです。

摂食障害（過食・過食嘔吐・拒食症）

　摂食障害も代表的な「愛着障害（第2章 P.89〜）」が背景にあるといえる障害です。過食であっても、過食嘔吐であっても、拒食症に陥っていても、すべてが子供時代からの家庭環境の中で、親に対する不満や過剰適応が絡んでいます。

　親に対する不満といっても、親が自分を理解してくれない、親の価値観を押しつけてくる、自分と向き合ってくれないといった不満から、両親がいつも喧嘩しているという不満や心配などに心を痛め続けている子供もいます。

　過剰適応の場合は、親の顔色をうかがい恐れながら、その環境の

中に適応する日常となり、どれほど自分にストレスを与えているのか自覚がないまま育つのです。子供であるがゆえに自分ではどうしようもできない両親が作り出す環境の中で、悩んで過ごしている精神状態の時に起こります。

　過食嘔吐や拒食症に関しては、ダイエットがきっかけとなることもありますが、やはり背景には、自分が親に愛されているかどうか分からない、満たされない子供時代が存在します。

　子供時代の成長過程の脳の状態は非常に不安定で、家庭内で十分満たされた親子関係が必要なのです。

　ある女性（医師）からの相談で、病院で働くようになってから過食嘔吐が始まり、いろいろと手を尽くしたけど、どうしても改善しないという相談を受けたことがあります。

　自分だけではどうにもならないと判断されてのご相談でした。

　その女性が小学校高学年の思春期に入ろうとしている時、母親が再婚したそうです。その再婚の目的の一部には、彼女が学校の成績が良かったので、医学部に進学させようと母親が決断し、経済的にもそれを叶えてくれる男性と再婚されたのです。しかし、再婚相手にいつも気を遣う母親を見て育ち、家の中でうっかり着替えなどしている時やお風呂から上がった時などに父親の視線を感じて、精神的に気が休まらない生活だったようです。もちろん親の期待に応えて医学部へ進学しなければならないといったプレッシャーも強かったと話していました。

　しかし、本当に自分は医者になりたかったかどうか、もっと違った生き方が自分には向いていたのではという生きることへの迷いの中で精神的に苦しみ、混乱されていました。

　このような、幼少期からの精神的不安定の中で過ごし、親が引いたレールに沿った生き方を選び、母親に愛されたいと願いつつも親

から自分は愛されているといった確信が抱けない状況で育ったようです。

　このような、幼少期からの精神的不安定の中で過ごし、親が引いたレールに沿った生き方を選び、母親に愛されたいと願いつつも親から自分は愛されているといった確信が抱けず、安心感や満たされた感情に包まれて育つことができなければ、自分を苦しめるような行為や精神状態に、気がつけば追い込まれてしまっていることがあります。

　この例も、母親が娘にとっての安全基地になれなかった「愛着障害」の典型例ともいえます。

　別の過食嘔吐が止められない女性の相談者もまた、自尊意識が育たなかった家庭環境で育っていました。

　この女性は、中学2年から、相談に来られた40歳まで毎日1回は過食嘔吐を繰り返していたそうです。社会人になって休みの日には、朝からファミレスなどを回って食べては吐き、次の店に移動するような生活を送っていました。

　そうなった原因を簡単に説明しますと、母親が障害のある妹に手を取られていて、すべてにおいて我慢させられて育ったのです。しかも中学生になったころに、母親から「私が妹の世話をできなくなった時は、あなたが面倒見てやってね」と頼まれたのです。それから、将来自分は妹のために犠牲になるのだと悩むようになったのです。

　そうしたストレスを受けた時に、食べることで現実から逃れようとする一方で、自己を否定する自傷行為と同じように、吐くことで自分を傷つけていくのです。吐くことは太らないためではなく、ストレスによる脳の機能異常によって生じる自傷行為へと進行していくのです。

　拒食症で苦しんでいた女子高校生のケースも同じです。幼いころからの両親の不和に苦しんでいたことが原因でした。そうした親に対する無意識からの心の抗議だったのです。

　過食症や拒食症の摂食障害は、依存症の一種で、多くは幼児期の家族関係、親子関係から受けた「心の傷」に原因があります。その傷が癒されないままでいると、自覚できない情動系（扁桃体を中心とした大脳辺縁系）の葛藤が思春期になって暴走し、摂食中枢への正常なホルモン分泌を妨げるのです。

　食欲をコントロールする摂食中枢は視床下部にあり、「外側野」が空腹中枢、「腹内側核」が満腹中枢を担っています。空腹になると（血液中のブドウ糖が少なくなると）"食べたい"という要求を出し、満腹になると（血液中のブドウ糖が増えると）"食べるのをやめよう"と歯止めをかけるのですが、視床下部が決定を下す際には扁桃体と合議して空腹中枢と満腹中枢をホルモン刺激する最終決定を行います。

　ところが心の傷が耐え難いほどの葛藤となってしまうと扁桃体を暴走させてしまい、扁桃体がいつまでも決定を出さないために食欲をコントロールすることができなくなってしまいます。

　原因は「心の傷」であって視床下部や扁桃体の故障ではありません。それゆえに、投薬治療では治せないのです。

心の病と自己変革

　確かに人は悩むことで成長します。しかし、苦痛だけの悩みは、人を壊していくのです。

「心の病」が生じる時、客観的に原因を捉えられずに、人は前向き

な努力ができない苦痛にさらされています。もうすでに心が敗北してしまっていて、冷静な気持ちで戦えない状態なのです。誰かの助けがないと、一人では立ち上がれません。

　そんな時は、あなたの心を軌道修正してくれる心の専門家の門をたたくべきです。

　もうダメだ！　もうイヤだ！　誰か助けてくれ！　と叫んでいても心の成長は期待できません。

　なぜ、そしてどのような原理で心が葛藤していくのかを理解しなければ前には進めません。

　人の心は、"意識"と"無意識"の世界があるから葛藤が生じます。そして、"意識"と"無意識"の葛藤を解消できるのは、薬では無理なのです。また、この葛藤がある状態では自己変革も不可能です。

　私たちは幼児期から、生育環境の中でトラウマと呼ばれる心の傷を負って成長してしまう可能性があることも無視できません。

　ある環境でどの程度どのように傷ついたのかということは、生まれ持った性格や気質によって違ってきます。それゆえに他者と自分とのトラウマの影響の違いは明確に自覚できず、また適切な意識化がなされていません。

　この無意識内に抑圧されているトラウマも、意識化されないまま、私たちの心の葛藤を生じさせる原因です。その結果、精神的苦痛や身体的症状が生じているのです。

　どのような特殊な「心の病」でも、トラウマを解消し心の葛藤を調整できれば治せるのです。

　そのために、まずはあなたの無意識の中に焦点を当て、症状を生み出すトラウマや葛藤の真の正体を見極めなければなりません。その後に、心を癒すプロセスが始まるのです。

　人は変われます。どんな人でも……。

　そして、その人に最適な、もっと良い人生を歩んでいけるのです。

第 4 章

・
・
・
・
・
・
・
・
・
・
・
・
・
・
・

心と遺伝

生きる
・・・・・・・・・

　仕事がら、実に多くの人の人生と関わりを持ってきました。

　人の人生を考えてみる時、遺伝の世界には深い興味を抱いてしまいます。遺伝子が全てを決定するような「遺伝子決定論」は、もうすでに昔のものとなっています。それでも、親子の間でDNAが受け継がれ、その中には心の形成をコードする遺伝子領域も含まれていることは事実です。これにより心の病や精神的苦痛が生じる場合もあり、その事実を無視することはできません。

「生きる」とは何なのでしょう。

　遺伝子の影響を考えると、その呪縛から自分自身を解放してやらなければ、思うような人生を生きられないことになります。無意識に支配され、遺伝子に支配される人生とは、まさに「運命」となって人生を決定づけてしまいます。

　しかし現実はそう単純なものではありません。人は自己の意思によって様々な影響から自分を解放した人生を歩むことができます。

　新たな「遺伝学エピジェネティクス」により、そうした事実もだんだんと分かりつつあります。

　人間観察を新たな観点から見つめ「生きるとは何か」といった謎に迫ることができる時代になったことを、私は本当に喜ばしく感じています。

　私たちの全ての細胞内にあるDNAが解明されて、全ゲノム解析が簡単にできる時代が訪れたこと、分子生物学及び関連分野の技術が目覚ましく発展していることの恩恵といえるでしょう。

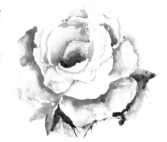

　私は、生きるということや人の運命と

いうものに深い関心があるがゆえに、脳科学や遺伝に関して興味が尽きることがありません。もうこの歳になっては生きられる時間の中で好奇心を十分に満たすことは叶いませんが、もっと先の未来まで生きて真実を知りたかったと悔やまれるところでもあります。

ある母と息子の物語

「お前が悪い！　生まれたくもない、こんなおもしろくない世の中に生んだお前が全て悪い！　お前が一生償え。倒れるまで養え。俺はそれまでひきこもる。もうこれからは楽しいことだけして生きていく」

「そしてお前が役たたずになって死んだら、俺は適当に楽な方法で自殺する」

「お前が塾に行かせて大学に進学させようとするのも、どうせ俺に金がかからなくなるための保険みたいなもんだろうが。こんな世の中で、ろくに休みもなく働く社畜みたいな生き方はしたくないわ。働きたい奴らだけが働けばいい」

　これは、高校２年の時に中退するというのを母親がなんとかなだめて卒業までにいたったものの、その後ひきこもっている息子が、母親に発した言葉です。

　母親がどんなになだめようと努力しても、息子はこのような発言をして自分の考え方は絶対に正しいと言い張っていたようです。

　母親が息子に「このままだと生活保護でも受けてもらわないとやっていけない」と言うと、息子は逆上して、「お前は無責任に産んで都合が悪くなったら放り出してそのまま死ねというのか。どこまで無責任なんだ！」と悪態をついて話にならなかったようです。

夫とは、息子が小学校に入学してから間もなく離婚調停を経て、やっと離婚が成立し、母親が息子を引きとり育ててきました。

　子供の成長を楽しみ仕事に励まれていた母親は、高校に進学してから不登校になりかけている息子を支えながらも、将来の大学進学を楽しみにしていたようです。

　息子が高校２年に進級して間もなく「こんな自分を産んだお前が悪い」と言い出し、「生きている価値がない、受験もしない」と母親に断言しました。

　高校を卒業後は、母親の再三の説得にも頑なに応じず、ゲーム三昧のひきこもり生活を１年ほど続けました。将来のことを話題にだすと、「お前が今まで何年も俺に押しつけてきた苦しみからやっと抜け出したんや。やっとほっとする楽しい生活になれたのに、それの邪魔をしようとするのか。自分の都合のいいようにしたいだけじゃないか。それを俺のためとか言うな。腹がたつ！」と、進学の勧めを拒絶し、執拗に言うと怒って暴力を振るってくるので、何度も怪我をしていたようです。

　それでも「諦めきれずに進学を勧めると『この状態はお前のせいや。お前が無責任に俺を産んだことが全ての発端なんや』と、いきなり部屋の隅に私を追い詰めて殴りかかってきました。頭にこぶができ体にも数ヶ所あざができてしまいました」と語っています。

　そんな暴力が時々ありましたが、ある日、母親を叩きながら「俺はお前に殺されたんや！」と２回ほど口走りました。

「その言葉の意味を考えながら頭は真っ白でした。あまりのことに呆然としました。夫の昔を見ているようで、ぞっとしました」と母親はその当時を回想していました。

　また、ある日、「俺は正しい。この考えは絶対に変わらない。お前は自分の思い通りにさせたいだけやろう！　自分に負担がかからないようにしたいだけなんやろう……」と、興奮してきたので、「暴

力振るったら絶対だめだから！」と言ったら、「うるさい」とすご
い勢いで走ってきて、シャープペンシルで母親の腕を刺したのです。
かなり深く突き刺さりポタポタと血が垂れ出て、流血がすぐには止
まらなかったとのことでした。それでもさらに母親の頭を殴り続け
たようです。

　読者には極端な事例と受け止められるかもしれません。または、
よくある話として読まれる方もいらっしゃるかもしれません。どち
らにしても、人には様々な個性があり、その中には極端な性格の被
害に遭う人生が存在します。実際は、被害者も加害者も不幸な人生
なのですが、やはり被害者の精神的苦痛の立場に立って是正すべき
ことだと思います。

　しかしながら、この息子のように、時を経て被害者が加害者へと
変貌していくのもまた遺伝子のなせる悲劇でもあるのです。

　こうしたパーソナリティ障害の傾向が強い子供の場合、遺伝傾向
があり、両親のどちらかが同じような傾向を有していることが多い
のです。この家庭も例に漏れず、父親のほうにその傾向があったよ
うです。

父親の境界性パーソナリティ障害

　この母親が結婚されていた時に、夫から受けていたストレスは、
そうとうなものだったようです。

　時に子供にも向けられた暴力は、二度や三度ではなかったとのこ
とです。家の壁に穴をあけたり、家電製品を壊したり、床が見えな
いくらいに散らかし暴れたりと……。

　例えば、車で遊びに行っている途中に、ご主人が長男に対し足が

臭いからという理由で、高速道路の道路上で「降りろ！」とすごんだことがあり、機嫌が悪くなると暴走運転で脅かされることもあったそうです。言葉の暴力もひどく、いつも機嫌が悪くなると「お前ら殺潰しが！」と怒鳴られていたといいます。それは、口の悪い人が悪態をつくようなものではなく、本気モードでじくじく長時間責めてくる逃げ場のないいじめ方だったようです。

なだめようとどんなに謝っても追い詰めてくるとても陰湿なもので、機嫌を損ねることを恐れて日々生活していたとのことです。しかし、機嫌の良い時は別人のようでやさしい面もあったということでした。

夫は、職場での人間関係においても、自分の思い込みで人に悪意を抱き怒りや強いストレスを引きずっていたようです。時には被害妄想を抱き、人を恨んだり、悲観的な見方をしてしまう傾向が顕著で、自分の意に反した場合の激情はかなり激しく、すべてその感情を家庭に持ち込んでいたようです。

そうした家庭内暴力の恐怖に怯えて暮らす生活の中で、息子は幼稚園の時にはチック症状が出始めました。

その息子が小学校へ入学して間もなく、DVの被害者をかくまう「シェルター」と呼ばれる、県の児童家庭センターの施設で２週間ほどの生活を経て、裁判所にDVの申請と離婚調停を申し立て、認定されて離婚にいたったとのことでした。

離婚成立後もご主人が起こすストーカー的な行動に、逃げるように引っ越して身を隠し、教育委員会に相談して極秘の転校手続きをとってもらい、別の市に移転されたとのことです。しばらくは生きた心地がしなかったと話していました。

離婚されたご主人の社会的評価においては、高学歴で一流企業に勤めていて重要な部署で仕事している、全く問題がないように見える人なのです。

遺伝子の発現

　親からどのような遺伝子をどの程度受け継いでいるか、受け継がれたどのような遺伝子がどの程度働いているかという遺伝子からの影響が、人の人生を左右してきます。

　人の遺伝子（DNA）は父親からと母親から受け継いだ二重らせん構造の染色体が２本ペアになっています。そして、同じ位置にある遺伝子（対立遺伝子）の父親由来か母親由来かどちらかが優性・劣性遺伝の法則で発現するのです（現在は、優勢・劣性遺伝とは表現しません。優れている・劣っていると誤解されやすいので、2017年から顕性・潜性と用語改定されています）。

　母親によると、息子は幼少時はやさしさ溢れる面も多々あったとのことです。夫から言葉や態度でDVを受ける私を見た時などには、「お母さんをウルトラマンみたいに守ってあげる」と慰めたりしてくれたようです。

　しかし、子育ての中で、「そんな勝手なことしたらあかんよ！お父さんに似たようなことをしないで！」と、父親を引き合いに出して叱ったりしたことが何度もあったそうで、それは子供には絶対に言ってはいけないことと相談員さんに言われてやめ、反省したといいます。

　さらにお母さんの話によると、「息子は、小さいころから気にくわないことがあると私にイライラを向けます。モノにあたり暴言を吐いたりします。場合によってはモノを壊してしまうこともあり、極端な例では、玄関の鍵がなかったときにいらついて窓ガラスをひび割れさせたりするなどと激しいのです。そんなことしてはいけないと叱ると、鍵を置いていないほうが悪いなどといっていました。開き直り方が元の主人に似ていて嫌だなぁと思ったのでした。ですが、

外では我慢しているようで学校の先生や友達にも感情をぶつけては
いないようなので、そんなことをしているという学校からの報告は
ありませんでした。なので、外でのストレスは 相当だったと思い
ます」とのことでした。

　しかし、「物事がうまくいかない時の当たり散らしは、主人のそ
れと似ており、私もとても嫌な気持ちになって、苦しさが蘇ってき
ますし、本人も父親が些細なことでカリカリして、家の中の雰囲気
がピリピリしたり、暴言を吐かれたり、暴れて壁に穴をあけたり、
物を破壊したりしていた記憶がどこかに残っているのだろう」と思
います。

心の叫び

- - - - - - - -

　息子は訴えます。「生きていくのがしんどい。生きている意味が
分からない。自殺したいが、痛そうだし、苦しそうだし、怖いから
死にたくても死ぬこともできない。生き地獄だ。こんな世の中に生
まれてきたくなかった。お前は、こんな世の中に俺を産んで、もし
かしたら自分の子供がそういう考えを持つ可能性も、何も考えてい
なかったのか。お前のせいで、こんなに辛いのに！」

　訴えられる母親は、「何度この言葉を聞いたことでしょう。そして、
何を言ってもうるさい！　と罵られます。お前の言うことをしてい
たらいいことあるかと思ってきたけど、何もなかった。中学で部活
を頑張っても、勉強を頑張っても、いい高校に入っても、高校で部
活に入っても、しんどかったのを無理して卒業しても、残ったのは
徒労感だけだと言われます」と話しました。

　息子が「学校へ行こうとして電車に乗ると必ず下痢になり、身体

に変調をきたし、人が怖い、と苦しんでいた姿。学校行事が大嫌い
で、体育祭や、学園祭、修学旅行も欠席し、楽しい思い出が作れず、
家に寂しくじっとしていた姿、無理して参加しても、義務から苦し
い気持ちを持ってでしか臨めず、そんな態度で臨むから、周りもだ
んだん離れていったのでしょう。思い出しただけで私も胸が苦しく
なります」と母親は語っています。

「俺はもう、分かったんや。世の中、頑張ってみたって今まで何も
いいことなかった。学校だって、面倒くさい人間関係とか決まりば
かり。単位がどう、行事がどうと決まりばかりで、習っている内容
も、本当に大学で必要なんか分からんようなもんばかり」

　多くの精神的苦しみを背負い育ってきた彼（息子）の、被害者と
してのトラウマは生育過程に深刻な影響を与えていたことでしょ
う。しかし、そうしたトラウマからの癒しの過程において、まず行
わなければならない重要なことは、彼自身の中から生じている遺伝
的傾向を理解させることです。

　なぜなら、彼は混乱して生きてきたからです。

　例えば、なぜ自分が学校で友達とうまくやっていけないのか。そ
うした答えを示してくれる人がいなかったので孤立感の中で苦しん
でいったのです。

　受け入れ難いものだったとしても、自分の遺伝傾向を客観的に見
つめ、それによって自分自身を知り、苦しさの原因を理解すること
で、これまでの生きづらさは乗り越えていけるという現実に希望を
持つことから始めなければなりません。

　遺伝傾向による生まれ持った性格が社会生活において生きづら
かったとはいえ、人は適切なことを学習して身につけることで環境
に適応していく能力があります。認知や思考の修正を経て人は変
わっていけるのです。

　彼は、小学校高学年ころから同級生との関わりにおいて悩むよう

になり、学校や部活でも孤立していきました。クラスメートとの関係がなぜかうまくいかずに、周囲を恨みながら我慢して学校生活に関わる日々が続いたのです。

　しかし、催眠療法を進めていく中で、この彼自身にも多くの問題があったことに自ら気づいていきました。

　幼少期の様々な状況の中で形成された病理的な幻想（認知の歪みや思考の癖）を修正して、相手の立場に立ち感情思考や衝動の抑制などをコントロールできるようにしていく治療や指導が必要といえるのです。

遺伝とは

　親が子供を産むという生物世界は、この息子が訴えている理屈とは違うのです。親が子供を授かるという現象は、親は本能的な働きが加わり、何らかの妨げる理由がなければ、家庭を持ち子供を育て、幸せな親子関係を望みます。しかし、子供の性別も性格も能力などの全てを親は選べないのです。

　遺伝の法則から言えることは、どんな子供が生まれるかは偶然の確率であり、誰の責任でもありません。

　子供が一方的に親に対して生んだ責任を果たせという要求など、歪んだ訴えであり、世間で通用しないことが彼には分からないのでしょうか。それとも、そのように訴えるしかないほどの苦しみの中で生きていたのでしょうか。

　本人の生育環境や学校での人間関係を聞けば、相当な苦痛を経験してきたといえますが、人間関係におけるそうした生きづらさを生み出しているのは、どのように感情を制御すべきなのかという方法

を生育環境で学べなかった、他ならぬ自分自身だったのです。そうはいっても、彼を一方的に責められないのも現実です。彼自身、幼少期における両親が作り出す環境が違っていたら、もっと違った性格形成となっていたはずだからです。

　また、この後でお話しする新しい遺伝学（エピジェネティクス）によって分子レベルで理解できるように、親からの世代間伝達があり、また記憶に残っていないような幼児期の環境によっても、人は多大な影響を受け、精神的にもストレスに対して非常に敏感に育ってしまいます。それゆえに、人よりも傷つきやすく、苦痛も大きいのです。

　どのような人でも、生きづらさを感じる時、人は自分自身の気質や感情傾向を客観的に理解することが必要です。人間関係の中で人とどのように関わればいいのか、勝手にわき起こる感情や不満と、どのように向き合い処理しなければならないかといったスキルを身につけなければなりません。そうしたことを学び、取り入れていくことで、自分らしさを活かしながら自分に最適な充実した人生を送ることができるように変わっていけるのです。

　もちろん、生まれつきの性格（気質や感情傾向など）を変えるためには、時間がかかるものです。幼児期の環境から影響を受けた認知やストレス反応の調整などが必要となります。

　学校などの集団生活の中で、どのように人間関係を築いていくかといった指導を親ができなければ、専門家に依頼するなどして、子供が集団の中で生きやすくなるように導いてやる必要があります。

　しかし、この例の母親と息子の場合でも言えるように、離婚後の子育てにおいて、母親としては経済的に生活を支えることで疲れ果て、十分に子供に向き合える精神的余裕がない場合があります。しかも元夫との関係の中で、苦しみ続けることで弱ってしまった精神面を取り戻すことには母親にとっても時間を要していたのです。

一般的に、愛着障害が生じやすい家庭環境で育った子供は、不安や心配が絶えない親子関係の中で自己肯定感を育むことが難しいとされています（第2章 P.94～）。そのため、集団生活において彼らは自信を持てず、自己主張もできず、自己を抑え込みながら周囲の反応に敏感になるか、周囲の気持ちを理解せずに行動や要求をし、うまく関わることができないことが多いのです。

　この例のように、母親にとって仕方がないことだったといえますが、子供が「守ってあげる……」と母親に宣言したということは、子供の前で母親が苦しんでいる姿や雰囲気をさらしていたといえます。こうした家庭環境によって、子供が受けた影響ははかりしれないものがあり、親から愛情を受けるために甘えるということが許されずに、塞ぎ込む気持ちで過ごす時間が多かったのです。これでは情緒面の成長に悪影響を及ぼしてもおかしくなく、精神的な幸福感を経験する安らぎも薄かったのでしょう。

　こうした、幼児期の、特に記憶として残っていない3歳までの環境においても、この後お話しする「エピジェネティック」な変化として、脳の扁桃体や海馬や側坐核と呼ばれる情動系の脳領域に影響を与え、成長後に、ストレスに対して非常に過敏な反応を示すようになります。

　十分な愛情に満たされないで育つことは、人生において不満を抱かせるものになります。成長後も子供の時と同じように苦痛に敏感な状態で、相手に期待し過度な要求や行動をとりやすく、自分の世界が前向きな努力によって報われるといった気持ちと期待感を奪いとってしまうのです。

　このケースの場合、幸せを求め努力している母親も、愛情を体感できなかった子供も、二人とも犠牲者という大変悲しい人生のドラマだといえます。

　この息子にとっては、もっと違った人間として生まれてきたかっ

たかもしれませんが、それは誰のせいでもなく、生まれてきた子供が背負って生きていかねばならない宿命と受け止めるしかないのが人生です。親を責めるよりも、支えてくれる親の存在に感謝して、生きやすい人生を模索していくべきなのです。

　人は生まれながらに、多くの不条理を背負っています。周囲のもっと恵まれた人と自分を比較して、羨ましさを感じるのは人の常でしょう。さらに苦しみ嘆く人も多いのは事実ですが。しかし、どんな人でも、上には上があり、周囲を見渡せば、自分よりとても恵まれた環境やすぐれた能力を持って生まれている人がいます。

　子供にとって、両親を選ぶこともできなく、望まない両親の遺伝子を受けて生まれてくることに納得がいかないのもわかります。

　　人の遺伝子と一般に呼ばれているDNA（ *Deoxyribonucleic Acid*：デオキシリボ核酸）は、赤血球を除く人体全ての約60兆個の細胞の核と呼ばれる中心部分に46本に切れた二重らせん構造のひものような状態でしまいこまれています。

　　厳密にはDNAのゲノム情報の中で、たんぱく質を作る設計情報にあたる部分のみを「遺伝子」と表現しますが、それは最も限定した定義なので、ここでは遺伝情報という意味で遺伝子ではない部分を含めて同じように表記する場合もあります。また、「ゲノム」とは、DNAによってコードされた塩基配列全体の情報を意味します。人のゲノムは、32〜33億個もの塩基対から構成されています。

　　両親から受け継いでいるものは細胞内に存在するDNAと呼ばれるものです。細胞が分裂する時に、このDNAは染色体と呼ばれる状態に変化して、自らのコピーを作ります。いうなれば、両親からもらった2つの染色体を一組として、24種類の染色体があり、染色体の合計は46本の染色体からなっています。これは計算間違いではなく、

22 本（常染色体）×2 ＋ 2 本（性染色体）＝ 46 本なのです。

24 種類の染色体の中の 2 本は性別を決める性染色体です。いわゆる XX（女）または XY（男）の組み合わせで性別が決まります。

両親からの遺伝子の分配

・・・・・・・・・

　私たちは、両親からの性染色体（精子と卵子の DNA）が融合（受精）してこの世に生まれてきますが、その時、「減数分裂」と呼ばれる特殊な現象が起きて、両親の染色体がさらに変化して受け継がれます。その時の両親から受け継ぐ染色体の組み合わせの確率は天文学的数字になるといわれています。

　減数分裂を簡単に説明すると、精子の場合も卵子の場合も初めは、他の細胞と同じように、染色体（遺伝子）の数はそれぞれ父親・母親由来の 46 本の染色体を持っています。しかし、減数分裂によって半分の 23 本の染色体を持った生殖細胞となるのです。

https://催眠療法.com/
genetics.html

　精子と卵子の融合で、染色体数を 92 本に増加させた後に 23 本に減数させる過程の中で、互いの両親から受け継いだ染色体(遺伝子)がシャッフルされてしまうのです。

　このように遺伝メカニズムは非常に複雑であると同時に、予測が立たない様々な変化が起きることがあるために、どのような遺伝子の組み合わせの子供が生まれるかが分かりません。

　またさらに、ある DNA をもって生まれたとしても、成長過程のストレス環境などで、DNA に変化（置換、挿入、欠失、トランスポゾンなど）が起きて、どのような変異が起こるかが読めないものなのです。

　問題は、どのような性格や能力を持って生まれてくるのかは親の責任ではなく、親には子供を選ぶという選択肢が与えられていないという事実です。子供も親を選べないでしょうが、人生は適切な努力によって、自己を変える可能性が残されており、有意義な自分らしい人生を送れるのです。それゆえに、生まれてきた以上、人生は自己責任が大きいといえます。もちろん親も、産んだ子供に対するできる限りの支えはすべきでしょう。

　自分の生き様は、自分の努力で満足できる生き方を模索し、生き甲斐を見出し、幸せを勝ちとらなければならないのではないでしょうか。

エピジェネティクス

　1990年代に入り、ジェネティクス（遺伝学）の最先端分野の研究が進む中で従来の"遺伝学"だけでは説明がつかない問題を分子の視点で捉え、遺伝情報（DNA塩基配列）を変えずに、「エピジェネティックな変化（付加的変化）」によって遺伝子の発現をオン、オフに変化させる因子と、その仕組みを分子レベルで研究する学問領域エピジェネティクス（新しい遺伝学）が生まれたのです。

　遺伝情報が全く同じ一卵性双生児（双子）がいて、一方に精神疾患が生じた場合、もう一方の発症確率が100パーセントではないのはなぜなのか。ほとんど同じ環境で育った双子に生じる変化は、DNA（遺伝子）の配列や環境だけでは説明がつかない何かが関わって、成長過程で違いを生じさせているとしか思えないのです。

　もし、DNA配列が全てであれば、双子は完全に同一であるはずです。違いを生じさせるものが生育環境だとすれば、何がどのよう

に変化することで遺伝暗号を変えているのかといったメカニズムが以前から謎だったのです。

こうしたメカニズムを解き明かす新しい遺伝学が、分子生物学の発展によって生まれたエピジェネティクスなのです。

人生におけるエピジェネティクス

幼児がまだ3歳未満の段階で、養育者（親など）から虐待や育児放棄などの愛着に関するトラウマやストレスを受けた場合、またはその後の成長過程においてもストレスなどを受け続けている子供は、そうでない子供と比べて明らかに精神疾患など（うつ病、不安症、自傷行為、摂食障害、薬物依存、自死など）が発生するリスクを持って成長します。

記憶に残っている時期のトラウマは当然といえるかもしれませんが、3歳未満で記憶の曖昧なトラウマがなぜ成長後に精神的な病や苦痛を生じさせるのかが、分子レベルの研究で分かってきました。

その答えが、「エピジェネティックな変化（修飾）」です。

それだけではなく、「このエピジェネティックな変化」は次世代にも引き継がれることも分かってきました。

これまで臨床的には、世代間伝達と表現され、虐待を受けた子が親になった時になぜか自分の子を虐待してしまうことは知られていて、それは経験したことによるものと解釈されていました。しかし、それだけではなく、虐待を受けた子供時代にDNAに「エピジェネティックな変化」が起きていたことが原因だったのです。

虐待に関したことだけではなく、様々なストレス環境にさらされ続けることによってDNAに変化が起きるのです。

「エピジェネティックな変化」とは、DNAやDNAが巻きついている「ヒストン」と呼ばれるタンパク質などに化学的変化（化学修飾：メチル化など）が特定の領域に付加されて、近くの遺伝子の発現がオン、オフに変化するスイッチとなることをいいます。

　したがって、一卵性双生児のように遺伝情報（DNAの塩基配列）が全く同じであっても、成長過程において様々な性格や嗜好などの違いの変化がなぜ顕著に起こるのかといったメカニズムが分かってきたのです。

　もし私たちがこうした「エピジェネティック修飾」によって精神面に影響が現れたとしても、DNAの発現に変化を起こしているだけなので、それらを乗り越えて人生をより良く変えていくために、事態への受け止め方を変える（認知の修正：感情の反応の仕方や行動を変える）ことで、修正していくことができます。

　これはたいへん重要なことで、人生における努力によって変化させることができるということも理解してほしいのです。

　　エピジェネティックな化学的変化（化学修飾）が特定の領域に付加され変化（修飾）されるメカニズムは、二重螺旋のDNA鎖の塩基の一つであるシトシン（C）にメチル基（-CH3）が付加（結合）するプロセスをメチル化と呼び、メチル化した遺伝子の働きをオフにする変化です。

　　またヒストンのリシンというアミノ酸にアセチル基（CH3CO-）が付加（アセチル化）するとヒストンに巻きついている近傍の遺伝子の働きがオンになる付加的変化です。

　　DNAが巻きついているヒストンの化学変化においては、アセチル化だけではなくメチル化やリン酸化やユビキチン化などの複数のヒストン修飾が存在していて、機械のオンオフのスイッチのような単純なもの

ではなく、微妙な緩やかな様々な変化を作り出しているといえます。
ヒストンとは、DNAの塩基が巻きついているタンパク質のことで、4
種類の球状の構造をしています。これらのヒストンがそれぞれ2個ずつ
合計8個が強固に積み重なった周りにDNAが巻きついていて、このヒ
ストンの8個の塊をヌクレオソームと呼び、このヌクレオソームが密に
積み重なり、長いDNAが細胞の核内に収められています。

クロマチンヒストン構造

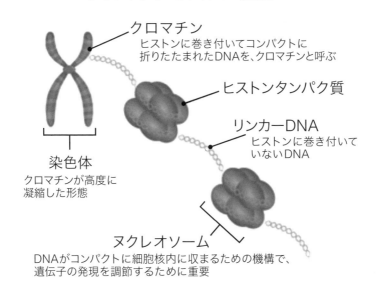

クロマチン
ヒストンに巻き付いてコンパクトに
折りたたまれたDNAを、クロマチンと呼ぶ

ヒストンタンパク質

リンカーDNA
ヒストンに巻き付いて
いないDNA

染色体
クロマチンが高度に
凝縮した形態

ヌクレオソーム
DNAがコンパクトに細胞核内に収まるための機構で、
遺伝子の発現を調節するために重要

話を戻して

· · · · · · · ·

この章で取り上げている彼（息子）は、生まれて物心もつかない
ころから父親のDVによる家庭内でのトラブルに巻き込まれること

で、様々な「エピジェネティクス修飾」を受けて成長してきた可能性がありました。

　例えば、彼は学校という集団生活の中での人間関係にとても過敏に苦痛を感じていました。こうした過敏で過剰なストレス反応を起こすことも「エピジェネティックな変化」によるものといえます。

　人はストレスを受けると、脳内の視床下部でCRHというホルモンを産生し、それによって下垂体からACTHというホルモンが血中に放出されます。その結果、副腎皮質からコルチゾールが分泌されます。これを内分泌システム反応（HPA）と呼ぶことはすでにお話ししています（第2章P.84〜）。

　このHPA経路にはすぐれたシステムが組み込まれていて、副腎皮質から分泌されたストレスホルモンであるコルチゾールは血液の流れによって体内を巡り、一部は脳に戻ってきます。

　血中のコルチゾールが脳の受容体に結合することで、分泌量が過剰であると脳内でのモニタリングにより判断すれば、脳の興奮を鎮めるようなシグナルを出します。これを負のフィードバック・システムと呼んでいて、このメカニズムによってコルチゾール産生の低下につながります。このフィードバック機構は、私たちがつねに過剰なストレスにさらされるのを防いでいるといえます。

　ところが、幼児期に虐待などのトラウマを受けて成長すれば、日々が過剰なストレス下にあり、つねに過剰なコルチゾールを作り出して過ごしていることで、負のフィードバック・システムの働きに問題が生じてきます。いわゆるコルチゾール分泌の抑制ができなくなるのです。

　第2章でも説明してますが、脳内の高濃度のコルチゾールは視床下部や下垂体、海馬や扁桃体の細胞を徐々に壊していきます。

　海馬や扁桃体などにはコルチゾール受容体が存在します。そこで、コルチゾール受容体遺伝子のエピジェネティックな変化が起こり、

DNA メチル化が促進されます。これによって受容体の数が減少し、負のフィードバック・ループの効率が低下します。結果的に、循環するコルチゾールの量が増加してしまいます。

その結果、彼（息子）のようにストレスに対して過剰に敏感となり、耐性が弱く、些細なストレスをうまく流すなどの適応ができない精神状態で過ごさねばならなくなってしまうのです。

最後に母親の言葉を記して終わります。「そういえば、息子は先日の自動車教習所の性格診断で新しい環境に順応することが苦手で、心配性すぎるという結果が出ていました。また、ストレスを受けた時の気持ちの切り替えも苦手であると。本人もそれは自覚していました。どうにか克服していってほしいです」

反出生主義

自分を産んだ親を恨み、「どうして自分の同意なしで自分をこの世に産んだんだ」と親を責める子供がいます。責められる親も同意をとることなど不可能なので何も言えません。

自分が生まれてきたことを嘆き、この苦しい世界になぜ産んだと親を責める「反出生主義者」と呼ばれる人々がいます。

この世の中で生きることに苦痛を感じるがゆえに、生まれてきたことを嘆き、生み出した親を恨むのですが、その根底には、育児に不適格な親のもとに生まれたら子供は不幸になる、親を選べない子供を産むべきではない、などといった思想があります。

古代から世界中に存在する考えともいわれますが、親の愛情に満たされ、親との心の絆がしっかりと築けて育った子供は、この世に生み出してくれた親を恨んだり責めたりすることは決してしないの

です。

「反出生主義者」たちの心の叫びは、苦しみがゆえの抗議なのです。

　このような精神状態に追い込まれて苦しんでいる子供に対して、親としてどのように接していくべきなのかは、第２章の「愛着障害（P.89 〜）」を参照ください。

　もし、子供が親を責め苦しむようになっていたら、子育てにおいて何かが間違っていたのです。その現実を親は真摯に受け止め、その時点からでも子供に対してできる努力をしてあげることが親の責任として望ましいのです。それがせめてもの救いになり、親に対する感謝の気持ちも生まれてくることになります。

親子の心の絆

　子供を育てる経験とは、一方的なものではなく、親自身も子供の存在によって多くの救いや安らぎを得ることができます。もちろん子育ての過程で経済的な負担を背負いますが、人生の中で子供から学ぶことも、充実した時間を持つことも、それによる多くの救いや幸福感もあります。

　また、子供にとっても、人生の様々な場面で親に支えられながら頑張ることができ、そうした関わりの中で親子であることの幸せを感じることでしょう。互いに有意義な関係を築きながら生きていけるのです。何よりも、親子間の心の絆は孤独感からお互いを救ってくれます。

　そうした関係を築けない親たちにとって子供を産むという行為は、子供を精神的に傷つけ、苦しみの中に追い込む、無自覚な罪だともいえるでしょう。

人生で何を経験するかは、生きるという意義にも関わります。

すべてがうまくいっているならば、人生を深く考えないでしょう。しかし、思うようにならずに行き詰まり、満たされない日々を送るようになると、人は生きることに関して考え始めます。

親子の間に存在する心の絆に満たされて、生まれてきて良かったという思いとともに、人生における充実感や達成感を感じられるような経験と感情を味わって人生を送ってほしいものです。

例え、何ら親からの恩恵がなかったとしても、それを超える経験や感情を通じて、豊かな人生を送ってほしいと思います。

親に意識的な悪意がなくても、子供の成長に多大な悪影響を与えてしまう生育環境があります。それによって「エピジェネティックな変化」が起きて、ストレスに過剰に反応してしまうような子供に育っていきます。

幼稚園のころを振り返り、「物心ついてからずっと生きているのが辛かった、死にたいと思っていた」と話す方がいますが、早期幼少期での環境（トラウマ）がその人の成人期に極めて重要な劇的な影響を及ぼすのは事実なのです。また、早期のトラウマによる影響は、一人で克服するのがとても難しいのも現実です。

人生における経験が、エピジェネティクスの機構を通じて、長期的、かつ持続的な影響をその人の行動に与えてしまうのです。

不条理な人生

人は生まれ持って個人差があり、どんな両親の元に、どんな遺伝子を受け継いで生まれ出るかによって、人生のコースがある程度決

まってしまいます。

　この不公平な人生のスタートから、生まれながらに個人の努力では乗り越えられない苦痛や大きなハンディを背負っている場合があるのです。さらに生まれた後の環境にも受動的に避けられない影響を受けて育つことになります。

　こうした生きることの苦悩や喜びが、命の誕生とともに用意されている人生を不条理だと嘆くことも当然でしょう。

　しかし、両親を責めても、いたしかたがないのです。その両親自身も、同じように不条理の中でもがき苦しみながら生きているからです。

　生活が安定し、大きな悩みを抱えることなく人生を過ごせている親ならば、第一に子供の人生を考えた生き方を学ぶことが求められるのではないでしょうか。

　また、生きづらさを感じているのなら、どうして自分は生きづらいのかと嘆き苦しむだけではなく、原因に目を向け、まず冷静に解決策を探ることです。

　それは、愛着の問題かもしれませんし、遺伝要因が深く関わっているかもしれません。答えが何であれ、そこには解決策が存在しているのです。

パーソナリティ障害

　ここで「パーソナリティ障害（Personality Disorder：PD）」に関して少し書き加えたいと思います。

「パーソナリティ障害」の基本的な概念は、各特定の「パーソナリティ障害（反社会性、回避性、境界性、自己愛性、強迫性、統合失

調型)」の６カテゴリーに現在分類されています。

　親のパーソナリティの傾向をそのまま引き継ぐこともあります。明らかに親と似ている場合もありますが、むしろ親の本質的な部分が似ていて、表面的には違うように感じることもあります。少なくとも、親を恨んでいる人にとっては、自分は親になど似てはいないと受け止めたいものでしょう。

　しかしながら、自分が親の子供である以上、DNAの一部を受け継いでいることを理解することは、心の病の症状や改善が必要な性格的傾向を治す上で非常に重要なこととなります。

　なぜなら、このようなパーソナリティの問題が人間関係やコミュニケーション上で悩みを引き起こし、うつ病などの心の病を発症する原因となることが多いからです。

　もちろん、個人差は大きいと考えます。そのため、「障害」という表現を使うことは適切ではない場合もあります。単に個性の一部として受け入れられればいいのですが、人間関係などでのパーソナリティの特異性が他の人よりも顕著である場合、それが自己苦痛を引き起こすか、あるいは周囲に迷惑な影響を及ぼすことがあるかという観点から、パーソナリティ（人格）の問題とみなされることもあります。

　しかし、人は自己のパーソナリティに客観的に理解することで変わることができます。さらに、生きる過程で経験を通じて考え方が成熟し、人はより良く変わっていけるのです。そのためには、自分を客観的に理解する必要があります。

境界性パーソナリティ障害

・・・・・・・・・

　パーソナリティ障害の中でも代表的なのが、「境界性パーソナリティ障害(Borderline Personality Disorder : BPD)」です。単にボーダーラインとも表現されます。

　BPD は、対人関係の不安定性および過敏性、自己像の不安定性、極度の気分変動、ならびに衝動性の広汎なパターンを特徴とする障害といえます。

　幼児期のストレスが BPD の発症に寄与している可能性があり、例えば、身体的虐待および性的虐待、ネグレクト、養育者との分離、片親の喪失などという小児期のトラウマがその背後に見受けられます。

　また、生活環境のストレスに対し、病的反応を生じる遺伝的傾向が認められる場合があり、BPD には明らかに遺伝的要素があるとみられています。これも、「エピジェネティック修飾」の遺伝の影響といえます。

　最近の研究で、BPD 患者の扁桃体、島、前頭葉眼窩皮質、被殻の領域間に強いカップリング（相互作用）が認められています。

　強迫性障害(OCD)と同じく根気はいりますが、このような脳内の間違ったニューロンの回路網の働きを修正する必要があります。

　前述したように、生きづらさを解消するために、過去の様々な状況の中で形成された病理的な幻想（認知の歪みや思考の癖）を修正して、相手の立場に立ち感情や思考、衝動の抑制などを理性的に処理し、論理的思考などを身につける治療や指導が必要なのです。

　ここでは、障害としての症状を説明していますが、実際には生まれつきの個性として捉えられる程度の軽度なパーソナリティの傾向を持つ人が多いです。しかし、問題はそのような傾向を客観的に理

解できず、集団内での人間関係やコミュニケーションに悩む人が多いという現実です。これが一般的に「生きづらさ」と呼ばれるものにつながっていきます。

　個性の程度が問題となり、その個性の負の側面が過剰に表れると人間関係に支障が生じます。

　平均的な範囲を超えた個性が、自身の苦悩や周囲の人々、社会全体に負担をかける場合、異常なパーソナリティ障害とみなされることもあります。

　一般的には極端な性格傾向ではないにも関わらず、多くの人が人間関係に苦悩していると感じます。早急に自身の遺伝要因と環境要因を客観的に分析し、人間関係における生きづらさを克服していただきたいと願っています。

ADHD、AS（ASD）

　最近は「発達障害」という言葉をよく耳にする機会が増えました。この「発達障害」には、ADHD（注意欠陥多動性障害）や AS（アスペルガー症候群）などが含まれます。

　しかしながら、「発達障害」という表現には問題があり、障害者のようなイメージを持たせる可能性があります。この言葉自体が偏見や不安を引き起こすこともあります。その結果、絶望や悩み、否定的な感情が生じることも少なくありません。

　もちろん、ADHD や AS は神経発達の異常を示す病気であり、日常生活において困難を抱えることがあります。それゆえに、症状に深刻に悩んでいる方もいらっしゃいますが、深刻ではない限り、それらは単に個性であり、キャラクターとしての範疇で捉えてもよ

い場合もあります。

　ADHD の場合、外に向かう衝動傾向と内に向かう衝動傾向にわかれます。どちらの場合でも、自分の意志でじっとしていることが苦痛になります。

　自分の意思に反して自由に過ごせない環境でじっとしていることが苦手で、自由な行動を制限されるとイライラし、そうした状況を避けることを好む人は多いです。

　また、別の顕著な傾向として、職場では我慢する一方で、家庭や他の環境では思い通りにならないとイライラして強制しようとする衝動が起きることがあります。外向きの場合は、文句を言って周囲を従わせようとします。内向きの場合は、イライラした感情を抱えたままストレスとして苦しむことがあります。どちらの場合も、家庭内の不和が生じ、家族間で円満に過ごすことができません。

　特に子供時代は衝動的な行動が多く、それが心配で親から怒られることが多いでしょう。怒られることで自己否定感が強まります。

　AS の場合は、ADHD と比べれば、人との関わりを望みません。望まないというより、人の気持ちが読みとれないので関わることが怖いのです。こうした傾向も個人差が大きいので、孤独にならないために、自分を責めない安全な相手を見つけて関わりますが、そうした相手に対しても興味や関心を抱くことが少ないといえます。

　ADHD、AS を含め ASD（自閉症スペクトラム症）と表現されますが、個人の場合、いろんな徴候が混じっていて、程度にも違いがあり、一括りに区分けして説明することはできませんので、スペクトラム（症状の軽い状態から重度の状態までを連続的に捉える）といった表現になっています。

　まだ、様々な徴候がありますが、どのような個性であれ、自分の生まれ持った性格的傾向は、しっかりと客観的に捉え理解しておかないと、人間関係の中で悩みに陥ることがあります。

学校や社会での人間関係で悩むだけではなく、これらの特徴に対する理解が乏しい親から精神的な苦痛を受けて育った人々の中には、親に対して深い恨みを抱きつつ成長する場合があります。そして、成人した後も、親との良好な関係を築けないばかりか、親を心から許せない気持ちを引きずって生きていく可能性が高いのです。この感情は、親と自分が本質的な性格の面で似ているために生じるものです。

　それゆえに、迷わずに専門家に相談したほうが、人生を有意義に生きる上で価値があるでしょう。

　自己を理解することは自己解放の一歩です。無駄に時間を過ごすことなく、人生を楽しみ、充実した活動をするためには、「催眠療法」による生きづらさの解消は大いに価値があるものと考えています。

第 5 章

脳機能

脳機能とは

・・・・・・・・・

　私たちは限りある時間を生きています。その生涯を充実したものにするために、脳機能は重要な役割を担っています。そうした、貴重な人生にとって重要な脳の活動を正常に維持するためには、ケアの知識と実践が必要です。

「心の病」を生じさせる原因においても、トラウマや現在の精神的ストレスなどが脳に影響を与えて機能不全に陥ることがあります。そうした脳の不調によって脳内での内分泌機能に異常が生じると、心身上の様々なトラブルの発生につながっていきます。

　この章では、脳の機能不全による精神的な問題や心の病の発生について話を展開します。

　脳の活動の主役である神経細胞（ニューロン）も、生まれ、成熟し、そして老化します。人間の脳は、大脳、間脳（視床、視床下部など）、小脳、脳幹（中脳、橋、延髄）の各部により構成されていますが、脳全体の神経細胞は約800〜1000億個あるといわれています。その中で、高次脳機能による知性的でヒトたらしめる生き方を生み出す中枢である大脳皮質の神経細胞の数は、わずか約150億個によって構成されているとみなされています。

　大脳皮質とは、脳の表面を覆っている凹凸のある「しわ」（脳溝、脳回）の部分で、その表面から深さ約3ミリ前後の厚みの中に存在する神経細胞（ニューロン）のことです。前頭葉、頭頂葉、後頭葉、側頭葉に分類されます。

　大脳皮質は神経細胞がある部分は灰白色をしています。それより奥になると白色になり、神経細胞からの軸索と脂質の多いグリア細胞が存在します。さらにその奥の脳の深部には、別の神経細胞の構造体がいくつも存在し、大脳皮質の神経細胞と軸索によって互いに

つながっています。

　脳の神経細胞は、すでに細胞分裂が終わっている細胞で、身体の他の臓器などの細胞（心臓を除く）のように細胞分裂によってつねに再生されることがない細胞です。したがって、年齢とともに消滅し、障害にも弱いのです。

　20歳を過ぎると、1日に約10万個の神経細胞が死滅しているといわれています。それゆえに、70歳を過ぎた人の大脳をMRIで検査すると、細胞が消滅して隙間が空き、結構スカスカ状態になっているようです。

　大脳皮質の神経細胞の数は、受精後約17週でピークに達し、それ以上成長とともに増えることはないといわれています。細胞の数は増えなくても、神経細胞は樹状突起や軸索（神経繊維）を伸ばし、神経細胞同士でシナプス接合して、情報ネットワークを構築し、不要なものは刈りとられて成長します。また細胞内での電気信号の伝達スピードの高速化などの整備が行われます。

　脳には主役の神経細胞の他にもう一つ白色のグリア細胞と呼ばれる細胞がありますが、このグリア細胞は、神経系にありながら情報伝達の細胞ではありません。脳内の約8割を占めているこのグリア細胞の役割（例えば、神経伝達物質を取り込む、栄養を供給する、神経細胞から伸びた軸索の修復や細胞が自死するアポトーシスなど）は、軽視されてきました。

　しかし現在、グリア細胞は、ニューロンの活動を感知し、その動きを制御できる、ニューロンを支配する影の主役として認識されるようになり、現在研究が盛んに行われています。

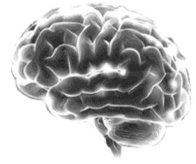

人間としての脳

　脳の大脳皮質における複雑で高度な機能を営む領域を「連合野」と呼び、高次脳機能はこの連合野の動きのことをいいます。特に最も重要な精神機能を司るとされる前頭連合野と呼ばれる脳領域（前頭葉皮質）は、他の広範囲の連合野と神経回路ネットワークで結びつくことにより、それらの情報を統合して判断を下し、必要な記憶を行い、言語や緻密な運動などを介して、その情報に対して適切な指令を出すなどのコントロールを行います。

　前頭連合野は思考や創造性などを担う最高中枢で、社会的な行動や倫理的な判断などの決定など、人間としての高度な精神活動を司り、より高次の脳機能を働かせています。また、ホルモン分泌や体温などの自律神経の調節等の機能を営んで生命を維持しています。

https://催眠療法.com/
brain-science.html

　人間と他の生物との大きな違いが、知的生活を支える大脳皮質を中心とした高度な脳機能にあるといえます。

ニューロンとシナプス

　脳内での情報伝達のシステムは、ニューロン（神経細胞）から他のニューロンや組織へ、発信側のニューロンから軸索（神経繊維）を伸ばして、受け手側のニューロンの樹状突起とつながることで情報の伝達を行っています。こうした脳のニューロン（神経細胞）同士のつなぎ目をシナプスと呼んでいます。

　情報伝達の手段は、まず、ニューロン内は電気信号によって、その情報を受けとるニューロン間は化学信号により伝達され、再びニューロン内は電気信号に戻ってつながっています。このように電気的な信号と化学的な信号がたくみに変換されながら、無数の情報が伝えられています。

　ニューロンも一つの細胞ですから、どんなに長く軸索が伸びていても、神経軸索の先端は閉じています。それゆえ、この発信側のニューロンの先端から受け手側のニューロンの樹状突起にあるシナプスへと信号を伝えるのに使われるのが、「神経伝達物質」とか「化学伝達物質」と呼ばれる化学物質です。これらの物質が、ニューロン軸索の終末部（シナプス）から受け手側のニューロンの樹状突起のシナプスの隙間（シナプス間隙）にある受容体（レセプター）へと放出されるのです。私たちの身体の中にある分泌細胞は、細胞内から細胞の外に物質を遊離できます。

https://催眠療法.com/
neuron.html

　体内に存在する同じ化学物質でも、脳内のニューロンの軸索神経終末部から遊離され、相手側の細胞へと情報を伝達する役割の化学物質を「神経伝達物質」と呼び、脳内を含めた身体内で、血液を介して全身に流れて情報を伝える場合の化学物質は「ホルモン」と呼ばれて、表現が区別されます。

　神経伝達物質には、多様な分子があります。セロトニン、ドーパミン、ノルアドレナリン（＝ノルエピネフリン）、アセチルコリン、ギャバなどが有名ですが、主要な分子から特殊な分子まで数十種類種あります。

　これらの神経伝達物質によって、受け手側のニューロンに信号として伝えるためには、受け手側のニューロンのシナプスに特殊な装置（構造）が必要です。それが神経伝達物質受容体（レセプター）と呼ばれるもの

です。

　一つの神経伝達物質に反応する受容体は1種類ではありません。多いもので10種類以上もあります。実は、このシステムのしくみがあるからこそ、複雑でしかも広範囲で高度な脳機能を生み出すのです。

　脳には数百億個のニューロンが存在するとすでにお話ししました。その、1個のニューロンには少なくとも数千個、多いもので10万個ものシナプスがあり、その部位に別のニューロンが時々刻々と情報を送り込んできます。

　1個のニューロンからの信号の出口は、たった一つしかありません。数千数万の情報を受けとったニューロンが、信号を発生して次のニューロンに信号を伝えるか伝えないかといった選択は、ある瞬間に受けた多様な情報によって、ニューロンに活動電位が生じるか、生じないかだけで決まります。その選択は、私たちの人生にも多大な影響が及ぶことにもなるでしょう。

　脳の正常な働きの保持に気を遣うことが、私たちの心を正常に保ち、人生における判断・決断を誤ることなく、必要なことに意欲を抱き、行動や学びにおける理解や習得や発想などの脳活動や、生きていく上での基盤である心や身体の健康の維持に必要なことだといえます。

約3ヶ月という期間

さて、ここで「心の病（精神疾患）」の問題が絡んできます。

　私たちの脳内が精神的ストレスでダメージを受け続けている時に、脳機能も正常に働けなくなり、次第に、いわゆる脳の機能異常（誤

作動）を起こし始めます。この脳機能の誤作動が「心の病」の症状を作り出しているのです。

　脳の働きに誤作動が生じると、ストレスに対して過剰で過敏な反応が生じ、これまではさらりと流せていた人間関係や事柄にこだわりだしたり、深刻な落ち込みや不安などの精神面や思考に混乱が生じたりしてきます。肉体的にも疲れやすく、様々な不調をきたし、眠れなくなったり、寝ても疲れがとれなくなったりして、心身に悪影響が及び始めます。このような、脳の機能上の異常な状態（機能不全）が長引けば、心の世界が狂い始めるのです。

　ここに一つ重要な事実があります。

　それは、こうした脳に誤作動が起きるまでに、その人の生活環境上でかなり強いストレスが３ヶ月前後続いているということです。

　人が強いストレスに３ヶ月前後さらされると脳が誤作動を起こし、「心の病」が発症するということを、私は臨床的に分かっていたので、ずっと前から前著書などでも警告してきました。

　やっと最近になって分かってきたことですが、神経伝達物質の自己受容体（オートレセプター）が環境によって変化することが脳科学で解明されたのです。

　自己受容体は、神経細胞にあって、自分が放出した神経伝達物質をモニターしてその量を制御する働きがあります。

　ところが、ストレスなどの原因で、自己受容体の数が多くなっていると、その神経が放出する脳内神経伝達物質の脳内濃度が再吸収され過ぎて薄くなってしまうのです。

　また、長期のストレスで、必要な神経伝達物質が不足してくると、受容体の感受性も高まり、軽微なストレスに過剰に反応するようになります。そうなると、受容体に反応する神経伝達物質の種類によっても違ってきますが、些細なことで怒りなどの感情が抑えられなく

なったり、問題に向き合い適切な判断や行動がとれなくなったり、抑うつ症状で落ち込んだり、不安が強くなり、不安定な精神状態で問題行動を起こす状態に陥っていきます。

そして、この自己受容体の数を多くしたり少なくしたりしているのは遺伝子ですので、ストレスによって遺伝子の発現が変化したといえるのです。

この自己受容体が増減する遺伝子の変化に必要な期間が、約3ヶ月だということが分かってきました。

人は、「心の病」になるのも、良くなるためにも、約3ヶ月という期間は脳細胞や遺伝子にとって最低必要な期間だったといえるのです。この自己受容体の改善に伴って、変化が安定するまでの一定期間症状が悪化したように感じることがあることも分かってきました。これは昔から「好転反応」といわれていた状態です。

うつ病になった時に、病院でもらう薬の中で、SSRI系またはSNRI系などの自己受容体に働きかける薬を一旦飲み始めてしまったら、その薬をやめるためには、3〜6ヶ月かけて徐々に減らしていく必要があるのもそのためなのです。

脳の健康が人生を決める

人生を充実させ、精神疾患を避けるためには、心身の健康を維持するための取り組みが必要です。

精神的ストレスが原因となる脳の不調を早期に改善するには、ストレス源の解消、適切な睡眠と栄養の確保が重要です。

しかし、「心の病」に悩む時は、睡眠や食事が十分に摂れないことが多いため、その状況を改善する必要があります。そのためには、

誤解や悪い習慣を排除し、必要な対処策を講じることが重要です。

　脳の健康を守るため、また、快適な人生を送るためには、いかに睡眠が重要かということの理解と、その睡眠の価値を十分に引き出すために必要なことを理解してください。そのためにこの後、脳機能の回復に不可欠な睡眠の重要性について話を進めます。

睡眠の重要性

　精神と肉体の健康のために、夜間に十分な睡眠をとることは必要不可欠な行為です。人は、人生の約3分の1を眠って過ごします。それは決して無駄なことではなく、私たちにとって有益かつ重要なことなのです。

　なぜ人は眠るのかという問いは、時代によって様々な説明がされてきましたが、現在では、「眠りとは、単に脳が休息している状態ではない」ということが分かってきました。

　では、あなたが眠っている間に、脳内ではどのような現象が展開しているのでしょうか。

　普段あなたは一晩眠ることで、体調の不調があったとしても、かなり回復して朝を迎えることができるでしょう。怪我をしても日々少しずつ傷は眠っている間に治っていくはずです。脳の疲れや、記憶に残るような嫌な出来事で精神的に参っていても、一晩眠るたびに、目覚めればかなり癒されていることに気づくはずです。ダメージの強い衝撃的な記憶も、日々風化していき「過ぎたこと」として捉えることができるようになるものです。

　これは「脳機能が正常であれば」の話です。こうした睡眠時における様々な変化も睡眠中の脳の活動によってなされています。

眠りの中の脳

睡眠中に脳内では多くの有益な活動が行わていることを知れば、あなたは、きっと眠りの価値に魅了されることでしょう。睡眠中、意識はなくなっていても、脳は多くの作業を続けているのです。

まず、身体面での働きは、自律神経を整え、ホルモンを全身にいきわたらせ身体全ての臓器の維持・修復などの代謝活動や成長、回復を行っています。

脳内においては、脳の健康状態を整えるために、脳の細胞に栄養を補給し、代謝を行い、神経繊維の障害を修復し、シナプス接合の削除や新生などの作業をしています。

さらには、睡眠の段階に応じて脳内で産生される化学物質の分泌量に変化を与えて、トラウマや怒り、嘆きの感情の記憶を軽減して心を解放し、人生に必要な記憶の定着や削除を行い、思考などを統合し、学びや経験から必要なアイデアや発想を生み出し、人生の気づきや悟りを得るなど……睡眠とは、私たちがこれから生きていく未来に備えるための時間なのです。

私たちが生きる上において、睡眠がいかに欠かせない時間であり、十分な質と量の確保が必要なことを深く理解して、真剣に考えて、実践してほしいのです。

睡眠と摂食による脳への理想的な栄養補給が確保されてさえいれば、相当なストレスにさらされていても、「心の病」などの精神疾患に陥ることもなく、発

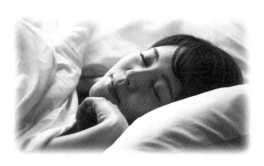

症したとしても早く回復するのです。しかし、脳機能が乱れてしまうと、睡眠や摂食を妨げる様々な要因によって脳の正常な機能と維持ができなくなるです。

　眠りの中の世界と時間は、とても神秘的です。

　次に、さらに詳しく睡眠時の脳内の活動を見ていきます。それは「心の病」とも深く絡むことだからです。

脳内のゴミ

　脳内にもゴミが出ます。このゴミを睡眠中にちゃんと除去しなければ、脳にとっては有害物質となります。

　脳の活動は"心"を生み出しています。脳内での電気信号や化学信号の伝達によって私たちの認知や思考は作り出され、そうした脳内活動は、体全体で消費するエネルギーの約20〜25パーセントを消費し、新陳代謝も含めて生じたタンパク質のゴミが脳細胞間に大量に発生します。

　身体の細胞と違い脳細胞は細胞分裂による再生をしません。しかし、脳細胞を構成する分子レベルでの新陳代謝（物質交代）はつねに行われています。

　成人の脳は毎日約7グラムのタンパク質の代謝が行われ、新旧入れ替わっているといわれています。それによって1年間で約2.5キログラムの脳の老廃物が生じ、その除去がスムーズに進行しなければ、脳内で形成されるタンパク質凝集体と呼ばれるタンパク質の塊（ゴミ）として残ることになります。その結果、タンパク質凝集体が脳内の電気信号や化学信号の伝達を妨げ、脳機能に回復不能なダメージをもたらしていることが分かってきました。

老廃物質を脳内から排除するシステムに、睡眠が深く関わっているのです。

脳内老廃物の除去

神経細胞内の代謝により脳の細胞間に排出されゴミ（老廃物や有害物質）を放置しておくことはできません。アルツハイマー型認知症でよく知られている、脳内の"アミロイドβ"と呼ばれるタンパク質も主な老廃物になります。

しかし、どのように処理されているかがずっと謎でした。近年、脳脊髄液が細胞間の空間（間質腔）を流れることで、細胞から排出されたゴミを脳内の静脈まで運んで清掃していることが分かったのです。

この働きはグリンパティック系と呼ばれ、睡眠中に活性化するいわば"脳のリンパ系"の働きです。

身体はリンパ系の働きで守られていることはご存知だと思います。しかし、脳内はリンパ液が侵入できないので、脳脊髄液によって脳内の有害物質や代謝物が除去されているのです。

なぜ睡眠が脳内老廃物の排出に必要かというと、睡眠中は、脳内の間質腔が覚醒時より60パーセントも拡張し、ゴミを含んだ十分な脳脊髄液が脳組織を通り抜けやすくなっているのです。睡眠中の脳内では、セロトニンとノルアドレナリンの分泌が一時的に止まることも関係していて、ノルアドレナリンの減少が、間質腔を拡張させ脳脊髄液の流量を調整しているといわれています。

このように睡眠中は、脳内の老廃物が除去されやすい環境が整い、脳の活動が正常に維持されるように、脳内の清掃作業を行ってくれ

ているのです。

　こうした清掃作業は、私たちが起きていて脳が活性化している覚醒時では十分にできないので、睡眠中に行う必要があります。

　脳内の清掃作業にとっても睡眠は欠かせない貴重な時間なのです。眠るということで生きる時間が減少して無駄になっているわけではありません。むしろ健全に生きるために必要な時間なのです。価値ある、より良い人生を健全に生きるためには、寝ている時間に行われる脳と身体のメンテナンスといえる「最適化」と「再生」の作業が必要なのです。

　　私たちの脳は、頭蓋骨の中で、脳室で作られる脳脊髄液の中に浮かんでいます。

　　脳は約 1.4 キログラムの重量がありますが、脳の主要成分はタンパク質や脂質、核酸、糖などで、それ以外は実に 70 ～ 80 パーセントが水分で、もし脳を髄液から取り出して手のひらにのせたら柔らかいプリンのように自分の重さで壊れてしまうのです。

　　しかし、脳脊髄液に浮いているおかげで、実質的な重さは 50 グラム強にまで減り頭蓋骨の底面で壊れることなく、丸っこい形を保ち浮いていることができるのです。

　　小さな「脳のプール」ともいえる脳室の脈絡叢で産生される脳脊髄液は、およそ 150cc ずつ連続的に生成され、循環し、吸収されています。

　　6 ～ 7 時間ごとに交換され、1 日 3、4 回で 500 ～ 600cc ほど生産されている計算になります。

　　新しい脳脊髄液が出て、古いものが腎臓へと排出される時、脳の老廃物も一緒に除去されるのです。

人生には眠りが必要

・・・・・・・・

　疲労感を覚えるのは身体だけではなく、あなたの脳も同じです。

　睡眠時間をもっと短くできれば人生はどんなに良いだろうと考え、昼夜、起きて過ごせることを願っている人も多くいます。また、昔から短時間の睡眠が理想的とされ、勤勉な人の中には「短時間睡眠法」などの習得に努力した方も多いのではないでしょうか。

　しかし、脳科学では眠りに関する研究も進み、脳神経や遺伝子の分子生物学の進歩によって必要な睡眠時間には個人差があることも分かってきました。後述する脳の中心部分にある、視交叉上核で管理されている体内時計（Biological Clock）の遺伝子の話です。

　現在、科学的に裏づけられてきている睡眠の恩恵とは、身体臓器への栄養補給とダメージの修復やホルモンバランスの保持、免疫システムの維持強化など、特に脳内では、記憶の整理と定着、心の癒し、発想、創造などの知的な要素、また有害物質の除去や老廃物の掃除などで、さらに分子レベルにおける睡眠中の脳内で起こっている有益な現象の解明が進んでいます。

　ここから言えることは、私たちは睡眠なしでは生き続けられないということです。心身の適切な機能を維持させるために、また脳や身体のパフォーマンスを高めるためにも、個人に適した十分な量と質の睡眠が不可欠だということです。

　必要十分な睡眠の質と量が確保されて目覚められれば、身体の好調感と活力だけでなく、脳もリセットされ頭も冴え、意欲も強まり、勉強や仕事などにおける集中力や記憶力が高まり、思考やアイデアや直感などの恩恵にあずかれます。

　睡眠時間を削るということは、充実した人生の時間を失うことになるのです。人生に与えられた限りある時間を、睡眠で失うことを

無駄だと思い込み、眠気を我慢して過ごす時間や、睡眠の価値が無視された生き方は、充実した人生を短縮させることにもなりかねません。

人工的睡眠

・・・・・・・・・

　現在日本で、5人に1人は不眠症状を訴える人がいるといわれています。

　日本では薬が処方されます。従来の睡眠薬（睡眠導入剤や抗不安薬）は、脳全体の興奮を抑えることで眠りを誘いますが、脳波や体温、心拍数などの生理的パラメーターを比べても、自然な眠りとはいえない問題が残ります。非生理的な化学物質（薬物）によって作り出される人工的な睡眠は、健全で十分な睡眠効果を生み出せないのです。

　最近はウェアラブルタイプ（リストバンド型、腕時計型）を装着して眠ることで、スマホと連携して睡眠の状態を評価するアプリが開発されて、ノンレム睡眠やレム睡眠のリズムの変化を見ることができるようになってきました。

　しかしながら、こうした装置では、脳波を測定しているわけではなく、大まかな心拍数の測定で睡眠状態を判断するだけで、精度の高い睡眠状態が測定できているわけではありません。ノンレム・レム睡眠に関しては後述します。

　また、薬物による眠りも心拍数が下がり、深い睡眠を得ているように評価されますが、人工的な睡眠では、睡眠中に必要な脳の活動が薬物の作用によって妨げられてしまい、睡眠の質が悪くなってしまいます。心拍数の測定だけでは睡眠の質は判断できないので、ア

プリでの睡眠状態の評価が高くても脳の健康には注意が必要です。

眠りがもたらすもの
········

　睡眠という私たちにとって重要な生理機能は、複雑に絡み合った脳機能システムによって、睡眠と覚醒が繰り返されています。睡眠中は、脳内では様々な神経伝達物質や電気信号の変動が起こります。

　眠りとは、一部の脳内物質や神経が関わって睡眠と覚醒が生じるような単純なものではありません。様々な脳機能が働き、様々な睡眠物質が多層的にしかも複雑に関与しており、とても複雑な現象といえます。

　そのため、眠りへのプロセスは複数の働きによって進み、予備的プログラムも用意されていて、どこかに不備が生じても別の手段で眠りを確保できるようになっていることも分かってきました。それだけ、睡眠は生きていく上でなくてはならない時間なのです。

　しかし、私たちの心が病んだり、精神的ストレスによって脳内システムが混乱して、眠りを妨げられてしまう日もあります。それはできる限り避けなければなりません。

　私たちの生活はストレスに満ちているといえます。しかし、レム睡眠中に多く夢を見ることで疲れた心のセラピーが行われている事実も分かっています。荒唐無稽で非現実的な「夢」を見ている時間は、実はとても意味のある癒しの時間だったのです。「夢」の世界に関する実態は後ほど解説します。

　睡眠時間が短い人の脳は早く老化し、ストレスにも弱く、免疫力も落ちるため風邪などの感染症にも脆弱になり、さらに慢性的な睡眠不足は脳の自己破壊も引き起こしかねないと考えられています。

　私たちが安らかに眠っている時間とは、脳が心身の健康維持や未来に備えてとても活発に活動している時間でもあるのです。

　この後は、睡眠中の脳内や身体の変化などをもう少し見ていきましょう。

ノンレム―レム睡眠周期

　私たちは眠りに落ちると、全身の筋肉が弛緩します。逆にいえば、交感神経が鎮まり、筋肉が弛緩しなければ眠りには入っていけません。入眠したとは、脳の α 波（周波数 8 ～ 13Hz）が 50 パーセント以下、筋肉の弛緩、眼球の運動（slow eye movement：SEM）が合図なのです。一般的には、眠ろうと思い目を閉じてから約 10 分前後に起こる現象です。SEM は寝入りばなの緩徐眼球運動と呼ばれるもので、入眠時の短い間に心像（イメージ）を見ている時に生じる眼球の緩やかな運動です。

　私たちが眠っている脳の状態は、脳波計によって観察された波形を指標として分類されます。深い眠りに移行していく「ノンレム睡眠 (non-REM sleep)」と急速眼球運動 (rapid eye movement: REM) を伴う「レム睡眠 (REM sleep)」とに分類されます。

　レム睡眠（REM）は、夢を見ていると一般にいわれている眠りで、筋肉は完全に弛緩し、眼球だけは動いている状態です。瞼を閉じていても眼球の動きが観察できます。手足がぴくぴく動くこともありますが、夢と連動して体を動かしたり、寝ぼけた状態で起き上がり、動き回ったりする危険がないように、健康な人は筋肉を動かせない脳の状態が保たれています。

　脳波による分類は、入眠前のリラックスした状態では、アルファー

（α）波と呼ばれる規則正しいリズムの脳波が現れます。このアルファー波が生じる状態になれば、騒音などの外部情報を次第に締め出していき、ぼんやりとした穏やかな気分へと変化します。催眠状態や瞑想状態（坐禅）の時の初期にも観察される脳波といえます。

　アルファー波に続いて、ノンレム睡眠と呼ばれる睡眠の第一段階に入っていきます。ノンレム睡眠は、細かく4段階にわけられます。第1段階はα波が50パーセント以下に消失し、さざ波のような不規則な波形のシータ（θ）波（周波数4〜7Hz）が出現します。第2段階は特徴的な波形の睡眠紡錘波（周波数12〜14Hz）が出現し、第3段階、第4段階になると脳波は波長の長いゆっくりとしたデルタ（δ）波（周波数0.5〜4Hz）の出現が多くなっていきます。このようなδ波の出現率が20〜50パーセントであれば第3段階で、50パーセント以上を占めるようになれば第4段階と判定されます。この睡眠の第3、4段階は、徐波睡眠（またはデルタ睡眠）と呼ばれる非常に深い眠りに入っていて覚醒しにくい状態です。

　このデルタ波という穏やかな脳波が特徴な徐波睡眠 (slow wave sleep：SWS) は、免疫系の機能を改善し、エネルギーを補充し、細胞を修復し、身体の成長と発育を助け、体内のストレスホルモンのバランスを取り戻すなど、身体の健康と回復に重要な役割を果たします。また、これらのプロセスは、情報処理や記憶の一部にも関連しています。

　したがって、ディープスリープであるデルタ波の睡眠（SWS）が十分に得られないと、これらの健康と回復のプロセスが妨げられ、健康に悪影響を及ぼす可能性があります。（脳波：P.274参照）

　睡眠の第3段階と第4段階（徐波睡眠）の両者の区別は脳波上の問題だけとも考えられて、両者を一緒にして、第3段階として睡眠状態を説明される場合もあります。

　深い眠り（徐波睡眠）が15〜30分続くと、再び第2段階へと戻り、

約90分間のノンレム睡眠後に最初のレム睡眠が出現します。これを睡眠周期と呼んでいますが、ノンレム―レム睡眠周期はその日の体調等によって約90〜120分間で、後半に進むにしたがいノンレム睡眠の持続は短くなり、徐波睡眠（SWS）の出現は減少します。そして、レム睡眠の持続時間が長くなります。この周期が一晩に4、5回ほど繰り返されます。また、眠りの中で起こっている脳内の働きなども睡眠の段階に応じて変化しています。

　眠りに落ちた最初の徐波睡眠（SWS）の訪れを合図に、数分後には1日の分泌量の約70パーセントの成長ホルモンが分泌されます。成長ホルモンの1日で最大量の分泌は、入眠後最初のSWSでしか起こらない重要な時間です。

　成長ホルモンは、子供では成長を促しますが、大人では日中の心身の疲れ、ストレスを解放、組織を修復する細胞分裂の促進や代謝促進等の生理機能、老化を抑制し若さを保ち病気をしないアンチエイジング効果に欠かせない化学物質です。様々な創傷治癒、内臓の修復、肌の新陳代謝は特に睡眠時に促進されます。

　ノンレム睡眠の後に訪れるレム睡眠中は、脳の毛細血管の血流が活発になり、特に大脳皮質の神経細胞はさかんに物質交換を行っていることが示唆されています。成人においてレム睡眠の割合が少ないと、このような活発な物質交換が行われず、脳の機能低下や老化が進み、認知症のリスクが高まるものと考えられます。

　この後、このような、私たちが眠っている間の脳内変化である、ノンレム―レム睡眠周期で何が起こっていて、それがどのように私たちの人生に必要なことなのかを順にお話ししていきます。「心の病」を治すためにも必要ですので、聞き慣れない脳部位の名称や化学物質の名前が多く出てきても、大雑把に概要でも理解しようという気持ちで気楽に読み進めて下さい。

脳波

覚醒時の脳波、ベータ波（β波）

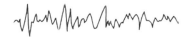

まどろみの脳波、アルファー波（α波）

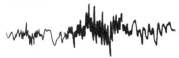

シータ波（θ波）

紡錘波

徐波睡眠（SWS）デルタ波（δ波）
0.5〜4Hzの高振幅なδ波が主流になる。

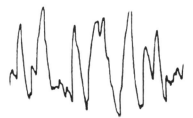

睡眠時の脳内での化学物質の変化

　私たちの脳は、覚醒時には正常な意識を保ち続けるために、脳内神経伝達物質と呼ばれる様々な化学物質を、必要に応じた適切な量を生み分泌されます。そして、睡眠に移行すると、覚醒中の脳内化学物質の分泌が抑制されたり逆に増加したりする、眠りの段階に応じた変化が起こるのです。

　例えば、眠りにつくとセロトニンの分泌が止まって、ノルアドレナリン(＝ノルエピネフリン)の分泌も抑制され、レム睡眠時には著しく減少します。

　ノルアドレナリンの分泌抑制によって、交感神経の働きが鎮まり、筋肉の弛緩が生じます。ですから夢を見ているときに、夢の内容に対応した筋肉の動きや情動反応が生じないのです。この後の心のセラピーで触れますが、もしレム睡眠時に、ノルアドレナリンの分泌が抑制されずに脳内濃度が高ければ、ある記憶にまつわる感情的要素(怒りや恐怖など)を切り離せなくなり、いわゆるPTSDのリスクが高まります。ストレスにさらされた日々を送っていると、こうした抑制されにくい現象が起こります。

　睡眠中は、セロトニンの分泌が減少して停止しますが、その際、もし何らかの原因でセロトニンの脳内濃度が高ければ、レム睡眠が妨げられます。一方、低すぎるとレム睡眠が長くなります。セロトニンにはレム睡眠に必要なアセチルコリンの活動を妨げる働きがあり、セロトニンのバランスが崩れれば、睡眠のパターンも混乱してしまいます。

　レム睡眠中は、アセチルコリンの分泌は増加し、覚醒時の２倍ほどにもなります。アセチルコリンは急速眼球運動と夢の視覚的なイメージ形成の信号を伝達するなどの働きに関与していて、夢の世界

にとって必要な化学物質です。

　また、アセチルコリンが大量に分泌されているレム睡眠中は、覚醒時とは全く違ったルールで自由連想を促し、夢の中での妄想じみた世界を現実として体験することになります。夢として認識する内容は、目覚める過程で半覚醒状態の意識で捉えている世界です。ですから夢の世界は、覚醒した正常な認識過程での理性的な判断や統合がなされていない内容の組み立てとなっています。

眠りへのメカニズム

　私たちが眠気を感じて眠りに落ちるメカニズムは、大きくわけると二つに分類されます。

　一つ目は、脳や身体の疲労によって生じる睡眠圧の上昇や睡眠物質などの多くの複雑な要素が絡んだ生理的欲求によって起こります。これは眠れなくて夜更かししていても、朝方になれば疲れて眠くなってしまうという、脳と身体の疲労によって生じる眠気です。

　二つ目は、サーカディアンリズム（概日リズム）によるものです。

　では具体的に、私たちはどのようにして快適な眠りへと誘われるのでしょうか。

　それでは、睡眠にいたる一つ目の、脳や身体の疲労による眠りのメカニズムから話を進めていきます。

睡眠物質・睡眠欲求

　睡眠物質（Sleep-promoting substances）とは睡眠欲求の高まりとともに脳内や体液中に出現し、脳脊髄液を介して脳全体に伝えられ神経活動を調節することにより、睡眠の誘発や維持に関与する物質の総称です。これまで30種類を超えて報告されていますが、その中でも明確な作用機構（メカニズム）が証明されている睡眠物質のお話をします。

　生理的な睡眠を誘発する物質として、1982年に偶然発見された、プロスタグランジンD2（PGD2）と呼ばれる物質があります。プロスタグランジン（PG）はアラキドン酸より合成される化学物質の総称で、その一つであるPGD2は脳内において生産され、脳脊髄液に分泌され、脳内を循環し強力な睡眠誘発作用を起こします。また、このプロスタグランジンD2（PGD2）は、脳の底の部分の前脳基底部（BF）にあるクモ膜という脳を包む膜に作用してアデノシンという物質を増加させることが明らかになってきました。さらにアデノシンは覚醒中に徐々に前脳基底部付近に蓄積し、寝ないでいるとさらに増え、眠気を起こし、眠ることで減少することも分かっています。

　その他の睡眠を誘発する物質として、もう一つ挙げれば、酸化型グルタチオンがあります。これも日中に蓄積されていき、ある程度溜まると眠気を生じさせます。さらにこの物質は眠気の誘発だけではなく、脳内において、入眠するとニューロンの過剰活動により生じた細胞毒（細胞死、機能障害をもたらす）などから脳細胞を保護します。

　この酸化型グルタチオンは、体内においても、活性酸素や過酸化物を消去してくれて、また様々な毒物・薬物・不要な伝達物質等を

細胞外に排出する働きをしています。要するに、睡眠中に細胞を解毒してくれているのです。

アデノシンとは

　私たちはつねにエネルギーを生み出して生命を維持しています。それによって、疲労物質が脳内に溜まります。私たちが起きていて脳が活動すれば、脳内には疲労物質（アデノシン）が溜まっていきます。この物質も睡眠を誘発するのです。

　アデノシンとは、私たちの体のエネルギー源であるアデノシン三リン酸（ATP）という物質の代謝産物です。体の燃料の燃えガラが溜まると睡眠が引き起こされるというのは、睡眠の主要な目的の一つが疲労回復であることを考えると実に合理的といえます。睡眠は脳の生理的要求によって出現し、それが満たされた時に覚醒する働きがあるのです。

　さて、アデノシンはどのように睡眠を引き起こすのでしょうか。

　その後の研究により、アデノシンは脳を強力に覚醒させる神経伝達物質の一つであるヒスタミンの放出を抑えることが分かりました。それにより眠気が生じて睡眠へと移行するのです。

　このメカニズムを阻害するのがカフェインです。カフェイン濃度が高いコーヒーを過剰に飲み過ぎる人は用心する必要があります。コーヒーには様々な健康上の効能があるのですが、その成分であるカフェインの影響で、眠気を感じなくなってしまいます。また、深い睡眠が阻害されて睡眠の質が悪化します。

　私たちが気分を変えたり、頭の働きを活性化させたり、眠気を覚ますために夕方以降に飲むコーヒーは、カフェイン量が多ければ、

睡眠の邪魔をしてしまうのです。カフェインの血中半減期は約7時間ですので、コーヒーを飲んで14時間が経過しても、まだ4分の1のカフェインは血中に残っていて、カフェインに過敏な人には睡眠を遮り、脳を覚醒し続けてしまうのです。コーヒーを飲んでもすぐに眠れるという人もいますが、確実に睡眠の質に悪影響を及ぼしています。仮に眠ることができていても、理想的な熟睡は無理なのです。

　カフェインを朝飲むことで、睡眠を誘うアデノシンの作用を阻害して眠気を覚まし、頭の働きをはっきりとさせてくれますが、それは、アデノシンが覚醒作用の強いヒスタミンの作用を抑制する最初のステップをブロックしてしまうから眠気を感じなくなるのです。

　カフェインは、脳の中枢神経を刺激する活動を高め、体のストレス反応を活性化します。その結果、体は攻撃・逃避反応に備えてアドレナリンやコルチゾール（ストレスホルモン）を放出するなど、化学反応を次々に起こすことになります。すると、心拍数が上がり、血流が増し、筋肉は緊張し、脳が覚醒し続けることで、疲れを感じないまま脳疲労を生み出してしまうのです。カフェイン濃度が高いコーヒーなどを過剰に飲み過ぎる人は用心する必要があります。

睡眠における新たな発見

　1998年、睡眠と覚醒を切り替えるメカニズムにおける大きな発見がありました。

　眠りとは逆に、「起きろ！」と覚醒の信号を出す「オレキシン」と呼ばれる覚醒中枢を活性化させる神経伝達物質のことです。

　脳深部の視床下部で分泌されて、視床下部にある覚醒中枢の受容

体がオレキシンという化学物質と結合すると覚醒シグナルが生まれ脳は覚醒します。

　オレキシンによって、人は安定して覚醒状態を維持されていたのです。これが狂ってくると、「ナルコレプシー」といった、どのような状況下でも突然眠ってしまう病気になってしまいます。

　したがって、このオレキシンの分泌を止めることができれば、または、受容体を阻害すれば、私たちは簡単に筋肉の活動が弱まり、数秒後には意識を失う眠りへと移行することが分かり、オレキシン受容体を塞ぐ新しい睡眠薬も２種類販売されています。ベルソムラ（2014年）とデエビゴ（2020年）です。

　私たちは、食事をとると眠気を催しますが、それは食事をとったことによって脳から胃へと血流の変化が生じたからではなくて、オレキシンの分泌が減少することによるものだったのです。

　また、オレキシンの覚醒作用の発見から20年後には、「眠気」を生じさせるメカニズムが、脳内の80種類のタンパク質の「リン酸化」によるものだという発見がありました。

　それに関わるタンパク質群はスニップス「睡眠要求指標リン酸化タンパク質：Sleep-Need-Index-Phosphoproteins（SNIPPs）」と名づけられました。とくに69種類のタンパク質は、脳の神経細胞同士のつなぎ目であるシナプスと呼ばれる場所に存在し、このスニップスと呼ばれるタンパク質は、私たちが起きて脳を活動させている間に「リン酸化」という化学変化が進むことが分かったのです。リン酸化したスニップスが一定量まで増加すると、脳の働きは低下して、思考力が衰え、眠気が生じます。そして、眠るとその間に「脱リン酸化」（リン酸化が解消される）が起きて、眠気がなくなり覚醒するのです。この脱リン酸化に要する時間が、その人の脳に必要な睡眠時間の一つの目安なのかもしれません。

　睡眠不足によって、脳の働きが悪くなるのは、このようなシナプ

スにおけるタンパク質のリン酸化も影響しています。寝不足になると、脳全体の働きが非効率になって思考も記憶も衰えるのは、脳の神経回路の化学変化が関係していることに注目され、研究されています。

　これは、脳疲労により睡眠を促す現象といえます。脳を使い続けることで、身体的疲れとは別に脳疲労により眠りの要求が生じるのです。

サーカディアンリズム

　睡眠への二つ目のメカニズムであるサーカディアンリズムによって誘発される眠りにはメラトニンやヒスタミンの分泌の変化などがあります。まずヒスタミンの分泌が変化する眠りから話を始めます。

　脳内の海馬のニューロン（神経細胞）が発火（電気パルス発生、神経スパイクの出力）をやめて、視床下部の結節乳頭核（乳頭体の外殻）からのヒスタミンが放出されなくなったら、ぼんやりして眠気を感じてきます。眠りに落ちていく過程で、視床という部位のニューロンでゆっくりとしたリズミカルな発火が始まることが知られています。

　視床とは、脳の中心部にあるクルミ程度の大きさの構造体で、意識と無意識の中継点でもある脳の中央交換機としての働きをする部位です。視床の内部のニューロンから発する電気パルスが外界の情報を意識に上らないように遮断してくれます。五感で感じる様々な感覚が遮断されることで、私たちは睡眠状態を維持することができます。その結果、周囲の光や物音、そして自分が横たわっているベッドや枕の感触なども感じとることができなくなります。

逆に、何らかの理由で、ヒスタミンの放出が止まらなかったら、覚醒状態が続きます。それは眠れない状態です。このヒスタミンの放出が止まるシステムは、生活のリズムを司る体内時計（Biological Clock)が関わっています。地球の自転に合わせて約24時間を刻み、ホルモン分泌や心拍数なども決めている体内時計は、視床下部にある視交叉上核 (Supra Chiasmatic Nucleus：SCN) というところが管理していることが分かっています。

　この脳内で放出されるヒスタミンという化学物質は、強い覚醒作用を持っています。しかし、脳内ではなく身体の免疫細胞で作られた場合は、アレルギー反応を起こし、花粉症や皮膚の痒みなどの炎症を起こしますので、抗ヒスタミン剤の投与で症状を抑えますが、どうしても多少は脳内のヒスタミンまで抑制してしまうので、抗ヒスタミン剤を含んだ薬を飲むことで眠くなってしまいます。同じヒスタミンという化学物質でも、どこで産生されて放出されるかによって人体に及ぼす作用が異なります。

　生活が乱れ、体内時計が狂ってしまえば、脳内ではヒスタミンの分泌が寝る時間に抑えられなくなってしまい、私たちはサーカディアンリズムに沿った生活ができなくなっていきます。

　私たちが生き続けるためには、生活の中で睡眠状態を一定時間維持する必要があります。そのためになくてはならない「視索前野（POA）」と呼ばれる脳領域もまた視床下部にあります。

　視索前野（POA）のニューロンが下方の脳幹に向けて信号を送ると、脳幹は ARAS（上行性網様体賦活系）の神経細胞の情報を受けて、覚醒信号のスイッチを切り、脳の広範囲の活動を静めて睡眠を促します。それによって、音やその他の外部刺激に関する情報をブロックして、私たちが熟睡した眠りを維持できるようにサポートしてくれています。

　ARAS は、脳幹にある神経節の集まり（ニューロンの集合）で、

覚醒系のアセチルコリンをはじめとした多数の神経伝達物質を用い
て、大脳皮質や視床などの脳の広範囲に向けて「覚醒を維持しろ！」
という強力な信号を送って、日中に覚醒を維持できるように脳の
活動を活性化させ続けている領域です。したがって、脳幹のARAS
が活性化している状態では、海馬のニューロンは絶えず発火して、
脳弓を介して入力を受けた結節乳頭核からはヒスタミンが放出し続
けてしまいます。そうなると私たちは眠りにつくことはできません。

　それゆえ、眠りにつくために必要なメカニズムとして、ARASの
スイッチを切る必要があります。これには複数の脳内での化学物質
が絡んできます。

　脳内には、覚醒系と抑制系の２種類の神経伝達物質（脳内化学物
質）が存在します。抑制系で代表的なのが、GABA（ギャバ：γ－
アミノ酪酸）とグリシンと呼ばれる神経伝達物質（抑制性アミノ酸）
です。これらは脳の興奮を鎮めるスイッチ役を担っています。スト
レスによって生じた脳の興奮を沈静化させて眠気を誘う、睡眠には
欠かすことができない化学物質です。

　GABAは、脳内では興奮性の働きをするグルタミン酸というア
ミノ酸から合成されます。GABA作動性ニューロンのシナプス小
胞にグルタミン酸が取り込まれてGABAが合成されると、今度は
抑制の働きをするアミノ酸として分泌されます。GABAの作動性
ニューロンは脳全体に広く分布していて、脳の興奮を抑制する働き
をします。また、グリシンというアミノ酸は主に脳幹のニューロン
において、抑制性の働きをして、GABAと共同して脳の鎮静作用
を引き起こします。

　また、セロトニンも、覚醒系のアセチルコリンの影響の一部を
抑制する働きによって、睡眠に不可欠な神経伝達物質の一つです。
前脳基底部（BF）にはアセチルコリン神経細胞が２種類あります。
海馬や大脳皮質にそれぞれ投射しています。このアセチルコリンの

分泌減少にセロトニンは必要なのです。

　人は抑うつ状態になるような強いストレスを受けているとセロトニンの消費が増大し、脳内で不足してしまうことで眠れなくなるのです。

体内時計、概日リズムとは

　本来、外界とは別に生物体内に備わっている時間測定機構があります。

　生物にみられるサーカディアンリズムを作り出している生体内のメカニズムを体内時計（Biological Clock）と呼びます。この体内時計を作り出しているのは、脳の視交叉上核（SCN）です。

　視交叉上核（SCN）はサーカディアンリズムの主時計で、私たちの睡眠・覚醒はこの約24時間周期のリズムと神経活動に強く制御されています。

　ただし、睡眠・覚醒を直接的に実行する前脳基底部・視索前野（BF/POA）と呼ばれる領域の神経活動でセロトニン系が機能しないと、睡眠リズムが崩れてしまうのです。（P.313 図解参照）

　ストレスなどでうつ病や不眠に陥って食欲不振となり、脳内のセロトニンが不足すると、体内時計は正常でも睡眠・覚醒のリズムが乱れることが分かっています。セロトニンの欠乏により、ぐっすり眠れなくなる現象は、徐波睡眠（SWS）のサーカディアンリズムが消失してしまうからです。

　セロトニンの働きを受けたBF/POA領域は、約24時間周期の「睡眠・覚醒のサーカディアンリズム」を作り出しています。

　前脳基底部・視索前野（basal forebrain/preoptic area：BF/POA）とは、脳の深部、目の奥あたりに存在する脳領域で、直接的に脳幹に働きかけて睡眠・覚醒を実行させている部位と考えられています。

　睡眠・覚醒におけるサーカディアンリズムの働きとして重要なのは、メラトニンという物質です。

　私たちの脳内では、夕方になってくると、脳の中心部に位置する松果体というところでセロトニンがメラトニンに変化し始めます。この睡眠ホルモンと呼ばれるメラトニンは眠りに入るために必要で、深い眠りを得るためにとても重要な化学物質なのです。夜のメラトニン濃度は、昼間の1000倍にも増加し、体温や血圧、脈拍などを調整して睡眠を促します。また、メラトニンには、抗酸化作用もあり、老化防止というアンチエイジング効果がとても高く、美容にも必要なホルモンです。

　しかしながら、このサーカディアンリズムも人間の場合は大脳皮質の要求によって狂わされやすいのです。

　大脳皮質が発達した人間は、動物とは違い、自分の意思によってBF/POAの働きを抑えて、望む行動がとれるからです。つまり自分の意志で徹夜をしたり、いつまでもゲームや動画を見て起きていたり、時差ボケしている状態で海外旅行を楽しんだりできるのは、大脳皮質が発達している人間にのみ可能なことだといえます。

睡眠の質と量

　眠りから覚めた後の熟睡感によって、私たちは気分良く爽快な朝を迎えられるかどうか違ってきます。人の熟睡感は、睡眠の質と

量とで表現され、睡眠の前半に深いノンレム睡眠状態（徐波睡眠：SWS）にいたり、睡眠の後半にレム睡眠の時間を十分に確保できたかで決まります。

　では、どうすれば深い睡眠状態（徐波睡眠）にいたり、十分な成長ホルモンの分泌や脳内での必要な作業をしっかり済ませて、心身ともに元気で快適な朝を迎えることができるのでしょうか。

　一番大切なことは、夜寝て朝には起きるといった生活習慣をサーカディアンリズム（体内時計）と同期させることです。昼夜が逆転した生活では、睡眠中に必要な脳の働きが十分に行われません。

　この体内時計はうまく調節しないと、無理して早く起き日中、頭は疲れていても、夜中に質の良い睡眠がとれず、睡眠不足という状態になってしまいます。こうした体内時計は調整が必要で、個人差や年齢とともに2～3時間の変動があることが分かっています。

　そのために、サーカディアンリズムを作り出している体内時計を支配している視交叉上核（SCN）の調整が必要となります。SCNの調整には「光」が必要なのです。朝一定時間に起きて、「光」を浴びたり、明るい環境に身を置き15～30分ほど光を目から取り込み、視神経を経由して視交叉上核（SCN）を刺激することで、体内時計のリセットをすることができます。そのリセット情報が、脳の中心部にある松果体に伝われば、その約14時間後から睡眠誘発のホルモンであるメラトニンが分泌されて眠気を促し始めます。

　人の体内時計は、人工的な光であっても約2500～5000ルクスあればリセットします。ちなみに、昼間の太陽光は約4万ルクスほどで、夏場の真昼は10万ルクスにもなります。ただ、一般家庭の蛍光灯は明るくても約400ルクス程度しかありません。そのため、外を散歩するか、朝外出できない場合は室内から明るい外の光を眺めることで、体内時計をリセットするためのSCNを刺激してください。

SCNを支配するメラトニン

　サーカディアンリズムを視交叉上核（SCN）によって作り出すために、メラトニンと呼ばれる化学物質が必要となります。

　メラトニンは、脳の松果体でビタミン B12 の作用によりセロトニンから生合成され、血液を通じて全身に流れ、自律神経を通じて脈拍や体温を調整します。また夜になると、深部体温（外気の影響を受けにくい身体深部）の温度を下げて、眠るための準備をしてくれます。深い眠りに導かれるためには、身体の深部体温が十分に下がる必要があります。

　サーカディアンリズムによって、1日の深部体温は変動します。朝にリズムのリセットができていれば、体温は午後4時ごろをピークとして、下降していき、メラトニンの分泌量に応じて寝つきが良くなる体温へと下がっていきます。

　夜間にのみ分泌されるメラトニンは、習慣的就床時間の1、2時間前から分泌量が増え始め、深部体温が最低になる1、2時間前にピークを迎えます。つまり深部体温が最低になる時間は朝の4時ごろですから、深夜2、3時ごろがピークになります。

メラトニンの重要性

　メラトニンの働きはさらにあります。

　メラトニンが十分に分泌されなければ、深い眠りである徐波睡眠（SWS）の第4段階の発現にいたらず、第3段階にとどまることでδ波の出現時間も短くなり、ノンレム睡眠中の大脳皮質を十分に休

めることができません。

　また、レム睡眠中には、大脳皮質の毛細血管の血流を活発にして、脳内の新陳代謝や発生した老廃物の清掃作業がしっかりと行われています。

　夜ふかしを習慣化すると、私たちのサーカディアンリズムが乱れ松果体の機能にも影響が出ます。松果体の乱れにより、睡眠中に適切なメラトニンが分泌されず、十分な睡眠の恩恵を受けることができません。さらに、年齢とともにメラトニンの分泌量が減少し、高齢者は必要な睡眠時間を保持することにも困難を抱えます。これにより、ホメオスタシス（生体の恒常性）が乱れ、心身の健康維持にも問題が生じる可能性があります。

　例えば、アルツハイマー病、冠動脈性心疾患、乳がんや前立腺がんの患者は、夜間の血中メラトニン濃度が低いと報告されています。メラトニンは生活に欠かせないホルモンであり、入眠作用や睡眠維持作用を担っています。しかし、年齢とともに脳の松果体からのメラトニン分泌は減少します。最も高い分泌量は１歳から３歳のころで思春期に入ると減少が始まり、40歳になると20代の４分の１程度になり、70歳を超えるとピーク時の10分の１以下にまで減少してしまいます。そのため、年を重ねると早朝に目覚めたり、夜中に何度も目が覚めたり、若いころより睡眠時間が減少するなど、サーカディアンリズム（体内時計）の調節機能が弱まっていく傾向があります。

　さらにメラトニンが貴重なのは、老化を進める酸化を抑えるアンチエイジングホルモンでもあるからです。

　メラトニンは、それ自体が直接フリーラジカルや活性酸素を消去する抗酸化物質として働くだけではなく、体の中にある活性酸素を消去する酵素（スーパーオキシドジスムターゼやグルタチオンペルオキシターゼなど）の働きを高める作用を持ちます。また、メラトニンには、インスリンの分泌を抑え、糖や脂質代謝にも関わり、糖

尿病や肥満のリスクを抑えたり、免疫力の低下を防いだりなどの貴重な役割も担っています。

入眠後の血糖値の維持

・・・・・・・・・

　お腹が空き過ぎて眠れない人やダイエット中の方、精神的な悩みなどで食欲のない人は、睡眠を妨げる生理現象が生じます。その原因として血糖値が挙げられます。睡眠中に血糖値が下がり過ぎた場合、夜間低血糖症になり、ノンレム睡眠時に深い眠り（SWS）に到達できなくなってしまうのです。睡眠直後に副腎皮質から分泌されるコルチゾールが血糖値の低下を抑えます。

　本来コルチゾールは朝方にかけて分泌が増えていき、目覚める２時間ほど前から分泌量がピークになり、起きてからの活動のために血糖値と血圧を高めて、元気に目覚める働きを担ってくれています。

　しかし、血糖値が低い場合、寝入りばなから血糖値の調整のためにコルチゾールが分泌され続け、交感神経が興奮し始めて睡眠が浅くなります。また、夜間に分泌し続けることで朝方に必要なコルチゾールの分泌量が不足してしまいます。この状態で起きるのはとても辛いものです。

　このように、睡眠時の血糖値を調節する副腎の働きは、日中にストレスなどでコルチゾールの分泌が慢性化すると、副腎疲労が生じて睡眠に悪影響を及ぼします。

　朝の疲労感や眠気を解消するために、過剰にコーヒーを摂取する人は逆にカフェインの影響でコルチゾールやアドレナリンの分泌が促進され、その結果、夜の睡眠にさらなる悪影響を与える可能性があります。

また、夜にストレス解消のためにお酒を飲む人にとっても、アルコールの分解によって生じるアセトアルデヒドという有害物質が身体の様々な部位で炎症を引き起こす可能性があります。これによって、副腎は睡眠中でも働き続ける必要が生じます。アルコールの悪影響を抑えるために副腎や肝臓が疲労し、必要な睡眠が妨げられる可能性があります。

　ストレスによる交感神経の緊張は多くの内臓の血液量も減少させ、血液の供給に関与する肝臓に負担をかけます。従って、有害物質の分解などで肝臓が弱ってくると、寝つきが悪くなり眠りも浅くなってしまいます。

　また、血液（赤血球、白血球、血小板）は骨髄で作られます。骨髄は主に睡眠時に活発に働いて血球を産生します。そのため寝不足が続くと、新しい血液が不足して血液の質が下がります。睡眠は良質な血液を作る上でとても重要な生命活動なのです。

　寝入りばなの最初のノンレム睡眠時の徐波睡眠（SWS）に達した段階で大量に分泌される成長ホルモンは、「若返りホルモン」とも呼ばれ、寝ている間に細胞を修復し、肌の新陳代謝を活発にし、骨と筋肉を丈夫にしたり、脂肪を分解したり、免疫力も高めてくれます。

　もしこの時間に、コルチゾールが多く分泌されていると、成長ホルモンの分泌が抑制されます。

　また、血糖値が低いと、副腎の働きを睡眠中に休める暇がなくなり、疲弊していきます。さらに、日々の慢性的なストレスで、もし副腎が疲れていれば、睡眠中にうまくコルチゾールが分泌されない状態が起こるのです。その時、コルチゾールの代わりに、副腎髄質から、アドレナリンやノルアドレナリンが分泌されるのですが、そうなれば、私たちの安眠は消え去ります。

　副腎髄質からアドレナリンとノルアドレナリンは８：２の割合で分泌されますが、どちらも、心拍数を上げて、瞳孔を開き、興奮状態を作り出す交感神経に働きかける作用があります。そうなると、目が覚めてしまうのです。

　ストレスなどによって、副腎の機能が低下している場合には、コルチゾールを十分に分泌できなくなり、一種の睡眠障害のような症状が引き起こされ、眠れないことによる精神の疲労によって、うつ症状やアレルギー症状、生活習慣病などの様々な疾患につながるのです。

　副腎疲労による機能不全は、夜中に何度も目が覚めたり、朝起きるのが辛くても無理して起きても疲れがとれず、日中には疲労感と眠気に襲われます。眠気を我慢しているとやる気もわかず、イライラ感が募り、ストレスによる感情のコントロールが難しくなることもあります。

慢性疲労症候群

　十分かつ理想的な睡眠が確保できないと、肉体的な疲労感がとれにくくなります。これが慢性疲労症候群として知られる状態です。慢性疲労症候群の症状は、十分な睡眠をとっているつもりでも、朝目覚めたときに疲労感がとれず、起き上がるのが困難な状態です。この状態では疲労感だけでなく思考力も低下し、やる気がわかず、身体的にも様々な原因不明の症状が現れ、日常生活に支障をきたします。

　脳の視床下部からの命令で、その下に位置する下垂体から体内に様々なホルモンの分泌を促す刺激ホルモンが分泌されます。そうした機能が正常に働かなくなった状態です。正常な働きが保たれていれば、そうした活動が睡眠中に行われ、朝目覚めた時に熟睡感を得て疲れがとれた状態を体感できるのです。

慢性疲労症候群になると、身体的な倦怠感だけでなく、精神的にも疲弊し、正常な睡眠がとれなくなります。この睡眠不足は感情にも影響し、否定的な情報の記憶を神経回路に刻みやすくなります。前頭葉の領域が正常に機能しなくなることで、否定的な認知に反応する脳の領域（扁桃体など）が過度に反応するのです。

　もちろん、高次脳機能での思考過程も複雑な課題をこなせなくなります。例えば、想像力や直感、ひらめき、アイデアを生む思考は低下します。また、道徳的判断も鈍り、報酬系の脳領域も混乱します。様々な面における注意力を維持する脳のネットワークの反応も鈍ってしまいます。

　私たちが心身の健康を維持するためには、生活習慣を見直し、ストレスを緩和させて、良質な睡眠を手に入れることが必要なのです。

睡眠障害

- - - - - - - - -

　睡眠障害は、不眠症を始めとし、ナルコレプシー、睡眠時無呼吸症候群、過眠症、夢遊病や夜驚症・悪夢・摂食異常症等のパラソムニア（睡眠時随伴症）など数多くの種類と症状がありますが、ここでは不眠症など、「心の病」に発展する症状や関連する内容に関して話していきます。

　誰もが、眠れない夜を過ごすことはよくあります。悩みや心配事がある場合は当然のことといえるでしょう。様々な不安を抱えている場合も、それは自然なことです。

　眠ろうとしてもなかなか寝つけず、入眠を維持できず、早く目覚めてしまってその後眠れない。このような状態が長期間続き、精神的・身体的に著しい苦痛や疲労感を感じて苦しむ不眠症は非常に深

刻です。睡眠導入剤などの薬に頼っても、３時間ほどで中途覚醒してしまうなど、薬を服用しても改善されない状況に陥り、酒を飲んで寝ようとしたり、複数の薬を乱用して状況をさらに悪化させてしまう人もいます。

「眠れなければ寝なければ良いだろう」といった問題ではありません。睡眠が確保できなければ仕事や生活のパフォーマンスに支障がくることはもちろんのこと、何よりも精神的にも身体的にも苦しいのです。

　しかし、眠れなくても精神・身体の健康状態を保ち、悩むことなく過ごしているショートスリーパー（短時間睡眠）の人たちもいます。もう一方で10時間ほどの眠りを必要とするロングスリーパー（長時間睡眠）のタイプの人もいます。この二つのタイプは、明らかに個人の遺伝子によるものです。

　睡眠に関する悩みは、このロングスリーパーのタイプの人に生じることが多いのです。眠れないことで苦痛を感じて悩んでしまうことが多いからです。ロングスリーパーの人は寝不足の状態を耐えることが苦手で、睡眠が十分に足りていないと頭の働きが悪くなり、精神的にイラつき、体調もすぐれず、意欲もわかずに、仕事などで実力が発揮できません。そして眠れないことに敏感になり、十分な睡眠が確保できない状況を悩み、今夜も眠れなかったらどうしようと不安と心配で不眠症に陥っていくタイプの人なのです。

　睡眠に関する傾向は多数の遺伝子によって影響を受けています。私たちの睡眠量は遺伝子で規定されており、特定の遺伝子（*DEC2*など）が個々の必要な睡眠時間を制御しています。

　遺伝子の解析によって、ショートスリーパーやロングスリーパーなどの個人差や満足できる睡眠時間が明らかになります。

　寝不足でも平気な体質だと、日中のパフォーマンスに問題を感じることが多少は生じても、眠れないと悩んだりするほどではないの

で不眠症にはなりにくいのです。

　睡眠不足に悩む人にとっては、睡眠量を確保したいと焦ると緊張してさらに眠れなくなり、翌日の体調や精神状態を想像すると耐え難い苦痛を覚え、早く寝たいと焦りがつのって睡眠薬や精神安定剤などの薬物に手を出すことになっていきます。

　しかし、薬物を用いて眠る習慣が身につくと、自然な眠りの感覚が失われ、すぐに眠りに落ちないと不安を感じるようになります。そうして、段々と薬の量を増やしてしまう人が多いのです。

　ストレスからくる不眠症は、薬物を利用しても、睡眠を維持することが難しく、眠れたとしても睡眠の質が悪く、起きた後に眠気がとれなく意欲もわかなくなる状態を引き起こします。だからこそ、薬物に頼った睡眠は可能な限り避けるべきなのです。

　この不眠に関しては第3章の不眠症（P.136）も参照してください。

睡眠不足とストレス
· · · · · · · · ·

　私たちの睡眠の重要性は高く、たった一晩の徹夜やそれに近い睡眠制限だけで、免疫系も有効に働かず、感染や病気から体を保護できなくなります。また、ホルモンの機能低下などの様々な身体の機能が損なわれることが分かっています。これは身体的なものだけではなく、精神的にストレスを与えることにもなります。

　睡眠制限などでの精神的ストレスは、脳内のセロトニンの消費も増大させ、さらなるセロトニン不足となり抑うつ状態や様々な心の病を引き起こすことにもなりかねません。

　睡眠不足の脳は、肯定的な内容よりも否定的な内容に反応しやす

くなり、悪い出来事が主に記憶として定着しやすく、気分が落ち込むような歪んだ記憶が形成される可能性が指摘されています。

　また、睡眠が数日間短縮されることで、インスリンの働きが弱まることが分かっています。いわゆる太りやすくなるということです。食欲が増すグレリンというホルモンが増加し、同時に食欲を抑えるレプチンというホルモンが減少します。夜更かししていると、何か食べたくなる経験があると思います。また、睡眠の質が悪ければ何かと間食をしたくなり、結果、肥満になる可能性が裏づけられています。

　グレリンという胃から産生されるホルモンは、視床下部に働いて食欲を増進させる働きをしますが、寝不足で増加したグレリンが下垂体に働くと成長ホルモンの分泌を抑制するので、寝ついた後の最初のノンレム睡眠（徐波睡眠）時の成長ホルモンの放出に悪影響を与えます。（P.273 参照）

　レプチンは脂肪細胞から生まれ、肥満や体重増加を抑える働きがあるホルモンですが、寝不足によりレプチンが減少することで、食欲と代謝の調節が悪くなってしまいます。

　眠る時間が短いと特に肝臓にも負担が生じます。その他の臓器も悪影響を受けますが、脳の血管（血液脳関門）のストレスによるダメージは深刻です。

　血液脳関門とは、脳という極めて重要な器官の表面から内部の深層まで張り巡らされている血管を守るためのフィルターです。脳内を流れる血管の壁面をぎっしりと特殊な細胞が密着結合して並んだ状態でシールドしています。血液内を流れているほとんどの栄養素や、毒素、細菌、薬物などが脳内に取り込まれないように防御しています。脳に必要なものだけを血液から受けとるため、出入りする物質を制御できる重要なフィルターなのです。

　この血液脳関門のシールドが、過度のストレスによってダメージ

を受け、脳細胞へ血液が漏れる現象が生じることが分かっています。その時、血液に何らかの病原体や薬物が含まれていなかったとしても、血液中のアルブミンと呼ばれるタンパク質が脳細胞へ流れ込んでしまうと大変なことになります。安全であるはずの血中アルブミンが脳細胞を破壊して、アルツハイマー型認知症の症状が起きるのです。

　以前から老化によって起きることは分かっていたのですが、年齢が若くても、過度のストレスによって血液脳関門のシールドが破壊されることはとても怖いことです。

不眠症や心を患っている時

　心の病や不眠症に苦しむ状況であっても、就寝と起床の時間を厳格に守り、規則的な生活リズムを意図的に維持する人がいます。

　果たしてそうした生活は正しいのでしょうか。

　例えば、風邪などで発熱している状態や、体調不全に陥っている人に対して、昼間は寝ないで起きていて、規則正しい生活を維持しなさいと叱る人はいないはずです。

　ところが、心の病や精神的な疲労を抱えている人は、病気とは見なされていないのか、規則正しい生活をすることが必要だと思い込まれています。

　心の病や精神的な苦痛などの脳の疲労は、脳の病気です。ですから脳機能を早く回復させるためにやるべきことは、睡眠と栄養摂取が重要で、眠れる限り、昼夜問わず眠って、少しでも精神的に元気が戻れば、食事をとって栄養を補給することが必要なのです。そうやって、眠れるだけ眠って、脳疲労を回復させることに専念すれば、

拗_{こじ}らせることなく意外と早く回復するものです。

　もちろん、なかなか回復しなくて、不安が募り、症状もひどくなるか広がりを見せる場合もあります。そういった場合には、そのような症状を生み出した、背後にあるトラウマなどの、様々な心への悪影響を誘発している原因を明確にして解消する必要があります。原因を特定し解消しなければ、どんな症状も消えるはずがありません。しかし、その心の原因に焦点を当てた治療期間であっても、眠れる限り眠り、睡眠時間を多くとり、体力を回復させ、栄養を補給して脳の回復を助けることが最善なのです。

　心の問題や脳の病気は、気の持ちようや根性などの精神論では、一定期間耐えることはできても、完全には治せません。

　身体の病気の場合は、早く治療をして十分な休養を心がける人でも、心の問題となれば、気を引き締めて頑張っていればどうにかなるといった間違った対応で、脳を無視して、どんどんと病状を拗らせてしまう人が多くいることは、非常に残念なことです。

睡眠負債

「睡眠負債 (sleep debt)」という表現で、睡眠不足が続き、補えないようになることは危険であると、アメリカ人のウイリアム・C・デメント教授が呼びかけたのは 1990 年代のことです。この教授は「レム睡眠」の名づけ親でもあります。

　睡眠負債とは睡眠不足と違い、睡眠不足状態が日常的に積み重なり、慢性化して、自覚がないまま過ごしている状態です。睡眠負債状態は、ガンや糖尿病や高血圧などの生活習慣病、うつ病などの精神疾患（心の病）、認知症など様々なリスクを高めることが、各方

面の研究結果から明らかになってきました。

　睡眠負債の解消には、休日にいつもより長く寝れば良いのではと思われるかもしれませんが、「負債」という表現が示しているように、そう簡単に返済できる状態ではないということです。「不足」と違って、返済可能な状態を超えて、借りがどんどん膨らみ、返済の当てがなくなっている状態なのです。

　ですから睡眠負債に陥ると、時間がある時に多くの時間を寝ることで返済されるような簡単なものではなく、睡眠不足によって既に何らかの害が生じているのを治さなければならない状態でもあるのです。したがって、改善には時間がかかります。

　睡眠負債は、睡眠の長さ（量）だけではなく、睡眠の質も必要です。質と量が満たされた睡眠をとることで、すでに脳や身体に発生している悪影響を改善して、初めて返済が可能となります。

　自分は十分に睡眠をとっていると感じている人でも、睡眠が毎日30分ほど少ないだけでも、長期間の間に確実に睡眠負債状態に陥っているといえます。

　例えば、徹夜でもすれば脳や身体の疲れは自覚できるでしょうが、日々の睡眠不足による疲労やパフォーマンスの劣化では、それが睡眠負債へと向かっているサインであることを自覚しづらいのです。「心の病」にいたって、初めて慌てるのが一般的だといえます。

　自分でも気づかないうちに蓄積されていく、それが睡眠負債の怖さです。知らず知らずのうちに借金が雪だるま式に増え、気づいた時にはどうしようもないほどにまで膨らんでしまう。そうなると精神的にも追いつめられ、身も心も破綻しかねません。

不眠症からの解放

　不眠症を治すための方法をお話ししましょう。

　睡眠がいかに重要かを理解していただけたと思いますが、これまでいろいろ試してみたが不眠症が治らなかったという人も多くいらっしゃることでしょう。

　不眠症の改善において、起きる時間を一定にして体内時計（サーカディアンリズム）を調整することを勧められると思いますが、努力してもなかなか定刻に起きられずに諦める人や眠りにつけずに挫折する人も多いと思います。

　それは、夜早く寝ようと意識を向けるからです。そのために昼間眠くなっても、無理に夜まで起きておこうと努力して、コーヒーを飲んだりして眠気を我慢して過ごすことで交感神経を刺激し続けてしまいます。夜になるころには、脳が興奮し過ぎて脳神経のクールダウンができなくなり、逆に眠れなくなってしまうのです。

　これまで、薬剤でどうにか眠れていた人や、それでも中途覚醒して、さらに追加で薬を飲んでどうにか寝ていた人にとって、生活態度を整える努力だけでは、不眠症が治せるわけはありません。

　もちろん、不眠症からの解放とは、薬を一切飲まないで、正常な睡眠をちゃんととれるようになることを意味しています。

　そのためにはいろんな個人の生活状況に応じた対策がありますが、これからお話しする方法は、1ヶ月ほど自由な時間が確保できる人、休職中の人などを対象にした方法です。原理を理解し、応用していただきたいと思います。

　まず、効率よく不眠症を治すには、生活習慣を整えることではなく、体内時計（サーカディアンリズム）をリセットすることから始めます。

リセットするために、一切薬を飲まずに、眠くなったら寝て、目が覚めてもまだ寝ようと試みて眠れたらさらに寝る、眠れなければ起きて少しでも眠気を感じたらまた寝る。眠たくなければ眠くなるまで起きているといった生活をしばらく続けます。しばらくというのは個人差がありますが、大体２、３週間程度です。この間に重要なのは、起きている夜の時間にバスタブで熱くない程度のお湯に浸かることです。お湯に浸かっている時間の目処は、お湯の温度にもよりますが、頭皮から顔へと汗が流れ出てくるのが目安で、約15分前後です。頭皮から汗が流れるということは、身体の深部体温が上昇して、表面温度より約１〜２度体温が上がった状態なのです。その深部体温を下げるために発汗して体温調整をしている状態です。しっかりと頭皮から汗を出した後に、洗髪して上がりましょう。そうすることで、風呂上がりから約90分以内に一旦上がった深部体温が下がり始めて、平常の体温より低くなってきます。そうなった時点で眠くなってくるのが分かるはずです。眠くなったら寝てください。

　こうした生活を送っていると、睡眠負債もほぼ解消されていき、夜中の時間にぐっすりと長時間の連続した睡眠がとれるようになっていきます。そして日中は起きていられるようになり、体内時計のリセット完了です。

　もともと、人間に備わっている体内時計（生物時計）は、ほぼ24時間の周期で、睡眠と覚醒を繰り返すようになっています。もし、太陽光が一切入らない暗闇の中で生活したとしても、遺伝子によって夜中と日中の睡眠・覚醒のリズムはほぼ正確に刻まれるのです。

　体内時計のリセットが終わると、今度は、しっかりと起床時間を決めるのではなく、まだ最初の時点では、ほぼ夜に眠くなったら寝て、ほぼ朝になって目覚めたら起きるといった生活を続けてください。すると自分に必要な睡眠時間が分かってきます。それがあなた

自身の適正な睡眠時間なのです。

　ですから、決して睡眠薬などの薬を服用してはなりません。そしてこの間は一切アルコール類もカフェインも禁止です。

　こうして、約１ヶ月もあれば、あなたは薬に頼らない、正常な睡眠の量と質を確保できるようになるでしょう。

　安定してきたら、起きる時間をしっかりと決めて、必要な睡眠時間を確保できる就寝時間を決め、規則正しい生活を送ってください。

　この段階に達したら、アルコールやコーヒーなどを必要に応じて摂取しても問題ありません。ただし、寝るためのアルコール、夕方以降の無理に起きておくためや夕食後のコーヒーは避けてください。また、夜の睡眠３時間前の食事なども避けて、睡眠中の体内外の環境を整えてください。

　運動をして、睡眠物質を増やすことや、脳内のスニップスのリン酸化を進めるために興味のある書物を読んで知識を記憶することも重要です。

　１ヶ月もこんな生活など許されない状況の人は、許される範囲で時間をかけて徐々に改善するしかありません。方法はいくつもあります。

　ここで紹介している方法は究極の治し方なのです。もちろん、心の問題（過去のトラウマや現在の精神的ストレス）が原因の不眠症の方は、しっかりとそれらを解消していることが前提です。

　薬に頼らないと眠れない、しかも薬の量や種類も増えていき、さらにアルコールの力も借りてしまい、だんだんアル中のように酒や薬に依存してしまっているような人にとって、この方法で薬も酒からも解放されて、しかも正常な眠りにつける恩恵は計り知れないものがあると思っています。

　何よりも、ぐっすりと睡眠がとれてすっきりと目覚めた朝は、と

ても気分がよいものです。身体中の疲れがとれて、なんとなく身体の組織が再生されたような気分ではないでしょうか。頭も冴えているので思考も積極的になり、前向きな発想が生まれます。こうした生活を過ごせると「心の病」になることはないのです。

　ここで少し話を変えて、この後、人が眠りという恩恵の時間に、脳内で生じている精神的・生理的な脳内現象を見ていきましょう。

睡眠中の“夢”とは

　さて、睡眠中に見ている夢の世界を覗いてみましょう。

　眠っている間に脳内で急激に変化している化学物質はどのような役割を果たしているのでしょうか。

　私たちが起きている時は、現実を正しく認識するために、重要な二つの神経伝達物質が分泌されています。それは「セロトニン」と「ノルアドレナリン」ですが、これらは覚醒状態における判断や学習、記憶に重要で、これらによって、“夢”の世界と現実の区別ができるのです。

　しかし、脳が眠りに落ちると、まず脳全体の働きが低下して、この二つの神経伝達物質の循環が減少し、五感における外部からの感覚情報が遮断されて、筋肉の動きも遮断されます。そしてレム睡眠に入ると、「アセチルコリン」という神経伝達物質の分泌が覚醒時の2倍にも増加し、脳内での視覚、運動、感情の中枢を興奮させ始めます。アセチルコリンを放出するコリン作動性神経は広く脳内の神経に影響を与えています。

　こうした脳内での化学物質の変化によって、あなたの夢はまるで現実のように、物を見たり、快感や恐怖といった感情を体感し、動

き回っている体験を味わったりするのです。全ては脳内で作り出された幻想ですが、夢を見ている間は現実のように体感して過ごしているのです。

　レム睡眠時のアセチルコリンの高濃度の分泌によって、過去と現在の時間軸は崩れ、非現実な夢の内容を目覚めた時に覚えています。私たちの脳が正常であれば、眠りから覚める半覚醒状態から覚醒にいたる中で、今体験していた世界は現実ではなく"夢"だったと自覚します。

　睡眠中は、セロトニンやノルアドレナリンの分泌が抑制されるために、正しい理性的判断ができずに、荒唐無稽な筋書きの夢の世界を「おかしい」とも感じませんし、目覚めた後、長く記憶にも残りません。

　これが、脳が私たちに見せてくれる"夢"の実態なのです。

　であれば、非現実な夢の時間が、そんなに重要であるとは到底思えないと思う人も多いことでしょう。しかし、そうではないことを理解していただきたいのです。

　夢をほとんど見ないという人もいますが、それは見ていた夢を目覚めた後に覚えていないのです。もちろんうつ病などの精神疾患が生じている人は、夢をほとんど見ないということもあります。または投薬の影響の場合もあるでしょう。しかし、普通の生活を送っている人は、ちゃんと夢を見ています。ただし、目覚ましで飛び起きる場合は、急激な覚醒により内容を思い出せないことが多いのです。

　ではなぜ、夢の世界では荒唐無稽で現実的でない内容が展開するのでしょうか。夢に価値がないとすると、眠って夢を見ている時間の重要性が否定されかねないでしょう。

　長い歴史の中で、人類は夢の幻想的な領域に浸り、その中に意味を見出そうと試みてきました。夢はロマンに満ち、文学の舞台にも登場します。さらに、夢占いやその他の夢の解釈に興味を抱く人々

も存在します。

　実は、私たちはレム睡眠の時だけでなく、ノンレム睡眠の間も夢を見ているのです。脳への電極装着による眠りの観察実験では、ノンレム睡眠中に被験者を起こすと夢を見ていたという報告があります。しかし、一般的に、睡眠中の"夢"と表現される場合、「レム睡眠」の時だけを指すものがほとんどです。

夢と現実

・・・・・・・・・

　私たちは夢の中で、様々な世界を旅することがあります。それは幸せな体験だったり、喜びに満たされたりする一方で、時には恐怖にとりつかれたり、迷いや不安に苛まれたりもします。夢の舞台は変幻自在で、現実ではありえない出来事や不思議な出会いが待ち受けています。夢の中では過去の思い出や願望が交錯し、奇妙な物語が展開されることもあります。その一瞬一瞬、意識が解き放たれ、限りない可能性に満ちた夢の世界に没頭するのです。

　意識は夢の世界に浸り、現実とは異なる鮮明な感覚や体験を楽しむことができるのです。このような状態では、想像力が刺激され、現実の制約や法則に捉われず、自由に夢想や創造が広がることで新たな世界や体験を探求することが可能となります。

　ただ、心の状態に問題が発生している時には、悪夢にうなされて苦しみ、昼過ぎても心の中は、脳内に残り続けるイメージや感情に囚われて気分が晴れない時もあるでしょう。

　こうした夢の世界から、現実の世界へと戻るためには、セロトニンやノルアドレナリン、アセチルコリン、ドーパミンなどといった脳内で生成される化学物質の分泌量が正常に戻る必要があります。

これらの物質が適切に調整されると、意識は覚醒し、現実を再び認識できるようになります。

夢の中の感情

夢の内容を想起する時、どのような感情が自覚されるかによって、目覚める前に処理されていた感情の内容が分析できます。

日中の出来事にともなう感情的な体験は、その夜の睡眠中に夢として反映されます。内容や状況は違っていても、過去に経験した感情の記憶なども混ざって展開し、レム睡眠中に夢としてほぼ再現され整理されます。

心の状態が疲れていると、睡眠中に夢を見ながら中途覚醒が起きた時、夢の内容自体が非常に腹立たしいことが多いことでしょう。「何でこんな嫌な夢を見て、こんな時間に目覚めてしまうのだ！」と怒りと腹立たしさを感じることもあるでしょう。または、昼間の感情的な出来事や過去の苦痛なジレンマや、怒りや不満や後悔などの感情が夢の中で再現し、考えまいとしても反復してしまいその苦痛で目覚めてしまうこともあるでしょう。

精神状態が平穏で安定している時は、眠る力も保持されていて、感情的で苦痛な夢を見て中途覚醒することはありません。

できることなら、楽しい幸せな感情で目覚めるような夢を見て朝を迎えたいものです。

睡眠中のセラピー

· · · · · · · · ·

　苦痛を癒し、怒りの感情などを緩和させてくれる、その担い手になっているのが睡眠中の"夢"であるといえます。

　私たちの睡眠中には、自覚がなくても心のセラピーがなされているのです。

　何か嫌なことがあっても、ひと晩寝れば気分が直り、なんとなく心が嫌な感情から解放されて楽になっていることに気づくことはあるでしょう。ひと晩では不十分でも数日寝て日が経つにつれ、段々と苦痛だった、または怒りや恐怖を感じた体験から心は解放されていきます。そうした脳の睡眠中のセラピーがうまく機能していれば、PTSD（心的外傷後ストレス障害）に悩まされることはありません。ただ、睡眠中にレム睡眠欠乏が起きると、PTSDのリスクが高まるのです。

　夢はトラウマを乗り越えさせてくれる役割を担っているようです。感情を整えてくれて、苦しい体験を克服する役割や、記憶の形成や修正といった重要な役割を果たしているのです。

　レム睡眠中には、想起している記憶にまつわる感情的要素を切り離すために、脳内のノルアドレナリンの分泌が減少します。この減少がなければ、出来事の記憶からそれに伴った怒りや恐怖などの感情を切り離せないのです。

　また、レム睡眠は、寝初めのレム睡眠より後半のレム睡眠にかけて持続時間が長くなるので、十分に眠った後の目覚め前のレム睡眠が最もセラピー効果は高くなります。

　睡眠中に感情的に苦痛な夢を見て、中途覚醒する人の場合は、目覚めた時間がまだ眠りの前半（入眠から３時間ほど）で目覚めることが多いので、レム睡眠が作り出す効果がまだ不十分な時間帯なの

です。入眠の前半は、感情的な心情などに反応する扁桃体の神経発火がまだ起きやすいので中途覚醒が発生することがあります。

　睡眠中には、それまでの生活で経験した出来事や日々の繰り返された感情が反映されるので、不快や怒りの感情の記憶が鮮明な場合は、睡眠の前半部分で中途覚醒が起こりやすいのです。それは、鮮明な感情がレム睡眠時に処理される前に発生した扁桃体の反応の高まりが原因なのです。

　心の健康を保つためには、中途覚醒が起きても、一度起き上がり気分を変え、再び睡眠に入る努力をすることが重要です。そうすることで、十分なレム睡眠の時間を確保することができます。

記憶への影響

　記憶とは、単に過去を懐かしく思い出すためのものではなく、過去の経験を活かし、未来の行動をより良くするために進化してきたシステムといえます。

　睡眠中の脳は、すでに記憶として保存されている情報の中から異なる可能性を列挙し、今抱えている問題に関する最良の解決策を見つけようと自発的に働いています。しっかり睡眠をとることで、前日まで結論が出せずに迷っていた問題などに関する答えや決断、妥協案や対策などが自然とひらめくようになるのです。皆さんもそうした経験をされたことは多いと思います。

　睡眠中の脳は、現在直面している問題に対する適切な答えを見出す作業を行っているということが分かってきました。

　トラウマを含めた過去の記憶システムが、いかに私たちの人生に多大な影響を与えているかということをあらためて考えてみてくだ

さい。

　過去の記憶システムとは、過去の出来事や体験が、脳内の神経回路を通じて記憶として保存され、意識的にアクセスしたり、無意識の中で影響を与えたりする仕組みやメカニズムのことです。

　睡眠が十分かどうかによって、記憶の処理に違いが生じて感情の記憶や体験した事柄の記憶にも影響を受けていることも分かっています。

　脳が日常の経験を記憶に変換する過程において、睡眠中の記憶処理がどのような意図のもとで進行するのかということに注目する必要があります。それによって、私たちの人生の方向性や結果にも大いに影響を受けてしまうからです。

　睡眠は経験や学習による新しい記憶を選択的に定着、強化、統合、解析、変化させていることが分かっています。

　覚醒時において、感情が絡むことや関心があって重要だと判断されること、アイデア、また学習によって記憶しようと望んだことなどの全ての要素の中から睡眠中に選択的に記憶されることが分かってきました。

　ここで重要なのは、選択的にという表現です。ありのまますべてでなく、感情などを駆り立てた主題のみを優先して選択的に強化しているようです。主題以外の周辺部分は切りとられ変更したりなどの傾向があります。また、眠りの段階に応じて、異なるタイプの記憶を強化しているといわれます。レム睡眠時とノンレム睡眠時とでは、記憶する内容のタイプに違いがあるということです。タイプの違いとは、出来事の記憶や作業の記憶、知覚の記憶などの記憶の種類の違いです。また、レム睡眠時は全身が弛緩しているので、どんな夢を見ても体がその内容に反応して動くことはありませんが、ノンレム睡眠時では体の弛緩状態は緩やかですので、夢の内容に反応

して身体を動かすことがないような種類の夢を見ています。

発想やアイデアの発現

理想的な睡眠後は、気分がスッキリとして、身体的な疲れがとれた感じで、気分が良いものです。脳のパフォーマンスも高まり、頭脳を使う仕事における発想やひらめきが起こりやすくなります。何よりも頭脳を使う知的作業に意欲が出て、思った以上の成果が出るものです。

昨日まで、考えあぐねていた問題の解決策が得られることもあり、なかなか進まなかった仕事にも、意欲的に取り組めるようになることもあります。

睡眠中の脳内で無自覚に進められている作業に感謝の念を抱くとともに、こうした睡眠中の脳の働きをもっと積極的に活用したいという要求も高まります。

数日間、新たな課題に向かい続けていて、一晩、また一晩と睡眠を重ねる中で、ふと頭によぎる、過去に収集した情報と最近や前夜に学習した情報がつながって見えてくるような気づきの瞬間は、大変嬉しく感じる感動の瞬間といえるでしょう。

「あ、そういうことだったのか！」といった気づきと、さらに多くのことが理解できるようになっていく過程において、あらためて「睡眠」という不可思議な恩恵に感謝と畏敬を感じずにはいられません。

夢の恩恵

・・・・・・・・・

　睡眠中に、ある種のひらめきを得ることがあります。歴史的に、夢の中で大きな発明へとつながる発想やひらめきを得たといった逸話は多いものです。

　それほど睡眠中の脳内では、柔軟な思考が可能となる脳内環境が存在しているのです。その時の思考を意識が介在し始めた目覚めの時間で捉えているのです。

　また、眠りへと移行するまだ意識が残っている状態や、眠りから目覚める途中の脳内の状態は、催眠状態や瞑想状態と本質的には同じで、柔軟な思考による多くのひらめきや発見、気づきや悟りが生じることが現実にはあるものです。

　夢は、見ていることを意識できていない状態が普通で、目覚める時に見ていた夢の内容のみを覚えています。しかし、時には（人によっては）夢を見ていることを自覚しながら見続けている場合や、夢の中で展開する内容にヒントを得てる場合や、夢の中で壁の時計に目がいき、起きなければならない時間であることに気づき慌てて目覚めたりと、夢という非現実な世界に彷徨いながら、自意識も同時に重なって自覚するような場合もあります。いわゆる、覚醒時の意識が存在しないはずの夢の世界に、時として意識が働くという状態が生じます。睡眠中には、意識はない状態が脳内では作られていますが、そこに意識が介在することもあるということです。

　積極的に夢の中で意識を働かせる「明晰夢」と呼ばれる睡眠の状態があります。意思的に夢のストーリーを思うままに変化させて楽しむこともできます。「明晰夢」状態を保つには訓練が必要ですが日頃、自己催眠や瞑想などの習慣がある人にはそれが可能です。

　この「明晰夢」を活用して自分を変えたり、「心の病」を改善し

たりする方法を「自分洗脳のすすめ」という前著書の中で、「夢への侵入」としてやり方を紹介しています。人は、夢の時間を能動的に活用することで、脳の働きに自己の意思による影響を与えることができるのです。

　夢の役割について、いまだ専門家の間でコンセンサス（意見の一致）がない理由は、夢も心理学的・生物学的に非常に様々な役割を負っているためではないかと考えられます。

　夢の世界はまだ分かっていないことも多く、これからさらに解明されていく未来が楽しみだともいえます。ただ、その時は、文学的に表現されてきた夢という別世界への旅ではなく、また、夢を辞書的に解釈して夢判断するものでもなく、現実的な高次脳機能や神経科学、生物学的に様々な多くの建設的で適応的な生きる上での脳に必要な役割の解明になると思っています。

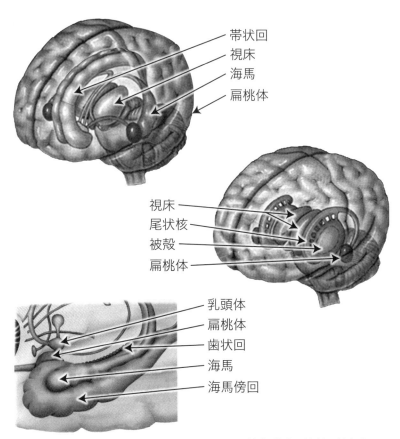

帯状回
視床
海馬
扁桃体

視床
尾状核
被殻
扁桃体

乳頭体
扁桃体
歯状回
海馬
海馬傍回

大脳基底核 { 線条体（尾状核、被殻）
淡蒼球（被殻と視床の間）

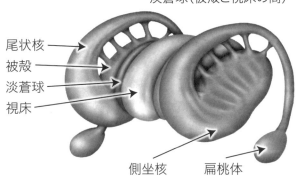

尾状核
被殻
淡蒼球
視床

側坐核　　扁桃体

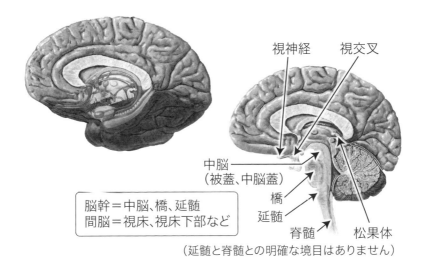

視神経　視交叉

中脳
（被蓋、中脳蓋）
橋
延髄
脊髄　松果体

脳幹＝中脳、橋、延髄
間脳＝視床、視床下部など

（延髄と脊髄との明確な境目はありません）

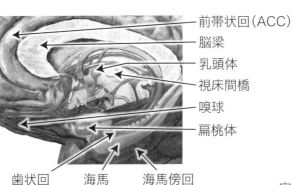

前帯状回（ACC）
脳梁
乳頭体
視床間橋
嗅球
扁桃体

歯状回　海馬　海馬傍回

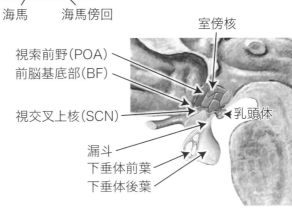

室傍核
視索前野（POA）
前脳基底部（BF）
視交叉上核（SCN）　乳頭体
漏斗
下垂体前葉
下垂体後葉

第 6 章

・
・
・
・
・
・
・
・
・
・
・
・
・
・
・

催眠

催眠の世界

・・・・・・・

　催眠現象を見たことがあるほとんどの人が、自分も催眠にかかるのだろうかと興味を抱く一方で、催眠術なんてあり得ないだろうという猜疑心を持つなど、催眠に対して様々な意見があると思います。

　しかし多くの人が、かかるものならどんな感覚になるのか一度体験してみたいと好奇心を持たれるのではないでしょうか。

　催眠術にかかっている人を見ると、術師に操られている印象を受けられるかもしれません。実際に体験した人は、自分の意思ではなく、やらされていたと感じる人もいます。

　そうした非日常を体験してみたいと思ったり、奇異な感覚に恐怖を覚えたり、催眠の世界は、実に人の感覚の不思議を表しているのです。

　私自身、脳の催眠状態を活用した心理療法（催眠療法）の専門家として相談を受けながら、テレビの出演依頼や講演などで、いわゆる遊びのショー催眠術を披露してきました。それは、催眠術がまやかしではなく、し

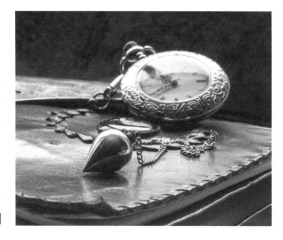

かもいかがわしいものではないということを実証するためにショー的な催眠術をやむなく実演してきたのです。

　また、実際に私が、催眠術の実演ができるという事実を証明

しておかなければ、催眠術に関して真実を述べたとしても、催眠術を使えない人間の戯言のように見はなされてしまいかねないからです。

　現実に、バラエティーのテレビ番組で行われている催眠術のショーは、やらせが横行していることがよくあります。それは、撮影時間に制約があり、お笑いタレントなどの出演者が番組制作の意図に協力してしまうがゆえに、不自然な催眠状態が展開することになり、見る人を驚かせるか、もしくは不審がらせてしまいます。

　念のために断言しておきますが、これまで何十回となく催眠術をテレビなどで披露してきましたが、私は一度も"保険"を使ったことはありません。

"保険"とは、テレビ制作者側で用意される、かかったフリをしてくれる出演者のことです。打ち合わせの段階で事前に知らされます。こうした出演者がいなければ、日程が組まれた出演者の限られた契約時間内で面白い番組が制作できないからです。

　それゆえに、バラエティーの催眠番組や舞台などで実演するショーの催眠現象を単純に真実と見なさずにいてほしいのです。私のライフワークである催眠療法における催眠現象とは、活用の目的が違うゆえに、全く違う脳内現象だと理解してほしいと思います。

　ここでは、真面目に「催眠」という脳内の現象を理解していただくために話を進めていきます。

催眠と催眠術

　本書では、催眠現象一般を"催眠"と表現し、ショー催眠などのテレビや舞台など（エンターテインメント）で披露される催眠手法

を"催眠術"と表現します。

　本質は同じでも、人を催眠状態に変化させる手段（テクニック）や効果、催眠状態の活用の仕方や誘導内容（状態）が違うからです。

　もう少し具体的にいえば、催眠術は、一時的な効果を引き出せればそれで目的を果たしますので、そうしたテクニックを駆使します。それゆえに、持続する催眠効果が命ともいえる催眠療法のテクニックとは全く違うのです。

　ただし、人の心に恐怖や不安を与えるような催眠術による催眠暗示の場合は、また話は別で、人によっては持続的効果（恐怖や不安）が発生することもあります。

　催眠の本質を知ることは、人の心の秘密や謎といったメカニズムを学ぶことでもあります。そしてそれは、脳機能へのアプローチのテクニックを身につけることへともつながります。

催眠支配

・・・・・・・・・

　私が催眠を研究し始めたのは19歳のころからですが、振り返れば、もっと幼いころから興味があったように思います。

　瞬間的に人に催眠術をかけて、思いのままに支配する瞬間催眠の現象を見て以来、催眠術に強い関心を抱き続けてきました。

　私は、一瞬に相手を催眠状態に導く「瞬間催眠」は現実に可能なのかといった答えを求め続けました。

　催眠術に関する書籍は、明治時代からの出版物が古書店には残っていて、何冊も買って読み漁った記憶があります。

　特に私は、"瞬間催眠術"の技法を探し求めていました。この瞬間催眠術の技法は私の催眠研究の最大の課題であり、これを解明す

ることこそ、催眠の本質（奥義）を極めることでもあると位置づけていました。

　しかしながら、どんな書物にも答えは見つかりませんでした。「瞬間催眠法」や「瞬間催眠」と銘打って説明されている項目があったとしても、それらは全て事前に催眠に入り易く訓練された（条件づけされた）相手が対象の技法であり、全く初対面の相手への技ではなく、そうした書籍からは学べるものがなかったのです。

　しかし、幻滅しつつも書籍で学べなければ自分自身で開眼するしかない、という思いで追求し続けていた若い時代もありました。

　私にとって、催眠術は予備催眠（事前に催眠に慣れさせること）や、ラポールといった相手との信頼関係、相手に深呼吸をしてもらい気持ちを落ち着かせるなど、馴れ合いの催眠術ではなく、初対面の人に瞬間的に催眠術をかける技術がこの世の中に存在するものかどうかが、最大の関心事で探求し続けたのです。

　探求の結果、それは間違いなく存在していました。誰にも習うことなく、催眠の本質を追究した結果、私の試行錯誤の経験や気づきの中から到達した結果として、一瞬で相手を支配してしまう瞬間催眠術は可能でした。

　催眠に関する十分な知識と、ある一定の領域を理解しマスターしたレベルにいたれば可能だったのです。

　そこで私は、これまでテレビ出演時や講演などで機会があるごとに、到達することができた「瞬間催眠術」を披露してきました。

催眠と心と精神

　私の人生において、こうした心の働きの本質を解明することが課

題でした。

　幼いころから、人間の魂や心の世界、霊界と呼ばれる死後の世界に関心を抱き、神秘的と感じる様々な現象や心の感覚を解明したいと探求してきました。

　それゆえに、瞑想や精神的鍛錬、真冬の滝行などの実践を一人で試行錯誤しながらも、心の神秘を体感してきました。インドにもヨガの瞑想（ラージャヨーガ）の探究のために何度も渡航し、現地の新聞で三度も記事として取り上げられました。私が26から29歳のころの話です。インドのニューデリーの小学校で、全生徒に対して、ヨガに関する実演や講演を依頼されて実施したこともあります。

　こうした時間が経過し、私が40歳を超えたころ、医学の世界も変化して、脳科学が急激に進歩し始めました。これは私にとって光明でした。

　それまでの人生の探究が、決して無駄だったわけではありません。しかし、催眠現象を含めたあらゆる心の世界が、脳の機能によって生み出されていることが解明され始めたのは画期的なことでした。脳という、これまでブラックボックスだった世界に光が当てられ、その働きが見えてきたのです。

　若いころから不思議だった、人を支配する催眠術の原理も脳科学で説明できる時代がきたのです。
「心の病」を治すために必要な心理療法のテクニックや、これまでの伝統的な催眠手法が、脳科学によってその正当性の裏づけとなりヒントにもなり、確信をもって実施できるようになったのです。

　それではこの後、なぜ催眠誘導による催眠支配が可能となるのかについて、原理を理解していただくために説明をしていきます。

催眠誘導

・・・・・・・・・

　催眠術でよく目にする運動支配、例えば「あなたの手が上がって
いく！」と暗示をかけられると、勝手に手が上がっていく現象を、
見る人もかけられている人も"支配されている"といった感覚で受
け止めるのではないでしょうか。

　催眠状態で、意識はあるのに勝手に支配されている"やらされる"
といった"させられ感覚"は、とても奇妙な感覚かもしれません。

　それゆえに、人がどうしてそのような感覚や精神状態になるのか
を脳科学的視点での研究もされています。

　催眠誘導による「手が上がっていく」などの催眠暗示に対して、
自分で動かしている感覚がないまま、勝手に手が上がっていく状態
が被験者にとって不思議に感じられることでしょう。催眠下での持
続した誘導で、次第に脳は催眠状態を違和感なく受け入れられる状
態になり、抵抗することなく反応しやすくなっていくのです。

　体験者の中には、自分でも分からなくなり笑い出す人もいますし、
そうした自己の意思が介在しない現象に恐怖感を抱く人もいます。

　こうした催眠現象は、脳内で作られている変化なのですが、脳の
どの部位にどのような変化を受けて生じている現象なのか、研究さ
れていく中で、多くのことが分かってきました。

　ただ、人間の脳の神経細胞（ニューロン）のネットワークがあま
りにも複雑に絡み合っていて、まだ厳密に説明できる段階ではあり
ません。しかし、重要な脳部位は特定され始めていて、いろんな現
象を作り出す機序（メカニズム）も徐々に分かってきています。

　催眠現象というものは、催眠のテクニック（技術）によって脳機
能への働きかけで生じた、脳機能が変性した意識（変性意識）状態
なのです。

したがって、瞬間催眠術のような特殊な場合を除き、催眠誘導には脳の活動を変化させる手順と時間が必要になります。また、催眠時の環境などの諸要素も影響します。そうした総合的な要素を配慮・活用して催眠誘導を行います。

　催眠にかかったという実感を十分に感じさせるためには、理想的には少なくとも 30 分以上の持続した催眠状態を維持させることが必要です。

　持続誘導によって、脳内で変化しているいつもとは違う感覚を被験者の意識で捉え、受け入れさせることで、催眠状態の実感が亢進します。

　また、催眠に入りやすいかどうかといった個人差（催眠感受性）は、その人の脳の働きの特性に依存します。

　したがって、そうした相手の催眠感受性の見極めを誤ることなく催眠誘導をうまく進めることができるかどうかは、催眠誘導を行う側の知識と経験が不可欠といえます。

催眠と意識

　人は体を動かしている時に、自分の体の動きをほとんど"意識"していません。ほとんどが"無意識"の行動といってよいでしょう。

　人が自分の行動における身体の動きを意識する時はどのような時かといえば、例えば、歩いていてつまずいた時や、部屋から出よう

としてドアノブに手を伸ばしたが開かない時など、自分の行動を妨げる現象が起きた時などです。

　人は必要な情報を"無意識"に収集しています。例えば視覚情報として目から入ってきた情報の全てを意識することなく処理して、脳は行動における様々な指令を発しています。したがって、足元に障害物があればそれを視覚情報として捉え、つまずかないように対処しますが、時に別の対象に意識が向いていると、障害物に気づかずにつまずきます。その瞬間、脳の反射機能が働き、転びかけている体勢を整えるべく必要な身体の筋肉に指令が伝達されます。そうした動きは"無意識"に脳内で処理されます。

　人の筋肉は「随意筋」と「不随意筋」とに分類されますが、意思が介入しない不随意筋（例えば心臓や胃腸の筋肉）は、自律神経の支配を受け、脳からの指令で働いています。一方、随意筋は、自分の意思で自由に動かせる筋肉（腕や脚など）ですが、厳密に言い換えれば、「自分の意思でも動かすことができる筋肉」であり、日常の行動は意思とは関係なく無意識に動いているといえます。

　その行動は、脳内で意図され、大脳皮質の運動野からの指令が各々必要な筋肉に伝わり、それらの総合的な働きによって行動が成立しています。また、脳の活動は"無意識"に行われます。

　しかしながら、私たちのこうした無意識行動は、"やらされている"といった感覚を抱きません。正常な意識状態では、"自己主体感"を持っているからです。

　こうした感覚の違いが、普通の意識状態と催眠下での変性意識状態との違いであるといえます。

催眠現象と脳内メカニズム

・・・・・・・・・

　催眠状態で運動支配が起きている時、脳内ではどのようなメカニズムが働いているのでしょうか。

　人の脳の活動はほとんど無意識（無自覚）です。そうした行動に対し、脳内ではどのような働きをしているかがほぼ分かっています。

　人が意図して動かそうと考えたとき、大脳の運動野から必要な筋肉に電気信号で運動指令が伝わり筋肉が動きます。しかし事前に脳は、この運動指令を出したらどういう結果や感覚が返ってくるかといった予測をしています。起こりうるあらゆる状況を予測して、瞬時に実際の行動結果のフィードバックと照合しています。これを「自己モニタリング」（予測と感覚フィードバックの照合）と表現します。例えば、腕を伸ばしてコップの中の飲み物を飲むにしても、指でコップを摘んで上下に動かす時に、刻々と変化する慣性力など物体にかかる力（負荷力）を素早く正確に予測して、指の力（把持力）を調節し続けているのです。

　このように、意図した動作を実際に行うまでの瞬間に、脳内で模倣やシミュレーションを行う神経機能によって、自己モニタリングしながら行動を続けています。脳内の活動は主に電気信号であり、情報処理は数十ミリ秒（ミリ秒＝ 1/1000 秒）程度の速さで行われます。ここで重要なのは、そうした感覚フィードバックが脳内のどの部位で予測し、照合しているかということです。

　結果を先に書きますと、側頭頭頂接合部（TPJ：Temporo-parietal junction）と呼ばれている脳部位です。側頭葉と頭頂葉が接する領域で、角回、縁上回の下部と上側頭回の後部に相当する部位といわれ、研究者たちはそこに注目しています。特に、催眠中は右脳の TPJ が活動していて、自分の体の動きを予測していると報

告されています。

　このTPJの領域はボディーイメージを司ると考えられており、機能が損なわれると（この部位に電気刺激を与えるか、腫瘍ができた患者の場合など）、自己の肉体の認識上の感覚を失い、あたかも肉体とは別の「もう一人の自分」が存在するかのような体外離脱体験（OBE）や自己像幻視（AS）が引き起こされる例が多く報告されています。

　したがって、このTPJの働きを催眠のテクニックで混乱させると、予測ができず、自己モニタリングが狂い、人は自分の体の動きを"やらされている"といった感覚として受け止めることになります。

　催眠中に勝手に手が上がっていると感じるのは、実際は自分の脳が実行指令を出していて自分で動かしているのですが、動いている手を視覚情報として確認し、感覚フィードバックもきているけれど、事前予測との照合がなぜかブロックされている状態といえます。

　このような、照合が正常にできていない現象は、背外側前頭前野の実行機能の働きが催眠のテクニックにより混乱が生じ、事前の予測とフィードバックの照合が抑えられているとみなされています。

　以上の説明でもお分かりのように、催眠術という超能力によって、身体が勝手に動くといった超常現象などでは決してないのです。

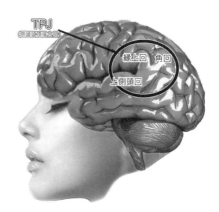

実行機能とは

・・・・・・・・・

　実行機能（エグゼクティブ・ファンクション）は、脳の前頭前野、特に前頭連合野と呼ばれる部分で主に処理されます。他には、頭頂葉や大脳基底核、ACC も関与します。実行機能の働きは、私たちが生きていく上において、自己の活動を監視・管理するために複数の脳の機能が複合的に発揮されて実現されるものです。

　つまり、実行機能は目的達成のために、感覚情報処理機能、運動制御機能、記憶などの認知機能など複数の機能系を統合し、協調して働かせる脳のメカニズムは実行制御と呼ばれ、実行制御によって制御・実行される機能は実行機能と呼ばれています。

　催眠に関連した分野で実行機能のお話しをすれば、「自己モニタリング」（予測と感覚フィードバックの照合）にエラーが発生した場合、即時にエラーの修正やトラブルの解決を図ろうとします。あらたな行動の遂行判断、危険や困難はどうか、様々な誘惑や感情の抑制を私たちの脳は行っているのです。

　しかし、催眠のテクニックによってそうした脳のメカニズムを一時的に混乱（脱活）させれば、私たちは非日常的な感覚に襲われます（これは、催眠をより深化させていく技術でもあるのです）。

　さらには、実行機能の重要な働きの一つである抑制機能を例にあげれば、催眠現象で、痛いのに痛くないと感じたりするのも理解できます。一次体性感覚野は痛みの刺激をしっかり感じてはいても、二次体性感覚野と相関した ACC（前帯状皮質）が作り出している抑制現象なのです。この脳部位の働きの変化で、痛みとして感じる感度が抑えられるからです。

　ACC は、扁桃体に抑制信号を送り、実際に感じている痛みによる快不快といった感情を抑えるなどのコントロール（感情統制）を

行っている脳部位です。

　催眠術で、手の甲などを強くツネっても痛みを感じない、または、痛くなくても痛く感じさせるような感覚の支配において、ACC は、痛みなどの対象部位の感度の上げ下げやブロックといった働きをしているとみられています。

　また、ACC は計画立案や矛盾の解決を行う脳領域でもあります。

　さらに ACC が重要なのは情動系の興奮を前頭前皮質の判断によって抑制する重要な神経伝達経路であるということです。ここが正常な機能を維持しなければ、感情が暴走してしまうことにもなりかねません。

　催眠状態の人を fMRI で撮影した脳画像では、ACC と視覚野の両方で、脳の活動に変化が出ていることが観察されています。

　催眠の現象は、運動や味覚、記憶などにも変化を与えることができます。認知の変化なども全て脳機能が関わっていますが、それらが脳のどの部位で生じているかの研究は進んでいて、このようにかなり明らかになっているのです。

催眠とイメージ

　催眠状態とは、周縁認知が停止し、与えられた暗示に注意が集中している変性意識状態です。

　このような催眠状態の脳では、催眠状態特有の意識のフィルタリングメカニズムが働き、通常はフィルタリングされて無視される情報や感覚に対する感受性や集中力が増します。これは催眠の技法と暗示によって個人の思考や感情、行動に影響を与えることを可能にすることができるからです。

催眠技法を駆使して脳の特定の部位にどのように働きかけるかといった、長年培われてきた催眠術のテクニックによって生じる現象といえます。

　催眠術のテクニックは、イメージを操る技術でもあります。頭の中で体や物を動かした時に、脳は仮想的に運動指令を出していても、実際には動いていない場合はイメージと規定します。

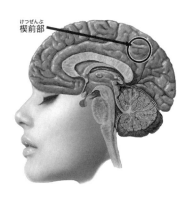

けつぜんぶ
楔前部

　こうしたイメージを作り出している脳部位を楔前部と呼びます。楔前部とは、頭頂葉内側面の後方に位置する領域を指します。

　したがって、注意力（集中力）やイメージ能力などは個人の脳の機能によって大きく異なります。それによって、催眠に入りやすいか、どれだけ深く催眠状態に入れるかといった違いが生じてくるのです。

　一般には、「催眠にかかりやすい人は、頭が単純で騙されやすいから」という誤解がありますが、それは正しくありません。催眠術のテクニックが脳に与える影響により、集中の持続やイメージの視覚化などの高度な脳機能を有する人ほど、深い催眠状態を体感し維持できるのです。

　その体感する世界は、瞑想や坐禅、マインドフルネスなどを極めることと同様で、脳内で人生に価値ある変化を起こし、精神世界を充実させ、もっと良い人生へと変えていくことができるものです。

催眠暗示

催眠の暗示としての働きかけは、一時的効果でよい場合と持続が必要な場合など状況に応じて使いわけられます。一方的に暗示を与えても、脳が拒絶する場合が多いからです。

催眠の暗示は、催眠状態を深めて繰り返し強力に暗示を与えれば、どのようなことや内容でも受け入れられるといった幻想を抱かれている人も多いかと思います。

ショー的な催眠術では、拒絶されてもテクニックでうまくカバーしながら一時的効果を狙えます。しかし、心の問題の改善に関しては、本人が暗示を受け入れたいと願っていても、無意識からの拒絶反応が結構大きい場合が多いのです。

催眠療法としての催眠暗示では、「あなたはこうなる！」といった直接暗示を繰り返し駆使しても、暗示にかかりやすい（被暗示性が高い）人に起きる一時的な効果が出ることがあっても、暗示効果を持続させることはできません。

なぜかといえば、心の問題においては、背後にトラウマのような無意識領域から影響を与え続けている存在があるからです。こうした心の問題の原因となっている影響力を取り除かなければ先には進めず、持続した効果が望めません。

持続的な効果を得るためには、心の問題の根源である無意識領域の影響を解消し、「理性の理解、感情の納得（P.40〜）」を伴う因果関係に基づいた暗示が必要です。単なる症状の消失を目指す直接的な暗示ではなく、原因を解消する内容の暗示が重要となり、これにより一時的ではなく、生涯持続する効果が期待できます。

具体的にいえば、人間関係で悩んでいる人に対して「人とうまくやっていける！」「人に好かれるようになる！」といった暗示を与

え続けても、一時的に心が楽になるかもしれませんが、持続的な効果は期待できません。また、パニック障害の予期不安においても、「不安がなくなる！」「パニックは二度と起きない！」といった直接暗示の繰り返しでは、予期不安の解消とはならないのです。

　なぜなら、問題の本質や具体的な対策、それらの変化が確定する根拠が何も示されていないからです。それだけでは持続性の期待ができない無意味な暗示なのです。

催眠術（他者催眠）の習得

　私のもとには「心の病」を治してほしいといった相談だけではなく、催眠術を習いたいとか催眠療法を学びたいとかいった申し出が時々あります。

　催眠術を習得するためには、基本的なテクニックだけでなく、その背後にある原理を理解することが必要です。これにより、学んだテクニックを適宜応用する能力が身につきます。

　人が催眠にかけられている状態をテレビなどで見た時に、本当に不思議に感じられることでしょう。なぜいとも簡単に人が操られるのかといった不思議さだと思います。

　催眠術習得に限らず何事も、自分一人で何かを求めて切り開くことはとても大変で、試行錯誤の時間がかかるものですが、到達した人からは順序よく学べるのでメリットが大きく、短期間で確実に身につけることができるものです。

　催眠術のテクニックの習得は、人の気持ちを配慮して、どのように人と関わっていくかといった人間関係への応用にもつながります。なぜなら、催眠誘導において、人の気持ちを推しはかり、うま

く誘導するための心理観察などは、相手を不快な気持ちにさせずに催眠の世界に心地よく導く鍵だからです。

　人に催眠術をかけることを「他者催眠」と表現し、自分にかけることを「自己催眠」と表現します。

　もう少し、「他者催眠」に関して話を続けましょう。

　催眠状態＝催眠性トランス状態は「解離」の一種で、坐禅や瞑想、マインドフルネスなどの状態と同じく異常ではなく正常な意識変容状態といえます。意識があって言葉を理解できますが、普通の覚醒している意識状態ではないという意味で、「変性意識状態」とも表現します。

　催眠ショーなどで催眠状態に深く入っている人が、意識がなく好きに操られているように見えますが、意識はしっかりあり、暗示誘導の言葉を理解できていますし、自分の置かれている状況も意識の一部で把握しています。

　催眠は言葉によって誘導します。接触による刺激や注意集中などのテクニックもありますが、主には言葉によって脳に働きかけながら意識状態（脳機能状態）を変容させていきます。

　催眠は様々なテクニックを駆使して、一つのことに注意を集中させて、注意の域（感覚、思考、感情、認識の域）を狭めていきます。そうすることにより催眠状態が深まれば、普段ならば注意がそらされたり他の思考に邪魔されたりといった余計な考えや周囲のことに関心が向かなくなり、受動的になり、リラックスしてボーッとした眠りに入る一歩手前の状態や、暗示によっては鋭敏に集中した精神状態など様々な変性した意識状態になっていくのです。

　したがって、催眠状態が長引くにつれ、脳内で産生・分泌される化学物質の増減の変化によって生じる精神の変容が強化されます。

　例えば、催眠誘導過程で、「あなたは今、海中にいます。美しい魚があなたの周囲を泳いでいます」と誘導した時に、周囲を泳ぐ美

しい魚たちと遊び楽しめる人は、深い催眠の世界に入っていける人
です。逆に「水中で呼吸はできるだろうか」などの思考をしてしま
う人は、イメージの世界に没入し集中を維持できずに、余分な思考
が催眠誘導を妨げてしまい、催眠にかかりにくい人といえます。

　しかしながら、催眠状態は一時的であれば誰にでも起こり得る状
態なのです。例えば、映画館で映画を見ている場面を想像してみて
ください。あなたは主人公に感情移入していて、物語の展開にハラ
ハラドキドキしているかもしれません。そのような時は、自分が劇
場内にいることが意識から一時的ではあっても消え去っていると思
います。ひと段落した瞬間に、映画を見ている自分に気づき、周囲
の状況にも意識が向くものです。そのように、催眠状態は周縁認知
が薄れて、ドラマの中に集中している心理的状態に似通っています。

　催眠状態において、一時的に現実感が薄れる時があっても、つねに
現実を把握し催眠誘導の言葉を理解した意識は維持されています。

　意識があり続けているということは、自分を取り巻く環境に何か
異変が起きた時など、的確な判断と冷静な行動に移ることができま
す。緊急事態においては、催眠モードから一気に覚醒モードへと変
化します。催眠から覚めずに頭がボーッとしていることはありませ
ん。非常事態では、一瞬で催眠状態は覚醒へと切り替わります。

　催眠に対する恐れを持つ人もいますが、それは自分が望まないこ
とを強制されることを恐れる反応かもしれません。

　催眠状態では、本人が嫌がる内容や、生命や羞恥心に関連する暗
示は絶対に受け入れません。本人が無意識に望んでいない限り、意
識があるためしっかりと拒絶できるのです。

　催眠状態を恐れることなく、瞑想や精神鍛錬の一環として催眠を
理解していただきたいと願っています。

催眠感受性

　催眠誘導は、言葉によって導きます。それゆえに、言葉を受け取る脳機能とも関連が深いといえます。本来、人の脳は「言語」を左の脳で処理しています。

　催眠の暗示の言葉は、左脳の言語野で認知され、脳梁を経て右脳で言語の意味が概念に変換され、それがイメージ化されて記憶されます。そうして作られるイメージが脳機能に変化を与えて、心身に普段とは違った反応を作り出しているのです。

　実際に、抵抗感がなく催眠感受性が高くて催眠にかかりやすい人（催眠状態に深く入っていける人）は、イメージ能力が高く、集中力もあり、イメージの視覚化を使って記憶することが得意な人だといえます。

　これまで、50年以上にわたり多くの人を催眠に導入してきて感じることは、芸術的な才能があり、イメージの視覚化ができる人や、記憶力を必要とする学者や専門家など頭脳を使う分野でイメージによる記憶力が高い人ほど深い催眠状態にいたることができるという事実があります。映像を頭の中で組み立てたり加工したりできる映像制作に携わる方なども催眠に入りやすいといえるでしょう。ヘアメイクや特殊メイクを仕事にされている方や芸術的才能を活かして仕事をされている方々も素晴らしい催眠感受性をお持ちでした。

　努力家タイプと呼ばれる、書いてものを覚える左脳派タイプや集中力が維持できにくい人などは、残念ながら深い催眠の世界を楽しむことはできません。

　しかし、それはそれで個性の多様性として良いのではないでしょうか。

　催眠状態に入っていける人でも、「催眠にかかりやすい人」と「深

く入りやすい人」とは、厳密には違う表現として使いわける必要があります。また、催眠に深く入れるタイプでも、どのような種類の催眠状態に深く入っていけるかにも個人差があります。それは、その人の脳の個性なのです。種類に違いがあっても、総体的に催眠に入りやすい人を「催眠感受性」が高いと表現します。

イメージの視覚化

イメージの視覚化とは、普通にものを見ている時は、目からの情報が視覚神経を通して後頭葉の視覚野で像を結びますが、目を閉じていて、脳が心の中で記憶を思い浮かべている時は、側頭葉にある過去に見た視覚記憶を引き出し、視覚連合野から視覚野へその情報を移し、目を閉じた状態で映像を見ている現象をいいます。

したがって、そうした脳機能には個人差がありますので、人の顔や物体、過去に体験した出来事のシーン（エピソード記憶）などを思い出そうとするときに、頭の中にイメージを思い浮かべます。そのイメージがはっきりとしていて明確な視覚化を作り出せる人は約10〜20パーセントぐらいの一部の人といえます。

もちろんそうした能力のレベルには個人差があり、目を開けているかのようにはっきりと見つめる（視覚化する）ことができる人も稀にいます。

一般に、イメージの視覚化ができる人は、催眠感受性も高いといえます。

こうしたイメージ能力は、記憶力を高めることにつながりますので、日々訓練して高めようと努力されている方々も多く存在します。鍛えることで、徐々に上達していきます。もちろん若い時ほどイメー

ジ能力は強化できます。

　努力して、脳を鍛えなければ、夢を見ている時のように覚醒状態でも明瞭なイメージを見ることができる人は20パーセント程度と少ないのです。

　大半の人のイメージ映像はぼんやりとしていて、その時の状況などの記憶をなんとなく思い出せている感じです。逆に、暗闇の中で影が動いている状態で、色を含め、まったく映像が見えない人も多くいます。中には、一時的に、フラッシュバックのようにはっきりとした映像が見えることもありますが、細部に意識を向けると映像は薄れていきます。

　催眠感受性の個性や個人差は、催眠術にとって重要であっても、「心の病」を治す催眠療法にとっては重要視する必要がない付加的世界だということを、誤解しないでいただきたいと思います。

催眠状態の深化

　催眠状態は、運動支配、感覚支配、記憶支配などと段々深めていきます。この中で、記憶支配まで深まることができる人のほとんどは、イメージの視覚化ができる約20パーセントの人です。

　この段階まで催眠が深まると、見えるものも見えなくなったり、見えないものが見えたりします（幻視状態）。また、人格の変換も起こせますし、自分の名前を忘れさせるといったような記憶の想起を遮断する現象や、見ている人が驚くような現象を引き出せるように脳機能は変容していきます。

　催眠導入の初期の段階では、想像力を作り出す脳部位を刺激して、筋肉の動きを支配して、動けなくするような硬直や弛緩を作り出す

ことから始めます。さらに、感覚の神経を刺激して、感覚を支配していきます。

被験者の自律神経や生理反応に変化を与えて催眠の世界に慣らしていくのです。したがって最後の段階で、中枢神経である大脳の総合的機能に働きかけ、想像、空想（妄想）など、イマジネーションの世界を体感させることができるようになります。

催眠状態を繰り返し体験することにより、創造的な思考が刺激され、新たな視点や解決策を見つける能力が高まったり、自分自身の感情や思考に対する洞察力が磨かれたりする可能性があります。各方面において様々な能力開発にも活用されています。

催眠状態では通常、意識的にアクセスできない無意識の領域へのアクセスが可能になることがあり、そのメリットははかり知れないと思っています。

催眠現象は、脳が創り出しているものです。決して、まやかしや胡散臭いやらせではありません。それは皆さんの脳内で体感され、実存する現象なのです。

催眠療法

・・・・・・・・・

催眠療法に活用する"催眠術"は、これまでもお話ししてきましたように催眠術としてショー的に行う"催眠"とは違います。催眠療法には、深い催眠状態は必要ありません。リラックスできればそれで十分なのです。

催眠療法に関しては、第1章 P.20 ～ P.25 で詳しくお話ししています。

補足的に書き加えさせていただくと、催眠療法と催眠ショーとは、

目的が違うので、使うテクニックも違うということです。

　それは、催眠により生じた変化が持続的であるかどうかという点です。

　催眠療法の場合、持続しなければ意味がありません。そのために心理療法を実施して、前頭前野へと働きかける手段に重点を置きます。効果の持続になぜ心理療法が必要なのかというと、理性的な調整が行われた前頭前野が、暗示を脳の深部の情動系に受け入れさせる役割を果たすからです。無理やり暗示を与え続けても、前頭前野の働きかけがない限り、脳は暗示を一旦受け入れたとしても、暗示の持続を薄れさせるか、時間の経過で拒否することがあります。

　催眠療法は、催眠状態を活用した心理療法でなければなりません。

　今、心を苦しめているものは何なのか、「心の病」にいたっているのはなぜなのか、どうしてこんな精神状態に陥るのか、なぜ身体症状が出るのか、なぜ、なぜ、といった心の状態と向き合い、そうした原因となっているものを見出し、それらを排除したり、解消したりしていくことを催眠状態を活用しながら行います。

　特にマインド・サイエンスの催眠療法は、催眠術の説明でお話ししましたように、催眠状態に誘導して暗示を与え、一時的な効果を得るだけでなく、永続的な効果を生み出します。ですから、目的を叶える、また、心の改善のために、何が必要かといった本質に焦点を当てていきます。

　それは、「心の病」の症状を治し、精神的苦痛から解放するためにも、精神の向上や自己実現のためにも、あらゆる目的のために、それを満たすためには何が必要かといった課題に焦点を当てて、根本から必要な改善をしていくのです。

　催眠療法とは、心理療法によって理性的に処理された課題を、催眠下において感情（情動）に働きかけて、心の問題を解消するテク

ニックなのです。これを「理性の理解、感情の納得」（P.40 〜）と表現しています。

自己催眠

．．．．．．．．．

　自己催眠は、関心がある方は十分に理解されているように、自己コントロールのために必須のテクニックであり、また自己実現のためのツールといえます。

　自己内部に催眠状態を作り出し、自分自身に働きかけるテクニックである自己催眠術は、決して難しいものではありませんが、独学で身につけるには難点もあります。なぜなら、独学では、自分が作り出している催眠状態に「これでよし！」といった確信が持てないからです。

　自己催眠を一旦身につけると、自分自身で様々な条件づけができるようになります。

　条件づけとは、特定の条件反射や反応を反復訓練によって引き起こすことを指します。「コンディショニング（conditioning）」とも呼ばれます。

　条件反射や反応とは、特定の条件を満たした時に起きる反射や反応ですが、よく話に出てくるのは、パブロフの犬の実験です。

　犬に餌をやる時にベルの音を聴かせていたら、ベルの音を鳴らすだけで餌がもらえることを予測して唾液を垂らすといった生理反応が見られます。私たちも、レストランでメニューを見ている間に食欲が出るのと同じです。こうした反射的な脳の再現性を活用します。

　自己催眠における条件反射の一例として、瞬時に自己暗示を受け入れることができる催眠状態を作り出せるようになることや、さら

に強化によって催眠状態を作り出すまでもなく、自己暗示を与え、その効果を引き出せるようにもなります。

　このような自己催眠の反復実践によって、次第に、意識して暗示を与える努力をしなくても無意識に必要な反応を作り出し、望みを満たせるように洗練されていきます。

　こうした自己催眠での自己の脳機能への働きかけによって、性格改善やトラウマ環境によって形成された反射的反応なども改善していくことができます。

　さらに自己催眠の実践によって、直感的な洞察が磨かれ、精神的な目覚めや啓示を受けるような深い理解を得て心の問題が解消されることが起こる場合もあります。

　自己催眠は深いリラクゼーションを促し、ストレスホルモンのレベルを下げることができ、ストレス耐性を強化します。また、マインドフルネス瞑想と同様に、自己受容や現在の瞬間への注意を高めることができ、これは過度の心配や焦慮を緩和するのに役立ちます。

　自己催眠をマスターすることのメリットは書ききれませんが、人生において自己向上を願う場合には欠かせないスキルとなることでしょう。それは、自己肯定的なメッセージを自ら内心に送ることができて、自己信頼や自尊心を向上させるのに役立つからです。

自己暗示

　自己催眠状態における暗示は、イメージを活用することが望ましいといえます。自己催眠下における脳内イメージを一旦作り出すと、そのイメージに対するキーワードとなる言葉を決めて、そのキーワードを暗示の言葉として活用するのです。長ったらしい言葉を用

いる必要はありません。

　具体的に説明すれば、何かに挑戦して結果を出したい場合、自己催眠の状態を持続しながら、自分が望む挑戦に対して努力している姿や、満たされた結果を何度もイメージします。反復の内容に多少の変化があっても構いません。その繰り返すイメージの内容が、自分の脳に徐々に組み込まれていきます。そこで、イメージ（願望）の概念になる「言葉」として、例えば「（自分は）できる」といった短い言葉を催眠下で決めるのです。そうすれば、「できる」といった言葉が催眠下におけるイメージと関連づけられます。後は普段の状態で「言葉」を反復するだけで、脳は、その言葉が何を意味しているのかを判断して、その「言葉（単語）」がイメージを象徴する「暗示」としての働きをします。

「心の病」などの症状がある場合は、症状が起きる因果関係を分析して、原因を解消する暗示が必要になります。そうした「心の病」などが解決した後に、さらに自己を練磨して高めるための手段として使いこなすことは、人生に価値あることだと思っています。

　自己催眠は、一旦習得してしまえば、いつでも好きな時に、好きなだけ、人の手助けを受けずに自己改善と自己実現ができます。

　あなたが望む世界へ心を導き、人生を成功させるために、自己の無意識の世界を自らの思いで変えていくことです。

　人の脳神経回路は、反復される刺激によって強固なシナプス連結が生じて、永続的な影響が及ぶようになります。

自己催眠で脳内変革

・・・・・・・・・

　自己催眠の説明の最後に、ある女性からのメールをご紹介して終

わります。

　この30代前半の女性は、極度の対人恐怖症と視線恐怖症があり、人がヒソヒソ話をしていると被害妄想が起きるといった症状で苦しんでいました。

　学生時代から周囲が気になる症状がどんどん悪化していき、相談を受けた当時は、社会で働けなくなって長い期間が過ぎていました。

　ここでは、この女性の「心の病」の原因には触れませんが、症状との因果関係を分析し、明確にした後に催眠療法による改善が終わったのですが、こだわりや不安というOCD傾向（P.74〜）が強かったので、自己催眠を習得してもらいました。

　約10ヶ月後の年末31日16:52に届いたメールです。

「長い間連絡もせず、申し訳ありません。就職後にある程度自信がついて落ち着いてきたら、先生に連絡しようと思っていたのですが、職場の人が次々と辞めていき、落ち着かない状態がずっと続いていました。その影響もあり、浮き沈みの激しい毎日で疲れもあり、またこんな状態で連絡しても先生に申し訳ない気がして今にいたりました。

　まだ問題点もありますが、かなりプラス思考に切り替えることができ、強迫観念もあるので気長に気楽にやっていこうという気持ちになっていきました。苦手なことや人と距離を置くことは、逃げるということではなく、自分の身を守る手段、またうまくやっていく秘訣になることも、ここ何ヶ月で実感しました。実生活での試練や職場で辛いこともありますが、自分一人で難しそうならば信頼できる人に相談したりすることも学べました。少し前まで頭でプラス思考と分かっていても、心はマイナス思考の気持ちになってる感じでしたが、随分かかりましたが、やっと切り替えられるようになってきました。ここまでこれたのも、井手先生の催眠療法や自己催眠のおかげだと思います。本当にありがとうございました。先でまた挨

拶かメールをさせていただきたいと思います。繰り返しになりますが、連絡を何ヵ月もせず、申し訳ありませんでした。長くなりましたが体に気をつけて、よい年をお迎え下さい。」

　メールに気づき、すぐに返事を書きました。そして、いただいた返事です。

「ご心配をおかけして、すみません。今まで諦めてきたことを、諦めずに踏ん張って、いい未来を作り上げたいですね。

　気持ちを楽にして繰り返し脳内回路に良いイメージを刻んでいきたいと思います。

　また先生の言葉で希望を抱くことができました、ありがとうございます。

　またやるべきことをやりながら、自己催眠も持続します。

　今、紅白の歌番組が始まりました。今年も終わりですね……来年、もっといい年になるように頑張ります。また、連絡します」

　こうしたメールのやり取りで、この女性の今後の人生において、長い苦しみから抜け出され、自己肯定感が養われたなという実感と、"もう大丈夫だ"という、とても安心感を抱くことができました。

願望実現

・・・・・・・・・

　無意識の脳機能を「潜在意識」と表現される人も多くいますが、表現はどうであれ、無意識（潜在意識）に働きかけて、願望を実現することは可能なのです。

　無意識（潜在意識）にうまく働きかけることができ、それにより願望が実現した場合、それはあなたが想定していた以上の結果をもたらします。なぜなら、単なる努力の成果で願望が実現しただけで

は、それはあなたが最初に想定した範囲内の出来事に過ぎないですが、想定を超えた展開と結果にいたった場合、それはあなたの願いに基づいた無意識の働きかけといえるからです。

　したがって、あなたは予想もしなかった人や出来事に出会い、今努力すべき方向や発想などのひらめきを受け取り、紆余曲折はあったとしても、結果としてはるかに素晴らしい満足できる目標達成の世界へと導かれます。

　無意識の力による願望実現とはそうしたものなのです。幸運と呼べる現象が想定を超えてあなたの前に訪れるのです。

　こうした幸運を見逃さないために、つねに願望の無意識への働きかけが必要なのです。

　このように書くと、何か急にスピリチュアルな世界に入ってくように聞こえるかもしれませんが、実際に現実とはそうなのです。

　これまでの人生を振り返ってみてください。

　あなたはいつ誰と出会うか、どんな環境が周囲で展開するかなど、どんなに想像力が逞しくても、事前に想定することなどできるはずもなかったでしょう。

　人生の展開は、どんなことがいつ起こるかなど分からないものなのです。それゆえに、自分が望む方向性をしっかりと心の深層（無意識、潜在意識）へ伝えておく必要があるのです。

　あなたの無意識（潜在意識）は、あなたが努力し続けている限り、一旦受け取った方向性に向かってあらゆる可能性を模索し続けます。その作業は、あなたの意識では捉えられないでしょうが、確実に機能し続けているのです。

　自己の無意識領域へどのように影響を与えるかという自己催眠の知識とテクニックは、もっと良い人生を生きるために必要なスキルといえます。

追記：催眠術の歴史

　文明開化を迎えた明治期に西洋医学などの知識が入ってきた時に、明治政府が作り出した日本語表記によって、多くの西洋の書物が翻訳されました。

　その時、催眠術という述語も日本の明治時代に作られた熟語で、当時西洋から伝わった"催眠の概念と技法"を催眠術と訳されたのです。

　しかしながら、催眠術と訳されたことにより、人の心に作用して操る不思議な霊力としてのイメージで受けとられ続けてきました。

　西洋催眠術が日本に伝わった当時、日本には古代から存在していた類似性のある幻術、修験道、神道、密教、陰陽道、託宣（神のお告げ）、巫女、霊媒師（シャーマン）霊能者、超能力者など、催眠術の痕跡はあちこちで確認でき、それらの類縁性がある様々な分野と融合してみなされるようになったといえます。

　当時、明治の人々の間では催眠術を科学技術の獲得として受け入れられた部分と、「魔術」の展開として批判されていた時代でもありました。

　フランツ・アントン・メスメルに始まる近代催眠術の歴史は、1843年〜1880年の半世紀の間、イギリス、フランス、アメリカといった欧米におけるメスメリズムと学術としての催眠術は分離されていきました。

　こうした欧米での催眠術研究の動向は、ほぼリアルタイムで文明開花を迎え開かれた日本にもたらされていたのですが、明治時代の日本においてはオカルティズム色が強く、学術としての「催眠術」とはいえなかったのです。

「催眠術」は学術＝科学の研究対象になるのか、それともオカルティックな「秘術」の類なのか、この両極の間を彷徨ってきたといえます。

　催眠現象を大脳内部の生理学的な作用であるとして、1880年代にジャン＝マルタン・シャルコー（フランスの病理解剖学の神経科医、1825-1893）、フロイト（オーストリアの心理学者、精神科医 1856-1939）、エミール・クーエ（フランスの心理学者、1857-1926）、

ジェイムズ・ブレイド（イギリスの外科医、1795-1860）、アンブロワーズ＝オーギュスト・リエボー（フランスの医師、1823-1904）、ヒポライト・ベルネーム（フランスの心理学者）らによって、催眠術は実験心理学、異常心理学、生理学、精神医学、精神分析の内部に取り込まれていきました。

　しかしながら明治期の日本では、スピリチュアリズム（心霊）として活用する民間人がいて、神秘的、もしくは恐れを抱かせる内容の小説が氾濫することになったのです。

　明治20年代に入ると、催眠術をショー的に披露する演芸の形態が広まる一方で、医療に役立てようと研究する医師や学者が現れるようになり、単なる一時的な流行現象ではかたづけられない展開が続いていきます。その後も隆盛と衰退を繰り返しながら現在にいたっているのです。

　催眠が精神医学の中で研究され、脳科学の視点での研究が急激に発展したのは、MRI（fMRI）などが開発された1990年代からとなりますので、それまで催眠現象を脳科学の視点で論じることは不可能だったといえます。現に、フロイトなども催眠の科学的視点での学術研究会に参加していたようですが、まだ当時は、脳に関してはブラックボックスであり、詳細な研究は困難な時代だったのです。

https://催眠療法.com/history.html

＜大脳皮質外側面＞

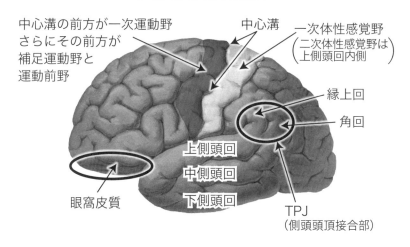

中心溝の前方が一次運動野
さらにその前方が
補足運動野と
運動前野

中心溝

一次体性感覚野
（二次体性感覚野は
上側頭回内側）

縁上回

角回

上側頭回
中側頭回
下側頭回

眼窩皮質

TPJ
（側頭頭頂接合部）

＜大脳皮質内側面＞

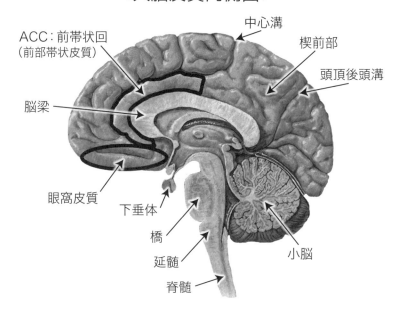

ACC：前帯状回
（前部帯状皮質）

中心溝

楔前部

頭頂後頭溝

脳梁

眼窩皮質

下垂体

橋

延髄

脊髄

小脳

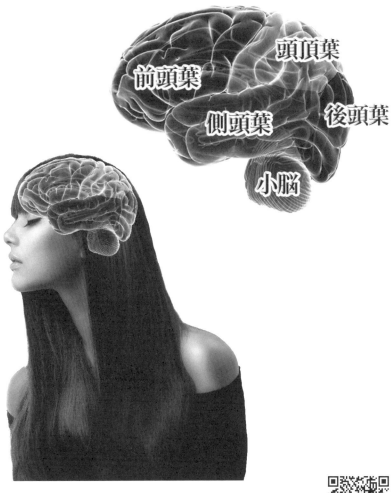

前頭葉

頭頂葉

側頭葉

後頭葉

小脳

あとがき

　人は誰しも、心の問題に悩むことなく充実した人生を送りたいと望まれることでしょう。

　健康で夢を実現し、不運や事故に巻き込まれず、悲しむことのない時間を過ごしたいというのは当然な願いです。

　しかし、それらを邪魔する"意図しない力"が密かに襲ってくる現実に、本書を通して目を向けていただけたと思います。

　人生には悩みが尽きません。様々な悩みが生じて苦しめられます。そうした悩みが人生の幸福を邪魔し破壊するのです。

　悩みから逃れることはなかなか難しいことですが、苦しく困難な時期を乗り越えることが私たちにはできます。

　何かに躓いた時や人生を振り返る時、人は運命や宿命について考えることがあるでしょう。自分は何のために生きているのか、どのように生きるべきなのかについて考え込むことがあります。

　そのような問いに思いを巡らせる時間は貴重なものであり、人生において重要な価値を生み出す醍醐味でもあると思います。

　また、魂が存在して、生まれ変わりがあるのか、この人生は試練と受け止めるべきなのか、試練を乗り越えることで来世が良くなるのか、今の自分はなぜこんなに不幸なのだろうかなど、考えることもあるかもしれません。

　人生は、不条理に満ちています。

　生まれ持つ個人の能力には違いや差があり、生まれ落ちた世界を受け入れ難く苦しむことも多いのではないでしょうか。

　両親の性格や経済的な環境によって、人生の可能性が制約されていることもあるでしょう。

　それゆえに、自分と他人を比較して悩むことは避けられないことかもしれません。しかし、私たちは生きる上でそれらの問題に向き合わなければならないのです。

　また私たちは、記憶にない過去の歴史に基づく感情に苦しめられることもあります。

　何故か分からないけど、湧き起こる情動や苦痛な気分に襲われることもあるでしょう。これらの原因は、幼少期における両親や周囲の人々によって形成された日常的なトラウマが関わっている可能性が大いにあります。

　私の人生は、生きることを考え続けて過ごした"旅"でした。

　私のこれまでの人生には様々な展開がありましたが、つねに生きることについて考えさせられ、人には運命や宿命があるのかを追求しながら心の世界や魂の存在についての答えを見出したいという探究心を抱き続けて生きてきました。

　しかし、私が求め続けて見出した結論は、客観的に証明できないがゆえに、普遍性がなく、しょせん個人の主観的判断に委ねられる世界でしかありません。したがって、自分が到達した結論を人に押しつけるわけにはいかないのです。ただし、心に関しては違います。

　時が経ち、1990年代に入ると、様々な科学技術の進展により、脳科学や新たな遺伝学（エピジェネティクス）が急速に進歩しました。これらの科学的研究によって、「心」という存在が脳の活動によって生じること、そして遺伝子（DNA）の修飾が人生にも関与していることが実証されてきました。

　このような研究によって、私がこれまで臨床的に確信していた心の問題に関して、より明確な裏づけが得られるようになりました。さらに、経験に基づく洞察や智恵が学術的に裏づけられていくこと

によって、喜びとともに、自身の直感が正しかったことへの自信や確信が深まり、さらなる明確さを追求したいという欲求がわき上がりました。

　これらの研究成果は、昔からの様々な心理療法や心を救う手法や考えの妥当性の判断に役立っています。私が長年試行錯誤して努力してきたことで得た直感や気づきが正しかったことを裏づける証拠としても役立ちました。これらは、ありがたいことです。

　脳科学や遺伝学から導き出される科学的結論は普遍性のある理論だと思っています。

　これまでの人生が、困難や逆境に打ちひしがれた道を歩んでいたとしても、未来が充実し満たされるならば、私たちは過去の運命を受け入れ、その歴史から深い学びを得て、人生の意味を感じることができるのです。

　人は、他人と比較するのではなく、生まれ持った自らの能力を最大限に活かし、苦難を乗り越えることで充実感と達成感を得ることができるでしょう。

　過去の環境や経験によって傷ついた人々にとって、心の病を回避することや幸せで充実した人生を歩むための力を身につけることが生きていく上でとても困難だったことだと思います。

　しかし、現状がどのような状況であったとしても、具体的な対策と行動という努力によって“もっと良い人生”を切り拓くことができます。

　心が苦しく叫びたくなるような時には、本書でお話しした原因と対処策を役立てていただき、悩むことなく、適切な対応をとっていただきたいと心から願っています。

2023 年 4 月 8 日　書斎にて。

著者プロフィール
井手 無動（いで むどう）

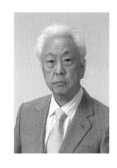

1953 年 1 月生まれ。九州大学理学部卒業。日本催眠学会会員。

若い時代、心と魂の世界の解明を求めて、仏教の原点であるヨーガの瞑想の世界を探究するためにインドやネパールなどに何度も旅していた。時を経て、心の世界を科学的に見つめ、解明することができる脳科学や遺伝学に答えを見出す。

著書に、「催眠療法」「心の病は治せる」「自分洗脳のすすめ」「悩まないで!!」があり、その他、紹介された関連出版物も多数ある。

テレビ番組、ラジオにも多数出演し、催眠の実演や自身の催眠に対する考え方を度々紹介してきた。

脳科学・遺伝学に基づく「催眠療法」

2023 年 9 月 1 日　初版第 1 刷発行
著　者　井手無動
発行者　友村太郎
発行所　知道出版
　　　　〒 101-0051 東京都千代田区神田神保町 1-11-2
　　　　　　　　天下一第二ビル 3F
　　　　TEL 03-5282-3185　FAX 03-5282-3186
　　　　http://www.chido.co.jp
印　刷　ルナテック